JN134110

三訂

臨床栄養管理ポケット辞典

〔第2版〕

［編著］

松崎政三・福井富穂・田中　明

日本人の食事摂取基準（2025年版）準拠

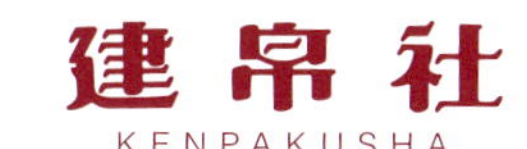

編著者

松崎　政三（まつざき　まさみ）　元関東学院大学栄養学部

福井　富穂（ふくい　とみほ）　元滋賀県立大学人間文化学部

田中　明（たなか　あきら）　女子栄養大学名誉教授

著者（50音順）

岩川　裕美（いわかわ　ひろみ）　元龍谷大学農学部

大澤　繁男（おおさわ　しげお）　元鎌倉女子大学家政学部

大部　正代（おおべ　まさよ）　元中村学園大学栄養科学部

奥村万寿美（おくむら　ますみ）　元滋賀県立大学人間文化学部

恩田　理恵（おんだ　りえ）　女子栄養大学栄養学部

片山　一男（かたやま　かずお）　佐伯栄養専門学校

兼平　奈奈（かねひら　なな）　東海学園大学健康栄養学部

澤谷　久枝（さわたに　ひさえ）　ヴォーリズ記念病院

田地　陽一（たち　よういち）　新渡戸文化短期大学

田中　弥生（たなか　やよい）　関東学院大学栄養学部

田村　孝志（たむら　たかし）　元名古屋女子大学健康科学部

塚原　丘美（つかはら　たかよし）　名古屋学芸大学管理栄養学部

津田　とみ（つだ）　東海大学医学部（客員）

長浜　幸子（ながはま　さちこ）　相模女子大学名誉教授

橋本　賢（はしもと　まさる）　兵庫大学健康科学部

森本　修三（もりもと　しゅうぞう）　元東京医療保健大学医療保健学部

山崎　大治（やまざき　だいじ）　佐伯栄養専門学校

はしがき

臨床現場で管理栄養士は，医師の指示・指導により栄養管理・栄養教育を行っています。患者さんの治療にあたっては，疾病の病状・病態に基づいた栄養評価を適切に行うとともに，医師の治療方針を正しく理解することが必要となります。その指示を理解するためには，カルテに記載されている医師の診断・治療計画や方針に則って栄養管理・栄養教育を進めていくことが求められています。また，臨床では，専門職種が協働で取り組むチーム医療が進み，栄養療法の専門家によるNSTも全国的に広がっています。このように医療の現場の中では，高度な知識と技術が必要であり，管理栄養士の役割は益々高まってきています。このような状況にあって，現場の栄養管理にすぐに役立つコンパクトな辞典が求められていました。

本書は，こうした要望に応えるために，栄養管理の基本的知識をまとめ，これから管理栄養士を目指す学生の臨地実習対応と国家試験対策としても利用できるよう，また，第一線の現場で活躍されている管理栄養士にとっては，各種栄養素の働きと病態時の代謝，栄養アセスメントの指標，栄養補給法，栄養食事療法や栄養教育，検査値の解釈，食品・サプリメント・薬物の相互作用，経腸栄養剤（総合栄養食品）・静脈栄養剤リスト，医療用語略語などを掲載し，現場でもすぐに役に立つ辞典としました。

刊行後，特定健康診査の指標や各疾患のガイドラインの一部変更もあり，改訂版を2014年に発行しました。今般，その後の法令改正，各疾患ガイドラインの改正を反映し，三訂版を上梓します。新たに嚥下食の学会分類，診療報酬での栄養食事指導の基準等を付しました。

読者の皆さまが，実際にご利用いただき，お気づきの点がございましたら，ご指摘いただければ幸いです。

2017年10月

編者一同

三訂〔第2版〕にあたって

本書三訂版刊行後も，おかげさまで多くの管理栄養士養成校にて必携書としてお使いいただき，増刷を重ねてきました。その際，各疾病ガイドラインの改訂等必要な修正を加えてまいりました。

今般，「日本人の食事摂取基準（2025年版）」が2024年10月に公表されたことを機に「三訂〔第2版〕」として版を更新します。

上記「食事摂取基準」の関連記述のほか，法令改正等に即し修正を行いました。また，2024年診療報酬・介護報酬改定において，新たに低栄養の評価基準として位置づけられた「GLIM基準」の概要を資料編に加えました。

前版にも増して，読者皆さまにご活用いただければ幸いです。

2025年3月

編者一同

もくじ

第5章　症状・疾患別　栄養食事療法……141

第1章

栄養素の働きと代謝

栄養素の役割

生物は生命を維持するために，絶えずさまざまな物質を体内に摂り入れている。人間もまた，食物を毎日摂取することにより必要な物質を消化・吸収し，エネルギーを産生したり，筋肉・骨・内臓などの組織をつくり，不要になった物質を処理・排泄して生きている。このように，食物に含まれる物質を利用しながら，生命活動を維持していく現象を総称して栄養と呼ぶ。食物から摂り入れる必要な物質が栄養素である。栄養素はその働きによって熱量素，構成素，調節素に大きく３つに分けられる（図１-１）。

- 熱量素：熱量源となってエネルギーを供給する。糖質は単糖類として吸収され，肝臓でグリコーゲンに合成され，貯蔵される。必要に応じてグルコースに変換され利用される。脂質は中性脂肪が熱量素として利用される。タンパク質は糖質，脂質が不足すると動員される。
- 構成素：人体を構成する成分である。水分（60〜70％），タンパク質（16〜18％），脂質（15〜20％），無機質（５〜６％），糖質（１％）である。
- 調節素：身体の生理機能を調整する。ビタミンは補酵素として，糖質，脂質，タンパク質の代謝を助け，生命を維持するための生理作用に不可欠な栄養素である。無機質は血液，体液の成分として pH の調整，細胞膜の浸透圧の維持，神経の働きにかかわるなど，身体の恒常性を保つために重要な栄養素である。

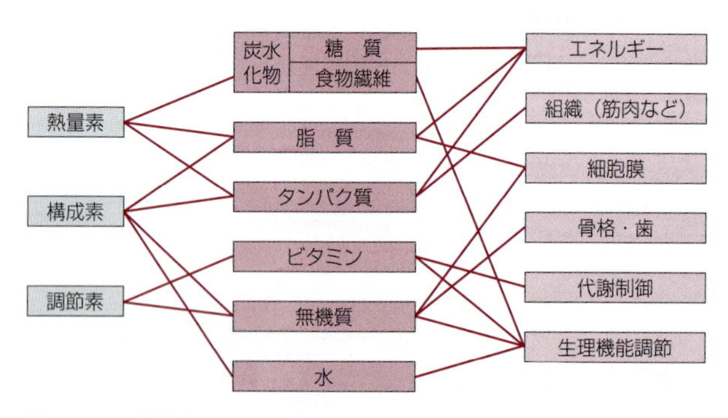

図１-１　栄養素とその役割

炭水化物（糖質）の働き

◆特　　徴

栄養学では，炭水化物のうち人間によって消化できない「食物繊維」を除いたものを「糖質」と呼ぶ。糖質は，単糖を構成成分とする有機化合物の総称である。分子式 CmH_2nOn で表され，水酸基（–OH）を2個以上有し，ケトン基（>C=O）またはアルデヒド基（–CHO）を1個有する多価アルコールである。アルデヒド基を有する糖をアルドース，ケトン基を有する糖をケトースと総称する。水酸基をもつので水に溶けやすく，アルデヒド基，ケトン基をもつことから易酸化性で，他の物質を還元する性質を有する。炭素原子に結合する4つの原子がすべて異なっている場合には，この原子は不斉（ふせい）炭素原子と呼ばれ，1組の光学異性体が生じる。還元性基から最も遠い不斉炭素について，水酸基が右に書かれるものをD型と呼ぶ。また，炭素原子を4つ以上もつ単糖は環状構造をとることができ，1位の炭素原子は不斉炭素になり，新たな異性体が生じる。これをアノマーといい，α型とβ型

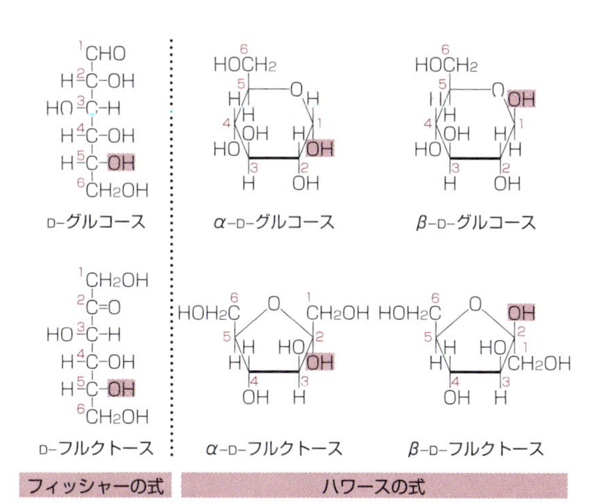

図1-2　グルコースとフルクトース

で表す（図1-2）。

◆種　類

単糖類

これ以上加水分解されない糖類の構成単位が単糖類であり，構成する炭素原子の数により三炭糖から七炭糖に分類される。栄養学的に重要なものは，五炭糖のリボース，デオキシリボース，六炭糖のグルコース，フルクトース，ガラクトースである。

- リボース：核酸RNAの構成成分として生体内代謝に関与する。エネルギー源としては利用されない。
- デオキシリボース：核酸DNAの構成成分として，生体内の代謝に関与する。
- グルコース（ブドウ糖）：スクロース（ショ糖），デンプン，グリコーゲンなどの構成成分でもある。植物の果実，花の蜜，血液中に含まれ，生物にとって最も重要な栄養源である。
- フルクトース（果糖）：スクロースの構成成分である。また，ケトンを有するケトースでもある。果物や蜂蜜に含まれ，天然の単糖類の中では最も甘みが強く，温度を下げると甘みはさらに増す。
- ガラクトース（脳糖）：ラクトース（乳糖）や糖代謝中間体，糖脂質や糖タンパク質の一部を形成する重要な生体物質である。

二糖類

単糖2分子が脱水縮合し，グリコシド結合を形成して1分子となった糖のことである。酵素を用いて加水分解すると単糖が得られる（図1-3）。

- スクロース（ショ糖）：グルコースとフルクトースがα-1,2結合したもの。砂糖の主成分であり，サトウキビや，サトウダイコンから生産される。
- マルトース（麦芽糖）：2分子のグルコースがα-1,4結合したもの。デンプンが唾液中のβ-アミラーゼの作用により分解され生成する。水あめの主成分である。
- ラクトース（乳糖）：グルコースとガラクトースがβ-1,4結合したもの。母乳や牛乳などの乳汁中に存在する。

多糖類

多数の単糖類が，グルコシド結合したものを多糖類という。主なものには，デンプン，グリコーゲン，セルロースなどがある。

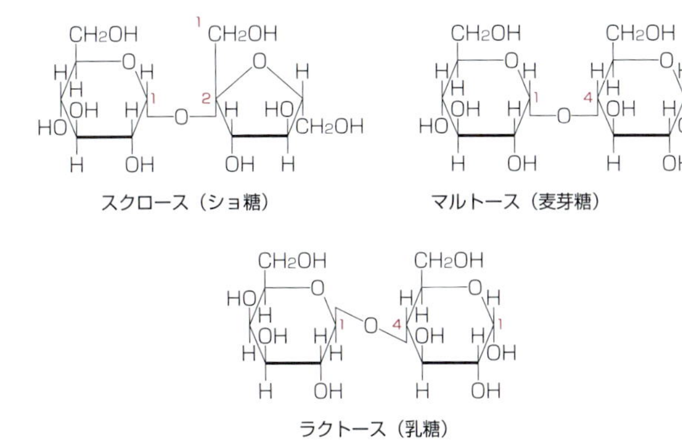

図1－3　二糖類の構造

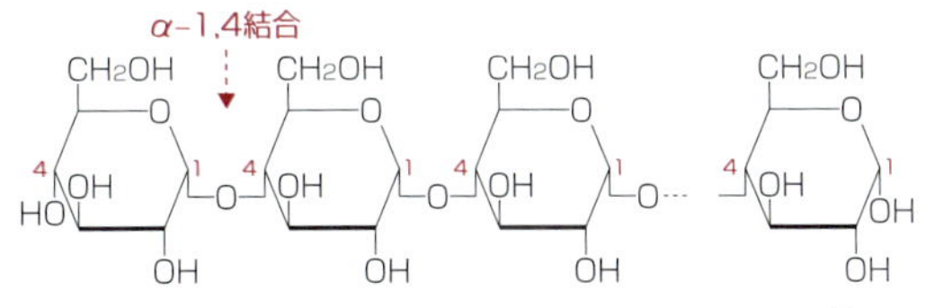

アミロース（分子量：1.6～7×7×10^5）
アミロースはグルコース6～7残基で1巻きのらせん状となる。

α－1,6結合

アミロペクチン（分子量：15～400×10^6）
α－1,4結合のグルコース残基約25個ごとに1個のα－1,6結合による枝分かれがある。

図1－4　アミロースとアミロペクチン

- デンプン：グルコースが多数結合したもので，植物の貯蔵多糖である。構造によってアミロースとアミロペクチンに分類される（図1-4）[1]。アミロースはグルコースが直鎖状にα-1,4グルコシド結合した構造をもち，デンプン中に20～25％含まれる。ヨウ素デンプン反応で青色を呈する。一方，アミロペクチンはアミロースに多数の分枝がα-1,6グルコシド結合した構造をもち，デンプン中に75～80％（もち米は100％）含まれる。ヨウ素デンプン反応で赤紫色を示す。

◆性質，栄養学的意義

炭水化物は，脂肪，タンパク質とともに三大栄養素と呼ばれ，生命の維持・成長に必要なエネルギー源となる。4 kcal/g のエネルギーを有する。1日に摂取する成人の炭水化物量は約250～300gでエネルギーの約60％を占めている。エネルギーとして使われなかったグルコースは肝臓や筋肉でグリコーゲンとして貯蔵され，一定量を超えると，脂肪として蓄積される。炭水化物の円滑な代謝には，ビタミンB_1，B_2，ナイアシン，パントテン酸，ビオチンが直接関与している。タンパク質と結合した糖タンパクは，生体膜の成分として細胞外からの刺激感受などの役割がある。また，酸性ムコ多糖は，粘膜や粘液の成分である。砂糖をはじめ単糖類，二糖類は甘味を呈する。また，砂糖と同等の甘味を呈する糖アルコールなどもある。

◆1日当たりの必要量

1日に必要とする炭水化物は総エネルギー必要量の50～65％を目標値としている（表1-1）。低炭水化物食が及ぼす効果については議論がされているところであるが，日本糖尿病学会は，極端な炭水化物制限については，高血糖ならびにインスリン抵抗性の改善に長期的有効性を示す明確な根拠は見出せないことから，炭水化物摂取比率を40～60％エネルギーとしている。

表1-1　炭水化物の食事摂取基準（%エネルギー）

年齢（歳）	男性 目標量	女性 目標量
1～75以上	50～65	50～65

（「日本人の食事摂取基準2025年版」より）

◆炭水化物の不足－不足状態が続くとどうなるか？

炭水化物の不足状態が続くと，脳・神経組織，赤血球などグルコースを主たるエネルギー源とする組織へのエネルギー供給不足が起こる。特に，脳はグルコースを唯一のエネルギー源としているために，血糖値が40mg/dL以下になると脳細胞は正常に機能できなくなり，交感神経刺激症状を呈し始め，さらには意識消失を引き起こし，重篤な場合は死に至る。また，脂肪の分解が亢進し，代謝産物であるケトン体が増加して，ケトーシスを生じる。

◆炭水化物の過剰摂取－過剰摂取が続くとどうなるか？

炭水化物は主たるエネルギー源であり，摂取エネルギー量が消費エネルギー量を上回ると，余分なエネルギーは体脂肪へ合成され肥満の原因になる。また，ビタミン B_1 は炭水化物の代謝における補酵素として重要であり，炭水化物摂取過剰ではビタミン B_1 不足になる。

◆砂糖に代わる甘味料

主な甘味料を図1-5[1)]に示した。

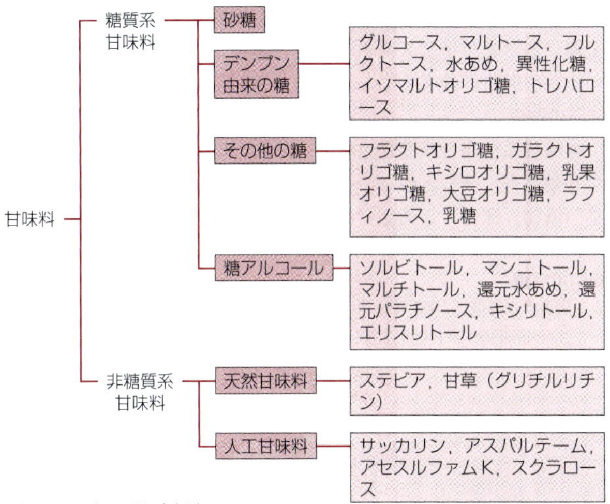

図1-5 主な甘味料[1)]

◆甘味料の機能性

甘味料の機能性は，低エネルギー，非う蝕，整腸作用，味質の改良である。

低エネルギー

非糖質系甘味料は，砂糖の数百倍の甘みをもち，結果的に使用量が少ないためエネルギー量が抑えられる。オリゴ糖や糖アルコール（2.4 kcal/g）は，体内で消化されにくく結果として摂り込まれるエネルギー量が少なくなる。また，消化・吸収の際にグルコースが生成されない糖アルコールは，インスリンの分泌が起こらないので，エネルギーコントロールの必要な人のほか，糖尿病，肥満症用の食品に広く使われている。

非う蝕

砂糖は，口腔内細菌によって歯垢の原因となる物質や歯のエナメル質を溶かす酸をつくるため，虫歯の原因の1つになる。しかし，オリゴ糖や糖アルコール，非糖質系甘味料は，砂糖と異なり虫歯の原因菌に利用されない。キシリトールは，さらに虫歯の原因菌の活動を抑制する働きもあるといわれており，ガムや歯磨き剤に使用されている。

整腸作用

オリゴ糖は，ほとんど消化・吸収されることなく腸に届き，善玉菌であるビフィズス菌の増殖を促進して，腸内の細菌バランスの改善を図る特性をもつ。

味質の改良

非糖質系の高甘味度甘味料の一部は，食品の塩味を和らげる塩なれ効果や，後引きのないやわらかい味質をもつ。清涼飲料や冷菓，漬物，味噌，醤油などに使用される。

●引用文献

1）農畜産振興機構 HP：砂糖類情報，砂糖以外の甘味料について，2007 http://sugar.lin.go.jp/japan/fromalic/fa_0707c.htm／月報砂糖類情報，2007年7月号

食物繊維の働き

◆特　　徴

食物繊維は,「ヒトの消化酵素で消化されない食物中の難消化性成分の総体」として定義されている。その多くは植物性,藻類性,菌類性食物の細胞壁を構成する成分で,多糖類であることが多い。低分子の難消化性オリゴ糖,糖アルコール,レジスタントスターチも食物繊維に含める場合がある。従来,食物繊維はノンカロリー食品といわれていたが,消化されず大腸に到達し,腸内細菌が嫌気(けんき)発酵することによって,一部が酪酸(らくさん)やプロピオン酸のような短鎖脂肪酸に変換されてエネルギー源を生成する。

食物繊維は水溶性と不溶性に大別され,体内での作用はそれぞれ異なる。水溶性食物繊維は,コレステロールの吸収を抑制し,グルコースの吸収を穏やかにするなどの作用を有し,肥満,2型糖尿病,心臓病のリスクを下げるという報告もある[1)]。不溶性食物繊維は,便のかさを増やし,腸内環境を改善するなどの作用がある。これらの機能を生かし特定保健用食品や機能性表示食品として,おなかの調子を整えたい人,血圧が高めの人,血糖・コレステロールが気になる人に適する食品などとして利用されている。日本の伝統的な食生活では食物繊維は豊富であったが,近年食生活の欧米化に伴い摂取量は減少傾向にある。

◆種　　類

食物繊維の分類と特性,主な含有食品を表1-2に示す。

◆性質,栄養学的意義

食物繊維は,①保水性:水分を保持する,②膨潤性:水分を吸収して体積を増やす,③粘稠(ねんちゅう)性:粘って密度が濃くなる,④イオン交換作用,⑤吸着作用,などの物理化学的特性がある。

また,以下に示す生理効果がある。

コレステロール値の低下

コレステロールや胆汁排泄の増加,肝コレステロール合成の低下,コレステロールの吸収の低下により,LDL-コレステロールを低下させると考えられている。

表1－2　食物繊維の分類と特性，主な含有食品

	名　称	特　性	主な含有食品
不溶性食物繊維	セルロース	グルコースがβ-1,4結合した多糖類で，人間の消化液で消化できない。植物の細胞壁を構成する	穀物，豆類，野菜
	ヘミセルロース	ヘミは「半分」の意味。「細胞壁の構成成分からセルロースとペクチンを除いた不溶性多糖類の総称	穀物(ふすま)，豆類，野菜，海藻
	キチン・キトサン	節足動物，甲殻類の殻を構成している主成分で，グルコサミンを多く含む	カニ・エビの殻
水溶性食物繊維	ペクチン	植物の細胞間の粘着物質で，不溶性と水溶性とがある。果実が熟成するにつれて水溶性に変わる。ペクチンとスクロースを1：1の割合で混合加熱するとゲル化したジャムになる	植物の根茎，果物，ジャム
	グルコマンナン	グルコースとマンノースがおよそ2：3の割合でβ-1,4結合したもの	コンニャク
	アルギン酸	褐藻の細胞間物質に含まれているゼリー状の多糖類。海藻のぬめり成分を構成	昆布，ワカメ，メカブ，モズク
	アガロース	紅藻の細胞壁の主要構成要素	寒天
	カラギーナン	紅藻類から抽出して得られる。ゲル化，粘性，保湿性，乳化安定性などがある	食品添加物（増粘剤，安定剤），アイスクリーム，ゼリー，ソーセージ
	グアーガム	グアー豆の胚乳部から得られる。食品添加物として認められている	食品添加物（増粘剤，安定剤，ゲル化剤），アイスクリーム，和菓子，水産ねり製品，ドレッシング，たれ，スープ，ソース

血糖値上昇抑制

粘性繊維（ペクチンやグアーガム）の摂取は，食後の血糖値とインスリン反応を低下させる。この効果は胃からの排出速度の低下，小腸からのグルコース吸収の遅れに起因すると考えられている。

腸内環境の改善

便容積を増大させ，発がん物質の希釈，排便を促進する。そし

て，腸内通過時間の短縮による発がん物質の大腸粘膜との接触時間を減少させる。また，腸内発酵して短鎖脂肪酸や乳酸の生成による大腸粘膜防御能，腸内 pH を低く保ち腸内環境を改善し，糞便中の変異誘発物質活性を抑制する。

◆1日当たりの必要量

食物繊維摂取量と生活習慣病発症やリスク因子との間に負の相関を認めたとする研究が数多く存在する。また，食物繊維摂取量を増加させた介入試験のメタアナリシスによっても，水溶性，不溶性を問わず食物繊維の摂取量を増やすことは望ましいとしている。理想的には25 g/日以上を目標量とすべきであるが，日本人の食物繊維摂取量の現状を踏まえ策定された。性別および年齢階級ごとの目標量を表1-3に示した。

表1-3　成人の食物繊維の食事摂取基準（g/日）

	男　性	女　性
年　齢（歳）	目標量	目標量
18～29	20以上	18以上
30～64	22以上	18以上
65～74	21以上	18以上
75以上	20以上	17以上

（「日本人の食事摂取基準2025年版」より）

◆食物繊維の欠乏

便秘，腸内環境の悪化につながる危険性が高くなる。食物繊維の少ない食事は高脂肪食であることが多く，生活習慣病の原因となる。

◆食物繊維の過剰摂取

緩下作用が誘発される場合がある。また，ミネラルの吸収を抑制する。

●引用文献

1）Report of a Joint WHO/FAO Expert Consultation Diet, Nutrition and the Prevention of Chronic Diseases 2003

炭水化物（糖質）の代謝と作用

◆炭水化物の消化・吸収，糖の貯蔵

消　化

デンプンは，唾液アミラーゼによってデキストリンやマルトースに分解される。胃では，胃酸により唾液アミラーゼは非活性化され，消化はいったん停止する。小腸に送られたデキストリンなどは膵臓から分泌される膵α-アミラーゼにより，少糖類（マルトトリオース，マルトース，イソマルトース）にまで分解されるが，これらの少糖類は小腸粘膜表皮の微絨毛にある刷子縁膜（さっしえん）に存在するマルターゼ，スクラーゼ，ラクターゼ，イソマルターゼなどにより，最小単位である単糖類（グルコース，フルクトース，ガラクトース）にまで分解されると同時に小腸粘膜細胞内に取り込まれる。この消化・吸収の過程を膜消化という。

吸　収

グルコースの小腸から細胞内への吸収は，Na^+グルコース共輸送担体により能動的に行われる。このNa^+グルコース共輸送担体は遊離のNa^+とも結合し，グルコースはNa^+が濃度勾配に従って細胞内に移動するときに能動的に共輸送される。細胞内に取り込まれたグルコースは，別のグルコース担体による促進拡散により細胞を出て毛細血管に入る。グルコースとガラクトースは共通の担体（SGLT-1）で，フルクトースのみ特異的な担体（GLUT-5）で輸送される。また，ガラクトース＞グルコース＞フルクトースの順に吸収速度に差がみられる。

糖の貯蔵

過剰摂取されたエネルギーはグリコーゲンとして肝臓・筋肉に貯蔵される。しかし，貯蔵されるグリコーゲンの量は肝臓で100g，筋肉で250gと限界がある。そのため，貯蔵できなかった分はトリグリセリド（中性脂肪）に変換され，脂肪組織において蓄積される。

◆血糖調節のしくみ

血糖とは血液中に含まれるグルコースのことで，その濃度を血糖値という。血糖値は70～100mg/dLで一定に保たれる。血糖値を一定の範囲に維持するためにホルモンが関与している。血糖値

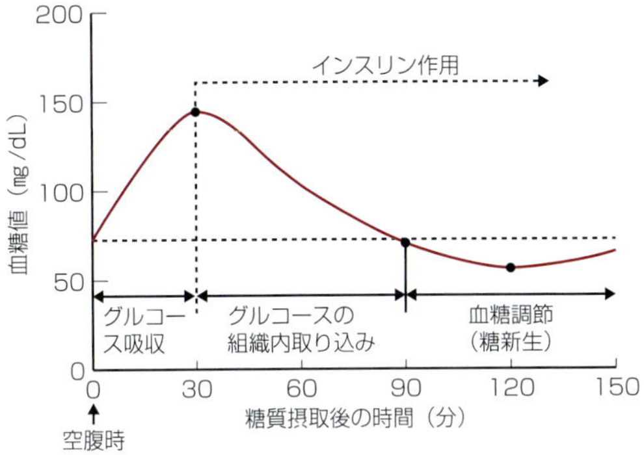

図1－6　健常者の血糖曲線[1)]

を低下させる場合には，膵臓のランゲルハンス島β細胞からインスリンが分泌される。インスリンは，脂肪細胞や筋肉へのグルコースの取り込みを促進させ，血糖値を低下させる。それに対して，上昇させる場合には，膵臓のランゲルハンス島α細胞から分泌されるグルカゴン，アドレナリン，ノルアドレナリン，成長ホルモン，副腎皮質ホルモンの作用により，肝グリコーゲンの分解促進，肝におけるアミノ酸，乳酸からの糖新生の促進，末梢組織の糖利用の抑制，消化管からの糖吸収促進により血糖値を上昇させる。

健康な人の血糖値は，食後30～60分間で120～140 mg/dL 程度まで上昇するが，インスリンの作用により，その後血糖値は低下し，食後2時間ほどで空腹時の血糖値よりも低下する。しかし，約3時間後には正常な一定濃度の範囲内に維持される（図1－6）。

◆空腹時の糖の流れ

空腹時は，消化管からのグルコース吸収がないにもかかわらず，生体は血中のグルコース濃度を維持しなければならない。そのため，空腹により血糖が下がると，肝臓に貯蔵されているグリコーゲンが利用されるが，この貯蔵量は100 g 程度であり，400 kcal のエネルギーを供給するに過ぎない。筋肉もグリコーゲンをもつが，グルコースに変換する酵素（グルコース-6-ホスファターゼ）を欠くので，乳酸やピルビン酸をつくり，間接的に肝臓でのグルコース生成に関与している。次いで，脂肪組織からのグリセロール，さらに，アミノ酸が肝臓でのグルコース生成の供給源となる。このように，乳酸，ピルビン酸，グリセロール，アミノ酸などの糖以外の化合物からグルコースが生合成される。このことを糖新生と呼ぶ。糖新生は，主に肝臓で行われるが，一部，腎臓でも行われる。飢餓状態が進行すると，腎臓での糖新生が重要となる。

◆絶食時の糖の流れ

絶食時の初期段階では，グリコーゲン分解によりグルコースを供給する。次いで，乳酸塩よりグルコースを産生するコリ回路がある。トリグリセリドの分解産物である遊離脂肪酸をβ酸化することによって，アセチル CoA となり，クエン酸回路に導入され，$NADH_2^+$などを利用し，グルコースを生成する。トリグリセリドの分解により生じたグリセロールはグルコースを生成する。さらに絶食が続くと，アラニンなどの糖原性アミノ酸が筋肉から血液中に放出され，これらのアミノ酸は，グルコース・アラニン回路を経由しグルコースを産生する（図1-7）。

絶食状態が長期持続すると，ケトン体がグルコースに変わる代替エネルギーとして用いられる。ケトン体には，アセト酢酸，3-ヒドロキシ酪酸，アセトンがあり，脂肪酸のβ酸化が促進されると，肝臓で，生成される。ケトン体は，脂肪酸がβ酸化されて生成されるアセチル CoA から生成される。

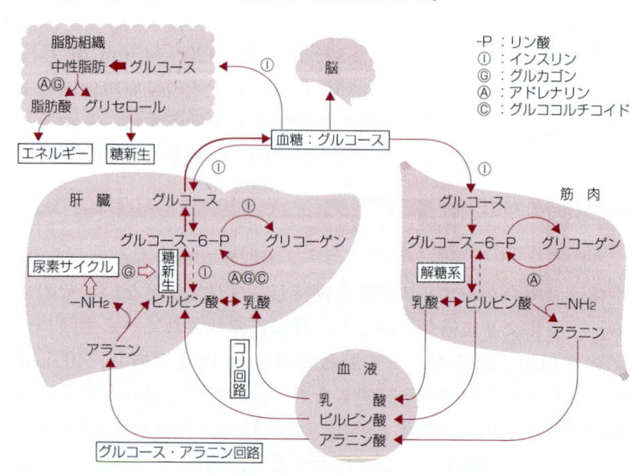

図1-7　グルコースの体内循環[1)]

◆食後の糖の流れ

食事から摂取された炭水化物は，単糖類として吸収された後，門脈を経て肝臓に運ばれる。グルコースやその他の単糖類は解糖系に入り代謝される（図1-8）。グルコースの分解は無酸素で進行し，グルコース⇒グルコース-6-リン酸〔アデノシン三リン酸（ATP）消費〕⇒フルクトース-6-リン酸⇒フルクトース1, 6-二リン酸（ATP消費）⇒ジヒドロキシアセトンリン酸（DHAP）とグリセルアルデヒド-3-リン酸（GAP）⇒DHAPはGAPに異性化される⇒ホスホエノールピルビン酸（PEP）⇒ピルビン酸⇒乳酸を生じる。1分子のグルコースから2分子のATPが生成する。

ピルビン酸は，嫌気時は乳酸とエタノールに分解され，好気時はピルビン酸デヒドロキナーゼ複合体により，アセチルCoAに変換される。ビタミンB_1は，ピルビン酸デヒドロキナーゼ複合体の補酵素として必要である。ピルビン酸はさらに，ミトコンドリア内でATP・ビオチン・CO_2の存在下に，ピルビン酸カルボキシラーゼにより，TCA回路に必要なオキサロ酢酸に変換される。

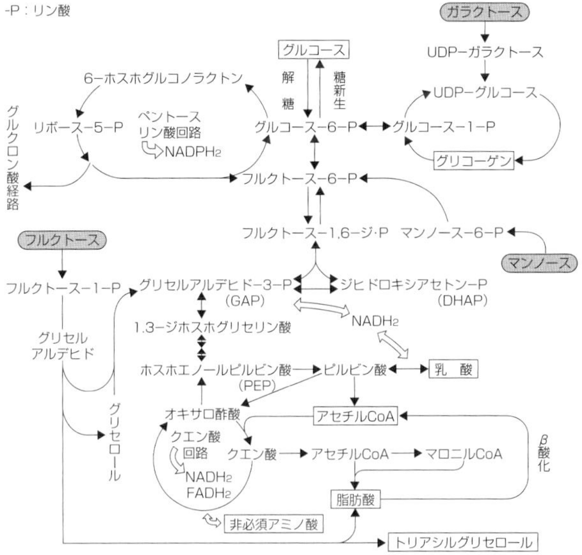

図1-8 糖質代謝

アセチル CoA とオキサロ酢酸は，TCA 回路で，クエン酸シンターゼにより，クエン酸を合成する。クエン酸は，TCA 回路で分解を受け，$NADH_2^+$が生成される。TCA 回路では，エネルギー(ATP)の生成はされず，$NADH_2^+$は，ミトコンドリア内の呼吸鎖で酸化され，プロトン（H^+）濃度勾配が形成され，エネルギー（ATP）が産生される(肝臓，腎臓，心臓では38ATP，その他は36ATP を生成)。

◆糖の代謝異常

糖尿病

インスリン作用不足による慢性の高血糖状態を主徴とする代謝疾患群である。2019年の国民健康・栄養調査の結果によると，糖尿病とその予備群と推定された人は約2,000万人である。２型糖尿病は，インスリン分泌低下やインスリン抵抗性をきたす素因を含む複数の遺伝因子に，過食（特に高脂肪食），運動不足，肥満，ストレスなどの環境因子および加齢が加わり発症する。早期に発見し，食事・運動・薬物療法などによる治療・管理を行い，高血糖の持続による神経障害，網膜症，腎症などの合併症の発症と進展を防ぐことが重要である。

低血糖

低血糖とは，血糖値が70 mg/dL 以下になった状態をいう。薬やインスリン注射の過剰，食事が遅れたり，糖質の摂取が少なかったり，激しい運動をしたときなどに起こる。異常な空腹感，脱力感，手指のふるえ，冷汗，動悸などの症状を呈する。血糖が50 mg/dL 以下では中枢神経の働きが低下し，意識レベルの低下，痙攣，昏睡状態から死に至ることもある。ブドウ糖の摂取，または，グルカゴン注射により回復する。

ガラクトース血症

常染色体潜性遺伝によって，ガラクトースをグルコースに変換する酵素の欠損により，ガラクトースが体内に蓄積されてしまう疾患。新生児マススクリーニングの対象疾患である。白内障，知能障害，肝硬変などの症状がみられる。治療としては，生後１カ月以内にガラクトースを除去したミルクを与える。

糖原病

常染色体潜性遺伝によって，グリコーゲン合成・分解に必要な酵素の欠損により，組織内に異常な量または種類のグリコーゲンが蓄積する疾患。蓄積部位により肝型・筋型・全身型に分類され，

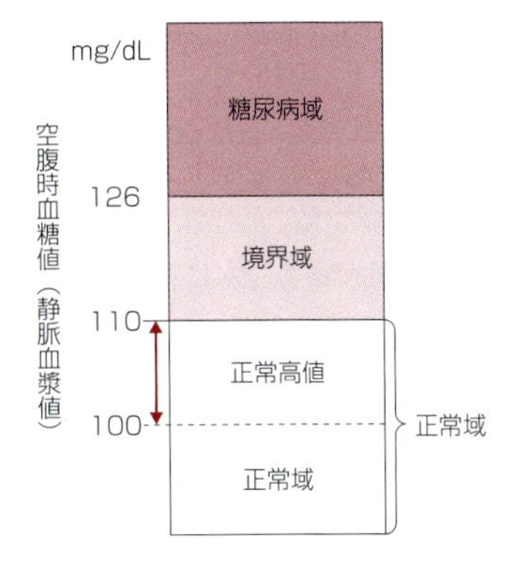

図1－9 空腹時血糖値の区分[2)]
空腹時血糖値100～109mg/dLは正常域ではあるが，正常高値とする。

その症状や発症年齢，重症度はかなり異なる。主症状は筋の脱力，発育障害，肝腫大，低血糖，高コレステロール血症などが認められる。肝型の治療は，糖質の栄養補給を少量頻繁に行うことにより低血糖を防ぐ。

75gブドウ糖負荷試験（OGTT：glucose tolerance test）

検査は，前日の夜から10時間以上絶食した後，翌日の早朝空腹時の血糖値を測る。その後，75gのブドウ糖を飲み，30分後，60分後，120分後に採血する。空腹時が110mg/dL未満，および2時間後値が140mg/dL未満なら正常型で，空腹時血糖値が126mg/dL以上，または2時間後値が200mg/dL以上なら糖尿病型で，そのどちらにも属さない場合は，境界型とする。

正常型であっても1時間値が180mg/dL以上の場合は180mg/dL未満のものに比べて糖尿病に悪化する危険が高いので，境界型に準じた経過観察などが必要である。また，空腹時血糖値が100～109mg/dLは正常域ではあるが，「正常高値」とする（図1－9）[2)]。

●引用文献

1）林 淳三編著：Nブックス 基礎栄養学（第2版），p42, 43, 46, 建帛社, 2006
2）日本糖尿病学会編・著：糖尿病治療ガイド2016-2017，診断のための検査．p.18，文光堂，2016

脂質の働き

◆特徴（定義）

脂肪酸（R-COOH）を含む物質の総称である。水に不溶で，有機溶媒には可溶である。

◆種　　類

単純脂質

脂肪酸とアルコール（グリセリン）のエステル。トリグリセリド（中性脂肪），ロウなどがある。

複合脂質

脂肪酸とアルコールのほかに，リン，糖などの他の成分が結合した化合物である。リン脂質（ホスファチジルコリン，ホスファチジルエタノールアミン，ホスファチジルセリン，スフィンゴ脂質，セラミドなど），糖脂質（スフィンゴ糖脂質など）が含まれる。

誘導脂質

単純脂質や複合脂質を加水分解して得られるもののうち，脂質の性質があるものの総称。脂肪酸，ステロイドなどがある。

その他の脂質

化学的に脂質の性質をもつ物質で，エイコサノイド，脂溶性ビタミン，テルペン類などがある。

◆体内分布

脂肪細胞，血清，細胞膜，ホルモンなどに存在する。体重当たり，およそ15～25％を占める。アスリートで10％以下，肥満患者で30％以上を示すことが多い。

◆性質，栄養学的意義

- 貯蔵エネルギー源（トリグリセリド）
- リポタンパク質
- 必須脂肪酸（リノール酸，α-リノレン酸，アラキドン酸）
- 細胞膜構成成分（複合脂質，コレステロール）
- 胆汁酸やステロイドホルモン（コレステロール）
- 体温維持，物理的衝撃緩衝（皮下脂肪組織）

- 脂溶性ビタミン（A，D，E，K）の吸収促進
- エイコサノイドの生成，反応系の維持
- 食事のおいしさの要因の1つ
- 満腹感の維持（胃腸滞留時間が長い）
- 多くの環境ホルモンの吸収・体内蓄積に関与

◆ 脂質の欠乏

体内で利用される脂質の大半は糖，タンパク質から合成される。合成されない必須脂肪酸の欠乏は，エイコサノイド生成が関与する生体反応（血管強度・反応性，血小板・白血球機能，炎症反応）を低下させる。必須脂肪酸欠乏として，魚鱗（ぎょりん）状皮膚変化，脱毛，成長障害，生殖能障害，脂肪肝，前立腺・精嚢（せいのう）萎縮，甲状腺萎縮などが報告されている。

また，脂溶性ビタミンの吸収が低下し，脂溶性ビタミン欠乏症を示す。

◆ 脂質の過剰摂取

脂質異常症には，高トリグリセリド血症，高コレステロール血症などがある。長期的な過剰摂取は，肥満，メタボリックシンドロームの原因となり，糖尿病，狭心症，心筋梗塞，脳梗塞などの動脈硬化性疾患を誘発する。さらに，消化器癌の発症率に関与するといわれている。また，脂溶性ビタミン過剰症に関与する。

◆ 中性脂肪（トリグリセリド，トリアシルグリセロール）

特　徴

トリグリセリド（triglyceride : TG）は，3分子の脂肪酸と1分子のグリセリンがエステル結合したもので，動物の皮下脂肪の脂質成分である。動物性脂肪は飽和脂肪酸を多く含み，ラード，ヘットにみられるように常温で固体である。それとは逆に，大豆油，ごま油，オリーブ油など植物性油脂は不飽和脂肪酸を多く含み，常温で液体である。

1g当たり9kcalのエネルギーを産生する。

体内分布

トリグリセリドは，皮下，腸間膜，性腺，臓器の脂肪細胞に存在する。また，アポタンパク質とともにリポタンパク質（キロミクロン，VLDL，LDL，HDLなど，p.23参照）という複合体を形成し，

血液中に分布している。

中性脂肪の欠乏

脂肪は生体内で合成されるため，欠乏することはないが，エステル結合した脂肪酸の種類により欠乏症を呈する（必須脂肪酸）。

脂溶性ビタミンの吸収が低下し，脂溶性ビタミン欠乏症を示す。

中性脂肪の過剰摂取

高トリグリセリド血症としての脂質異常症，脂肪肝，膵(すい)炎などがある。

◆ 中鎖脂肪酸

特　徴

炭素数が8～12個の脂肪酸で，中鎖脂肪酸（medium chain fatty acids：MCFA）で構成された中性脂肪を中鎖脂肪（medium chain triacylglycerol：MCT）という。

性　質

水溶性であり，胆汁酸による乳化・ミセル形成を必要とせず消化される。小腸内でMCTが加水分解されてできたMCFAは，小腸粘膜内で中性脂肪に再合成されることなく，門脈を流れて肝臓に運ばれる。

ミトコンドリアに取り込まれるときにL-カルニチンを必要とせず，速やかにエネルギーとして活用される。

治療用特殊食品としての利用

中鎖脂肪はその代謝効率からさまざまな病態用食品に取り入れられている。

- マクトン®：MCTを使用した油脂であり，糖質とたんぱく質でコーティングされた粉末油脂のマクトンパウダー®と液体のマクトンオイル®がある。高エネルギー，低たんぱく質であり，腎疾患に適している。さらに，胆汁酸，膵リパーゼを必要としないので，脂質吸収能が低下している人などに適している。油特有の風味が少なく，さまざまな料理に添加することができ，低栄養や摂取量が少ない人へのエネルギー補給に適している。

◆ 脂　肪　酸

特　徴

偶数個の炭素が直鎖状に並び，末端にカルボキシ基（-COOH）を有するカルボン酸を脂肪酸（fatty acids）といい，炭素鎖がすべて水素で飽和されているものを飽和脂肪酸（SFA），炭素鎖に二重結合をもつものを不飽和脂肪酸（UFA）という。二重結合を1つもつものを一価不飽和脂肪酸（MUFA），2つ以上もつものを多価不飽和脂肪酸（PUFA）という。

カルボキシ基の反対側のメチル基から3番目に初めて二重結合をもつものをn-3系脂肪酸，6番目ならn-6系脂肪酸という。

n-3系にα-リノレン酸，エイコサペンタエン酸（EPA），ドコサヘキサエン酸（DHA），n-6系にリノール酸，γ-リノレン酸，アラキドン酸があり，このうちリノール酸，α-リノレン酸，アラキドン酸は生体内で合成ができない必須脂肪酸といわれる。

性　質

飽和脂肪酸は室温で固体（脂）のものが多く，不飽和脂肪酸は室温で液体（油）である。

不飽和脂肪酸の二重結合のほとんどがシス型であり，人工的につくられたものにトランス型がある。トランス型は動脈硬化を引き起こすといわれている。

体内分布

トリグリセリドとして貯蔵されている。血液中ではアルブミンと結合して存在している。

1日当たりの必要量

「日本人の食事摂取基準2025年版」参照。

- 脂肪エネルギー比率目標量20～30％エネルギー
- 飽和脂肪酸目標量（1日の総エネルギーに対する％）（18歳以上）：7％エネルギー以下
- n-6系脂肪酸目安量（18歳以上）：男性9～12g/日，女性8～9g/日（ただし，妊婦・授乳婦9g/日）
- n-3系脂肪酸目安量（18歳以上）：男性2.2～2.3g/日，女性1.7～2.0g/日（ただし，妊婦・授乳婦1.7g/日）
- SFA：MUFA：PUFA＝3：4：3，n-3：n-6＝1：4が望ましい。

脂肪酸の欠乏

必須脂肪酸の欠乏は，成長障害，生殖能力減退，皮膚炎などが起こる。特にn-6系脂肪酸欠乏は皮膚炎（鱗屑（りんせつ）），n-3系は鱗片（りんへん）状出血性皮膚炎，頭皮の出血性毛嚢（もうのう）炎，創傷治癒遅延が報告されている。

飽和脂肪酸の欠乏（10g/日以下）は脳出血発症をおよそ2～3倍に高めると報告されている。

脂肪酸の過剰摂取

メタボリックシンドロームを誘発し，高トリグリセリド血症，高コレステロール血症などの脂質異常症，狭心症，心筋梗塞，脳梗塞などの動脈硬化性疾患，肥満症，脂肪肝，耐糖能異常などを引き起こす。

◆ コレステロール

特　徴

炭素数27のステロイド骨格のアルコールの一種で，ステロイドホルモンや胆汁酸の前駆物質である。

性　質

コレステロールは生体内の合成系と食物由来に依存している。アセチル CoA を出発物質として合成され（およそ70%，1～1.5g/日），HMG-CoA 還元酵素は合成酵素の１つである。コレステロールの増加は HMG-CoA 還元酵素を不活性化して，合成を阻害するフィードバック機構に働く。

食物中のコレステロールは小腸から吸収される（およそ30%，0.2～0.5g/日）。吸収されたコレステロールはキロミクロン（CM）の成分となり，肝臓や諸器官に運ばれる。

体内分布

生体内のほとんどの組織，細胞膜や血漿リポタンパク質に遊離型やエステル型で存在している。胆汁酸として20～30g/日が腸肝循環で存在し，そのうち１～1.5g/日が便中に排泄される。

１日当たりの必要量（「日本人の食事摂取基準2025年版」より）

コレステロールは体内でも合成される。そのために目標量を設定することは難しいが，脂質異常症及び循環器疾患予防の観点から過剰摂取とならないように算定することが必要である。一方，脂質異常症の重症化予防の目的からは，200mg/日未満に留めることが望ましい。

◆ リポタンパク質

特　徴

疎水性のトリアシルグリセロール，コレステロールエステルと疎水性・親水性の両性をもつリン脂質，親水性の遊離コレステロールおよびアポタンパク質から構成される複合体である。血液中における脂質輸送を担っている。

性　質

比重の違いからキロミクロン（chylomicron, CM），超低比重リポタンパク質（very low density lipoprotein, VLDL），低比重リポタンパク質（low density lipoprotein, LDL），高比重リポタンパク質（high density lipoprotein, HDL）に分類される。

キロミクロン

最も比重が小さく(0.95以下)，最も粒子が大きな(75～1,000 nm)もの。小腸から吸収された食事性のトリアシルグリセロールを，胸管リンパ液および血液を通じて肝臓，脂肪組織および他の末梢組織へ運搬する。

トリアシルグリセロール85％，遊離コレステロール1％，コレステロールエステル3％，リン脂質9％およびアポタンパク質2％からなる。

アポタンパク質としては，アポA-Ⅰ，アポB48，アポC-Ⅱ，アポC-Ⅲ，アポEなどが含まれる。

VLDL（超低比重リポタンパク質）

肝臓で合成される。中性脂肪，コレステロールを肝臓より組織へ運搬する。比重は1.006より小さい。主要アポタンパク質はアポB100，C-Ⅱ，C-Ⅲ，E。リポタンパク質リパーゼおよび肝性トリグリセリドリパーゼにより縮小してLDLとなる。

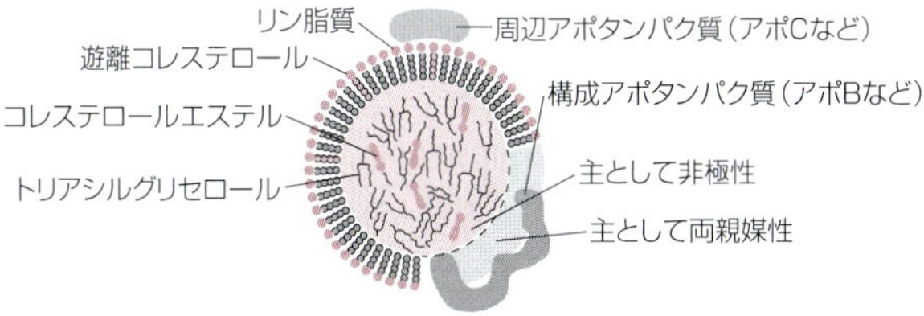

図1-10　リポタンパク質の模式図[1)]

LDL（低比重リポタンパク質）

比重1.006～1.063の間に分離される血漿成分で，特に比重1.006～1.019のリポタンパク質をIDL（中間型リポタンパク質 intermediate density lipoprotein）と呼ぶ。LDLの主要アポタンパク質はアポB100，IDLの主要アポタンパク質はアポB100，C-Ⅱ，C-Ⅲ，Eである。

肝臓で合成されたVLDLが血中でリポタンパク質リパーゼの作用を受けてIDLを生じ，さらに肝性トリグリセリドリパーゼの作用を受けてLDLを生じる。コレステロールを運搬し，細胞質膜上の特異的受容体を介して細胞内に取り込まれて利用される。

HDL（高比重リポタンパク質）

比重1.063より重く1.210より軽い血漿成分。主要アポタンパク質はアポAである。

肝臓や小腸などで合成され，末梢のコレステロールを細胞から除去し，レシチン-コレステロールアシルトランスフェラーゼ（LCAT）により結合型に変えて，肝臓に運搬する。

HDL-コレステロール値と冠動脈硬化症の発症頻度との間には逆相関があることより，HDLは動脈硬化の予後を左右する重要な因子と考えられている。

◆ 必須脂肪酸

必須脂肪酸には，リノール酸，α-リノレン酸，アラキドン酸があり，体内で糖質やタンパク質から合成されない脂肪酸で，食物から必ず摂取しなければならない。エイコサノイド（炭素数20の脂肪酸の代謝産物）合成の前駆体である。

リノール酸

炭素数18のn-6系の多価不飽和脂肪酸で，9位と12位にシス型二重結合を2つ有し，18：2（n-6）と表記される。サフラワー油，コーン油，ごま，ピーナッツ，アーモンドに多い。

アラキドン酸を経て，プロスタグランジンなどの生理活性物質の原料となる。細胞膜の膜脂質の1つ。

血清コレステロール低下作用があり，LDL-コレステロールだけでなくHDL-コレステロールも低下させる。

リノール酸の欠乏症に髪のパサつき，抜け毛，鱗屑（りんせつ）状皮膚炎症，創傷治癒遅延があり，過剰摂取にアレルギー症状悪化，大腸癌などのリスク上昇がある。

α-リノレン酸

炭素数18のn-3系の多価不飽和脂肪酸で，9位，12位，15位にシス型二重結合を3つ有し，18：3（n-3）と表記される。大豆油やナタネ油に7～8％前後含まれ，亜麻仁油，ケシ油，シソ油，クルミ油，エゴマ油などには50％前後含まれる。

生体内でn-3系多価不飽和脂肪酸のエイコサペンタエン酸（EPA），ドコサヘキサエン酸（DHA）に一部変換される。

血清コレステロール，血清TG低下作用をもち，不整脈の発生防止，血管内皮細胞の機能正常化，抗血栓作用（抗血小板凝集抑制作用）がある。

欠乏症としては皮膚炎があるが，健常者に対するその他の欠乏症や過剰症については，特に認められていない。

アラキドン酸

炭素数20のn-6系の多価不飽和脂肪酸で，5位，8位，11位，14位にシス型二重結合を4つ有し，20：4（n-6）と表記される。

細胞膜リン脂質層に含まれており，動物性脂肪分から摂取できる。植物性油脂にはほとんど含まれていない。

細胞膜リン脂質（ホスファチジルコリン）にホスホリパーゼA_2が作用することにより切り出され，シクロオキシゲナーゼ（COX）により直ちにプロスタグランジン（PG），ペルオキシドとなった後，細胞固有の合成酵素によりロイコトリエン（白血球），トロンボキサンA_2（血小板，血管内皮細胞），PGI_2（動脈壁）などの生理活性物質（エイコサノイド）を生成する。

COX阻害により抗炎症作用，抗血栓作用が認められる。COX阻害薬には，アスピリン，インドメタシン，イブプロフェン，ロキソプロフェン，メサラジン（5-ASA）などがあり，抗炎症，解熱，鎮痛などの作用がある。

●引用文献

1）林 淳三編著：Nブックス 基礎栄養学（第2版），p58，建帛社，2006．原図：上代淑人監訳：ハーパー生化学25版，p291，丸善，1997

脂質の代謝と作用

◆ 脂質の消化・吸収，脂質の貯蔵

脂質の消化・吸収の大部分は小腸で行われる。脂質は胆汁により乳化され，次いで膵液リパーゼにより，モノアシルグリセロールと脂肪酸になる。一部のモノアシルグリセロールは脂肪酸とグリセリンまで分解される。モノアシルグリセロールも脂質の乳化を促進し，リパーゼの作用を高めて，大半の脂肪が効果的に消化・吸収される。

短鎖・中鎖脂肪酸はそのまま吸収され，血漿アルブミンと結合し，門脈を経て肝臓に運ばれ代謝されるが，長鎖脂肪酸とモノアシルグリセロールは胆汁酸と結合した状態で吸収され，小腸粘膜細胞内で胆汁酸と解離してトリアシルグリセロールに再結合し，キロミクロン（CM）に取り込まれてリンパ管に分泌される。リンパ管に取り込まれたキロミクロンは胸管を経て左鎖骨下静脈に入り，脂肪細胞や他の組織に運ばれる。

キロミクロンに含まれるトリアシルグリセロールは，脂肪細胞や骨格筋の毛細血管表面に存在するリポタンパク質リパーゼにより分解され，遊離脂肪酸を放出する。遊離脂肪酸のほとんどは脂肪細胞に取り込まれ，トリアシルグリセロールに再構成され，貯蔵される。一部の遊離脂肪酸は骨格筋に取り込まれ，エネルギーとして使われる。遊離脂肪酸を放出したキロミクロンは，キロミクロンレムナントとなり，取り込まれなかった遊離脂肪酸はアルブミンと結合し，肝臓へ運ばれる。

◆ 脂質の分解

トリアシルグリセロールから遊離した脂肪酸が分解されることによってエネルギーが生成される。脂肪酸はミトコンドリアに取り込まれて，β酸化を受けて，エネルギーを産生する。

- β酸化：脂肪酸が補酵素Aと結合して活性化脂肪酸（アシルCoA）となる。次いでカルボキシ基側から炭素数が2つずつ切断され（β位），アセチルCoAを生成する。生成されたアセチルCoAがTCAサイクルに入り，二酸化炭素と水に分解されエネルギー（ATP）を生成する一連の反応。アシルCoAは同様に

β位で切断され，次々とアセチルCoAを生成する。

- α酸化：脂肪酸がα-ヒドロキシ酸となり，続いて脱炭酸の結果，炭素の1個少ない脂肪酸へと酸化される反応。フィタン酸などのβ位分岐脂肪酸はα酸化を受けてα位分岐脂肪酸となり，β酸化を受ける。レフスム病はα-ヒドロキシラーゼ欠損症であり，α酸化が阻害されフィタン酸が異常蓄積する。
- ω酸化：カルボキシ基とは反対側のω末端が酸化されてジカルボン酸となり，両末端側からβ酸化を受けてアセチルCoAを産生する反応。飢餓状態や糖尿病で亢進する[2,3]。

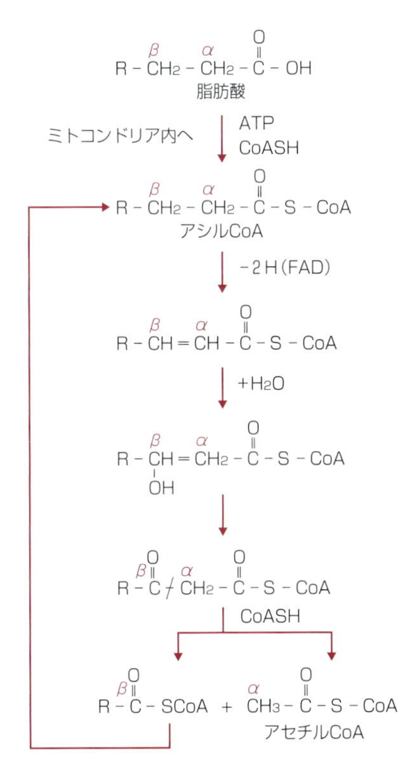

図1－11 β酸化[1)]

◆ 脂肪酸の生合成

長鎖脂肪酸は，主としてミトコンドリア外の細胞質で，アセチルCoAから合成される。細胞質においては脂肪酸合成酵素結合体（ACP様ドメインに存在する）によって反応が連続的に進み，最終産物はパルミチン酸（C_{16}）となる。

その過程は，アセチルCoAがATPとアセチルCoAカルボキシラーゼによりマロニルCoAになる。次いでいくつかのステップを経て，1サイクルごとにアセチルCoAからの2炭素原子をつけていき，16炭素原子のパルミチルACPとなる。そして，パルミチルCoAが加水分解され，パルミチン酸がつくられる。

パルミチン酸より長い炭素鎖の脂肪酸生成には，2炭素鎖ずつ付加される炭素鎖伸長反応が関与する。ミクロソームでの伸長反応の活性が高く，アシルCoAに直接マロニルCoAが反応し，NADPHによる還元を受けて，18〜24炭素鎖の脂肪酸が合成される。ミトコンドリアでは，アシルCoAにアセチルCoAが直接反応する。

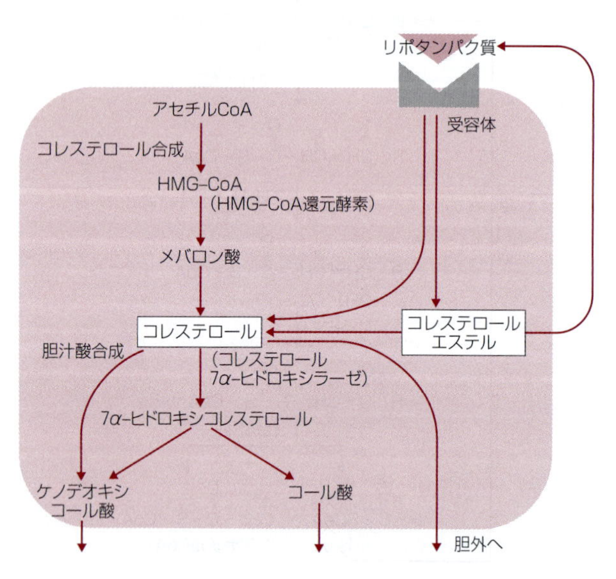

図1-12　コレステロール代謝経路[4)]

◆ コレステロールの代謝

コレステロールの代謝は，食事性コレステロール（外因性）と生合成（内因性）で調節されている。コレステロールの生合成は食事性コレステロールや代謝物によるネガティブフィードバックにより調節されているため，摂取量が低下すると生合成が亢進して一定量を維持するようになっている。

食事性コレステロールは小腸から吸収された後，キロミクロンとなり肝臓に取り込まれる。吸収率は40～60%であるが，食物繊維の同時摂取により吸収率が低下するといわれている。

一方で，コレステロールはアセチルCoAから3-ヒドロキシ-3-メチルグルタリルCoA（HMG-CoA），メバロン酸を経由して生合成される。主に肝臓でつくられ（12～13mg/kg体重/日），体内での合成量のほうが多い。

高コレステロール血症治療薬としては，HMG-CoA還元酵素阻害薬（スタチン製剤）が広く用いられている。

◆ リン脂質の代謝

リン脂質はグリセロリン脂質とスフィンゴリン脂質に分類される。

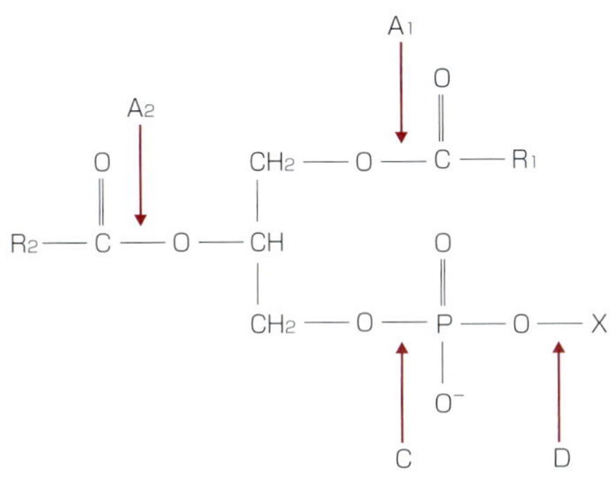

図1-13　グリセロリン脂質のホスホリパーゼによる分解[4)]

グリセロリン脂質

グリセロリン脂質は，グリセロール骨格のC-1，C-2部位に脂肪酸がエステル結合し，C-3部位にリン酸を介してコリン，エタノールアミンなどのアルコールと結合したものである。

親水基と疎水基の両方をもつ両親媒性であり，リン脂質二重層を形成し，生体膜構成を行っている。赤血球膜，ミトコンドリア内膜の成分であり，およそ20%がカルジオリピンである。

ホスファチジルコリン（レシチン），ホスファチジルエタノールアミン，ホスファチジルセリン，ホスファチジルイノシトールなどがある。

グリセロリン脂質の合成は以下の過程をとる。

①ホスファチジン酸活性化：ホスファチジン酸にCTP（シチジン-5-三リン酸）が作用しCDP（シチジン二リン酸）ジアシルグリセロールとなり，アルコールが反応してホスファチジルイノシトールやホスファチジルグリセロールが生成する。

②アルコール活性化：ジグリセリドにCDPエタノールアミンやCDPコリンが作用し，ホスファチジルエタノールアミンやホスファチジルコリンが生成する。

③リン脂質間のアルコール基交換反応：ホスファチジルエタノールアミンとホスファチジルセリンとの間に起こる，トランスフェラーゼによる可逆反応。

グリセロリン脂質の分解は，作用特異的なホスホリパーゼにより行われる。

スフィンゴリン脂質

スフィンゴリン脂質は，セラミド（スフィンゴシンとリン酸）やスフィンゴミエリン （セラミドのリン酸基にコリンが結合したもの）をいう。中枢神経系，特に白質に多量に含まれる。

スフィンゴリン脂質の合成は小胞体で行われる。スフィンゴリン脂質の前駆体のスフィンゴシンはパルミトイルCoAとセリンからつくられる。スフィンゴシンに長鎖脂肪酸をCoAを使って導入することでセラミド，セラミドにCDPコリンからコリンを転移してスフィンゴミエリンがつくられる。

分解は，肝臓や脳のリソソームのスフィンゴミエリナーゼにより，スフィンゴミエリンのグリセロールとリン酸のエステル部分が加水分解される。

◆ ケトン体の代謝

ケトン体は，アセト酢酸，β-ヒドロキシ酪酸，アセトンの総称である。

肝臓のミトコンドリアにおいて，遊離脂肪酸などから生成されるアセチルCoAからつくられる。また，ロイシン，リジン，イソロイシン，チロシン，フェニルアラニンといったケト原性アミノ酸からもつくられるが，いずれにせよ肝臓が血中にケトン体を放出する唯一の器官である。

肝臓から放出されたケトン体は筋肉や脳組織に運ばれ，3-ケト酸CoAトランスフェラーゼにより再びアセチルCoAとなり，エネルギーとして使われる。脂肪酸がエネルギーとして利用される場合,アセチルCoA産生が亢進しケトン体の産生が亢進する。

飢餓や耐糖能異常により細胞内へのグルコース取り込みが低下すると，脂肪組織からの脂肪酸の動員が促進されアセチルCoAが大量に生成され，ケトン体の産生が亢進する。これによりケトアシドーシスを発症する。

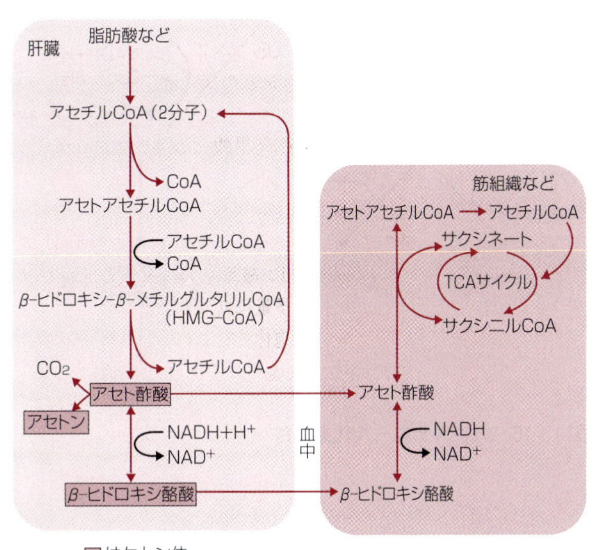

図1-14　ケトン体代謝経路[4)]

◆ 胆汁酸の代謝

胆汁酸はコレステロールを原料とし，種々の酵素により合成される。

- 一次胆汁酸：肝臓で直接合成(コール酸，ケノデオキシコール酸)
- 二次胆汁酸：腸内細菌により合成（デオキシコール酸，リトコール酸）
- 三次胆汁酸：ウルソデオキシコール酸

肝臓で合成された胆汁酸はタウリンなどと結合し，胆汁酸塩として，一部遊離コレステロールとともに胆汁中に排出され，脂質の消化・吸収に働く。このうち，かなりの胆汁酸塩は小腸から再吸収される（腸肝循環)。

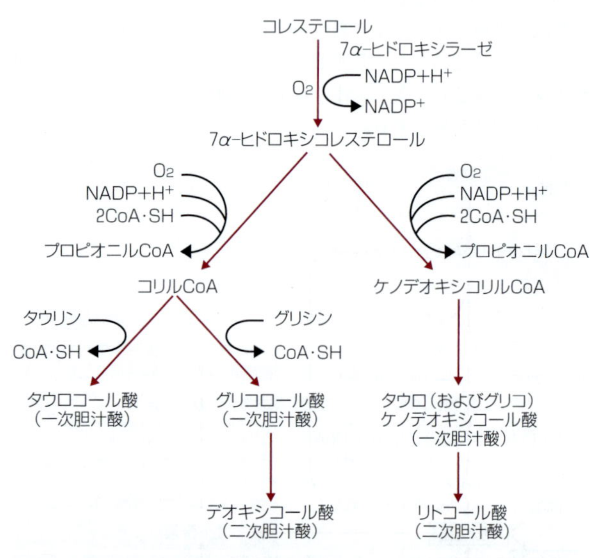

図 1 - 15　コレステロール代謝経路[4)]

◆ 脂質の過酸化反応

空気（酸素），加熱，日光，酵素（リポキシゲナーゼ）により，脂質（油脂）が酸化（酸敗）すると，風味が悪くなり，臭気を発する。これは，空気の分子状酸素によって脂質中の不飽和脂肪酸が自動酸化を起こすことによる。

飽和脂肪酸はきわめて安定であるが，多価不飽和脂肪酸，特に二重結合が3つ以上のものは酸化されやすい。

2つの二重結合の間にある活性メチレン基（$-CH_2-$）が，水素の引き抜きによってラジカルを生成し，ラジカルの位置が移動して，移動したところに分子上酸素が結合し（$-COO^{\cdot}$）となる。$-COO^{\cdot}$は，別の脂肪酸分子から水素を取って，ヒドロペルオキシド（$-OOH$）になる。不安定なヒドロペルオキシドは，分解してアルコキシラジカルになり，さらにアルデヒド，アルコール，酸などに変わる。ラジカルどうしは重合し，分子が大きくなるにつれて脂質粘度が増大する。

油脂の酸化を防ぐために，抗酸化ビタミンやクエン酸などの添加が行われる。

生体内の抗酸化に働く物質としてはスーパーオキシドジスムターゼ（SOD）や食品から摂取される抗酸化ビタミン（E，C），ポリフェノール，β-カロテンなどがある。LDL-コレステロールの過酸化物である酸化LDL-コレステロールは動脈硬化を促進させると考えられている。

●引用文献

1）林 淳三編著：Nブックス 基礎栄養学（第2版），p62，建帛社，2006
2）田宮信雄，村松正実，八木達彦，吉田 浩，遠藤斗志也：ヴォート生化学（下）（第3版），p560，東京化学同人，2005
3）栄養学・食品学・健康教育研究会編：新エスカ21 生化学，p87，同文書院，1991
4）山下亀次郎，清野 裕，武田英二：医師，管理栄養士のための栄養代謝テキスト，文光堂，1997

タンパク質の働き

タンパク質（protein）は生体成分の約15%を占める重要な物質で，基本的な身体構成と生命活動にかかわっている高分子化合物である。生体内・生物界には10万種類のタンパク質があるとされているが構造が明らかにされているのはごく一部にすぎない。

◆特　徴

タンパク質分子はおよそ20種類のアミノ酸を最小構成単位としていることから，構成するアミノ酸の数，配列によって，さまざまな性質と機能をもつことになる。アミノ酸の配列順(一次構造)，組成は遺伝子情報とそれに基づく指令によるものである。アミノ酸どうしは脱水縮合してペプチド結合を形成する。化合物の分類では，タンパク質はペプチドに属し，特に高分子のものを慣用的にタンパク質と呼称している。タンパク質はエネルギーをつくり出すエネルギー産生栄養素の1つでもある。炭素(C)，水素(H)，酸素(O)の構成元素のほかに窒素(N)をもつ窒素化合物である点で糖質，脂質とは異なっている。

◆性質―栄養学的意義

タンパク質はペプチド結合をもった高分子であり，立体的な高次構造をとる。機能性をもつ多くのタンパク質は，その高次構造によって機能が発現され，ペプチド結合にあずからない多数の側鎖の官能基の性質が立体構造をとることで総合的に現れてくる。多くのタンパク質の共通の性質は緩衝性をもつことである。

性質の分類は，水溶・不溶，塩類溶液に可溶・不溶，アルコールに可溶・不溶，希酸溶液に可溶・不溶，熱凝固する・しない，硫酸アンモニウムで沈殿するなどの性質で分けることが一般的である。また他の栄養素，色素などと結びついて機能をもつものを複合タンパク質と称し，糖タンパク質（glycoprotein），脂質タンパク質（lipoprotein），色素タンパク質（chromoprotein），核タンパク質（nucleoprotein），リンタンパク質（phosphoprotein）などの種類がある。

タンパク質の食事誘発性体熱産生（diet-induced thermogenesis：DIT）（特異動的作用，特殊力源作用（specific dynamic action：SDA）

とも称される）は大きい。DITは，食物の消化・吸収後における安静状態での代謝亢進と体内における熱の発生をいい，体温保持に利用され，生活活動には利用されないといわれている。タンパク質のDITは30～40％で脂質３～４％，糖質５～７％のそれと比較し，非常に大きい（１日の食事のDITはこれらの加重平均でおよそ10％と見積もられている）。

◆１日の必要量

「日本人の食事摂取基準2025年版」を参考にする。

乳児，成長期，高齢者，妊婦・授乳婦のライフステージでは体重増加量，体タンパク質蓄積量，蓄積効率を考慮した食事摂取基準量が示されている。

◆タンパク質の欠乏

タンパク質エネルギー栄養障害（protein energy malnutrition：PEM）の中でエネルギー栄養不良が主体で起こるのがマラスムス（marasmus），タンパク質栄養不良をクワシオルコル（kwashiorkor）という。マラスムスは，タンパク質の欠乏を筋タンパク質で代償的に消耗し血清アルブミン合成のための材料に当てている。クワシオルコルは，少量の糖質摂取があることで，インスリン分泌がなされ，これが体タンパク質の崩壊を抑制するために，アルブミンの材料となるアミノ酸をまかなうことができず低アルブミン血症を呈する。いずれもタンパク質欠乏の飢餓代謝であるが，糖質摂取の条件で２つのタイプに分かれる。

◆タンパク質の過剰摂取

一般的にタンパク質の過剰摂取は不足に比べ障害は出にくい。臓器の未熟な低出生体重児および肝機能低下，腎機能低下を伴う疾患では，その機能に応じてタンパク質摂取量を調整することが栄養食事療法の重要なポイントである。

タンパク質は代謝の過程で毒性の強いアンモニアを生じ，その解毒と排泄には肝臓と腎臓がかかわっており，健常な状態であっても，タンパク質の過剰摂取はこの２つの臓器に負担をかける。

タンパク質はDITが約30～40％と大きく，食事摂取後早期に体温として散熱し，生活活動のエネルギーとしては実質低エネルギーである。タンパク質の過剰摂取では食事全体のDITの割合が大きくなる。

タンパク質過剰摂取に関連する問題として，同時に食事由来の核酸系物質の過剰摂取も起きてくると考えられ，核酸塩基（プリン体），尿酸代謝異常への影響，痛風発症リスクを高めるといわれている。また，タンパク質過剰摂取はカルシウム排泄を促進させ骨粗鬆症のリスクを高める。

「日本人の食事摂取基準2025年版」によれば，成人のタンパク質の推定平均必要量は男性50g/日，女性40g/日，推奨量は男性60～65g/日，女性50g/日と示されている。

◆アミノ酸

特　徴

アミノ酸（amino acid）は，α位の炭素にアミノ基（$-NH_2$）とカルボキシ基（–COOH）の２つの官能基を結合する有機化合物（αアミノ酸という）であり，自然界には主要20種類存在する。生体においては，タンパク質の最小構成単位をなすものである。

グリシンを除き２通りの立体配置が可能でそれぞれＤ型，Ｌ型の光学異性体と呼ぶ（互いの構造が鏡像関係にあるので鏡像異性体ともいう）ことにしている。生体ではＬ型のアミノ酸がタンパク質の構成単位となっている。アミノ酸どうしは脱水縮合してペプチド結合を形成する。

ペプチド結合をもつものをペプチドと称し，そのペプチドを構成するアミノ酸をアミノ酸残基〔あるいはペプチド結合にあずからない部分をアミノ酸残基（–Rで表記される）〕，ペプチド結合をしていないアミノ酸を遊離アミノ酸といい，区別している。

アミノ酸は塩基と酸の両方を有する両性物質（両性電解質）であるが，α位の炭素以外に塩基と酸をいくつもつかによって中性アミノ酸，塩基性アミノ酸，酸性アミノ酸に分類される。また，芳香族アミノ酸（aromatic amino acid : AAA），分岐鎖アミノ酸（branched chain amino acid : BCAA）のような化学的性質や分子構造によっても分類される。

特に，アミノ酸分子内に硫黄（S）をもつものを含硫アミノ酸（S-content amino acid）といっている。例外的なものとして分子中にアミノ基の代わりにイミノ基（>C=NH）をもつプロリンはイミノ酸（imino acid）であるが，便宜的にアミノ酸として分類されている（表１-４）。

表1-4　アミノ酸の種類(血漿アミノ酸モル濃度を上から降順位で表示)

アミノ酸名	略 号	一文字表記	分子量	酸性·塩基性	構造的・代謝的特徴	必須アミノ酸
グルタミン	Gln	Q	146.15	酸性	ω酸アミド	
アラニン	Ala	A	89.090	中性	グルコース·アラニンサイクル	
バリン	Val	V	117.15	中性	分岐鎖	必須
グリシン	Gly	G	75.070	中性		
リジン	Lys	K	146.19	塩基性		必須
プロリン	Pro	P	115.13	中性	イミノ酸	
スレオニン	Thr	T	119.12	中性	水酸基	必須
セリン	Ser	S	105.09	中性	水酸基	
ロイシン	Leu	L	131.17	中性	分岐鎖	必須
ヒスチジン	His	H	155.16	塩基性	イミダゾール環	必須
アルギニン	Arg	R	174.20	塩基性	尿素合成系	
チロシン	Tyr	Y	181.19	中性	芳香族	
イソロイシン	Ile	I	131.12	中性	分岐鎖	必須
アスパラギン	Asn	N	132.12	酸性	ω酸アミド	
フェニルアラニン	Phe	F	165.19	中性	芳香族　複素環	必須
トリプトファン	Trp	W	204.23	中性	芳香族	必須
グルタミン酸	Glu	E	147.13	酸性		
メチオニン	Met	M	149.21	中性	含硫黄	必須
システイン	Cys	C	121.16	中性	含硫黄	
アスパラギン酸	Asp	D	133.10	酸性	尿素合成系	

性質－栄養学的意義

アミノ酸は生体構築物の素材としての側面とアミノ酸およびその誘導体が単独で機能をもつ側面を有する。

生体において，エネルギー産生栄養素である糖質，脂質はその構成元素から，脱炭酸反応，脱水素反応およびチトクローム酸化系を経て最終代謝産物として炭酸ガス(CO_2)と水(H_2O)を生じるのに対し，窒素化合物（N-content compound）であるアミノ酸が代謝されると炭酸ガス，水のほかに尿素が生成される。尿素は尿中に排泄される。

アミノ酸はα位の炭素にアミノ基とカルボキシ基をもっていることから，脱アミノ反応（deamination）でアミノ基（$-NH_2$）が脱離されることによってαケト酸とアンモニア(NH_3)を生じる。または，脱離されたアミノ基がアミノ基転移反応（transamination）で他の有機酸（-COOHをもつ）のα位の炭素に転移し別のアミノ酸をつくることができる。

このアミノ基の授受反応にはビタミンB_6（ピリドキシン）がリ

ン酸化したピリドキサールリン酸（pyridoxal phosphate：PLP）が介在する。

◆必須アミノ酸

必須アミノ酸（essential amino acid：EAA）は生体内で合成ができない，または，合成が可能であっても合成量がきわめて少ないアミノ酸を称す。ヒトではイソロイシン（Ile），ロイシン（Leu），リジン（Lys），メチオニン（Met），フェニルアラニン（Phe），スレオニン（Thr），トリプトファン（Trp），バリン（Val），ヒスチジン（His）の9種類である。

特　徴

生体内ではトリプトファンはセロトニン，チロシンはドパ，ドパミン，オクトパミン，ノルアドレナリン，アドレナリン，サイロキシンなど脳内物質およびホルモンの素材として重要である。またバリン，ロイシン，イソロイシンなどの分岐鎖アミノ酸は筋タンパク質分解抑制および芳香族アミノ酸が脳内に大量に流入することを拮抗して，防いでいるため，血漿アミノ酸における芳香族アミノ酸の3～4倍の比率が保たれている。フェニルアラニンはチロシンの芳香環の酸素が脱離されることによってつくられ，メチオニンはシステインが代謝されてできることから日本食品アミノ酸組成表では，芳香族アミノ酸，含硫アミノ酸とグループ化し，それぞれの分析値の合計が併記されている。

性質－栄養学的意義

必須アミノ酸は食事タンパク質を構成する総アミノ酸の30～35%，体タンパク質では約40%を占める。必須アミノ酸は生体内で合成ができないことから，食事からどうしても摂取しなければならないアミノ酸であり，これらの組成の良否が生体におけるタンパク質・アミノ酸の利用効率に大きく影響してくる。

食品タンパク質の必須アミノ酸組成の違いを組み合わせることで相補的・補完的に価値を高めることが栄養学的に重要な意義がある。食品，食事タンパク質を構成する必須アミノ酸の組成を評価するのがアミノ酸スコア（アミノ酸価）である。

◆非必須アミノ酸

非必須アミノ酸（non essential amino acid：NEAA）は，生体内で他のアミノ酸または栄養素から合成が可能なアミノ酸を称す

（不必須アミノ酸ともいう）。チロシン（Tyr），システイン（Cys），アスパラギン酸（Asp），アスパラギン（Asn），セリン（Ser），グルタミン酸（Glu），グルタミン（Gln），グリシン（Gly），アラニン（Ala），アルギニン（Arg）の10種類である。

特　徴

タンパク質のアミノ酸組成を分析する際，前処理としてペプチド結合の加水分解を行うので，その時点でアスパラギンとグルタミンは側鎖（そくさ）のアミド結合も加水分解を受けアスパラギン酸とグルタミン酸になってしまう。タンパク質のアミノ酸分析項目にはこの理由でアスパラギンとグルタミンはない。アスパラギン酸とグルタミン酸の分析値の中にアスパラギンとグルタミン由来のものが含まれる。これに対して血漿アミノ酸などの遊離アミノ酸の分析では，分析項目にアスパラギンとグルタミンが掲げられている。

性質－栄養学的意義

非必須アミノ酸は生体内で合成が可能なアミノ酸であるが，食事タンパク質を構成する総アミノ酸の65～70％，体タンパク質では約60％と大きな割合を占め，量的に多く存在することで重要な意義をもつ。非必須アミノ酸は必要のないという意味ではない。

- アスパラギン酸とグルタミン酸：C数4個と5個の違いだけでそれぞれカルボキシ基を2つもち，同様の構造をもっている。いずれもω位のカルボキシ基にアミノ基がアミド結合するとアミド型のアスパラギンとグルタミンになる（ω酸アミドという）。アミド型は溶解性が非常に高く，ヒト血漿アミノ酸ではアスパラギンはアスパラギン酸の20～25倍，グルタミンはグルタミン酸の13～17倍の濃度で存在している。これはアミド型アミノ酸がアンモニアあるいはアミノ基を自身の分子構造の中に保有することで解毒を行うと同時に溶解性を高め血中窒素量を調整していると考えられる。
- アルギニン：成長期では大量に消費されるアミノ酸であることから準必須アミノ酸とされる。また，アルギニンとグルタミンは免疫賦活物質としての働きが注目され，特に外科侵襲・術後回復期では要求量が高まるので必須アミノ酸の扱いがなされる。
- アラニン：グルコース・アラニンサイクルにおいて，糖新生に不可欠なアミノ酸であり，血漿中にはグルタミンに次いで多いアミノ酸である。

タンパク質の代謝と作用

体重60 kgをモデルにすると15%に相当する9 kgが体タンパク質であり，体タンパク質の内訳は，その50%は主に骨格筋を構成する筋線維タンパク質として存在し，残り50%は各組織・臓器を構築するタンパク質とアルブミン，ペプチドホルモン，消化酵素などの機能性タンパク質である。

生体を構築するタンパク質はエネルギーを獲得し，生命活動を営まなければならない。体温37℃の温和な条件の下，巧みな方法で生体の外から取り入れた栄養素を代謝していく，生体触媒をはじめとする，種々の反応にはすべてタンパク質の働きがかかわっている。

◆タンパク質の消化・吸収　タンパク質の貯蔵

胃液中のペプシン，膵液中のトリプシン，キモトリプシン，エラスターゼ,カルボキシペプチダーゼ,腸液中のアミノペプチダーゼ，ジペプチダーゼという一連のタンパク質分解酵素(プロテアーゼ）の作用を受け，アミノ酸までに分解され吸収される。

大部分が管腔内で消化され，一部のオリゴペプチド，ジペプチドは小腸絨毛上皮細胞上の刷子縁膜上に結合する消化酵素によって膜消化（接触消化とも呼ばれる）され吸収される。吸収されたアミノ酸は門脈系によって肝臓に運ばれる。肝臓ではアミノ酸を材料としアルブミンをはじめとする種々のタンパク質が合成され，血漿中の各アミノ酸濃度が一定になるように調節され，体循環にアミノ酸を供給している。

成人ヒトにおける1日のタンパク質出納が窒素平衡±0の状態で，約70 gの摂取量（=排泄量）のとき，生体内での体タンパク質の合成と分解は等しく，およそ350 gで動的平衡が維持されており，アミノ酸プール量は25 g程度と考えられている。タンパク質の貯蔵は生体の構築タンパク質やアルブミンなどの機能性タンパク質がそれぞれ代謝回転期間を変え，一定量が入れ替わっていくことで貯蔵機能を果たしている。

タンパク質の代謝回転の半減期は，筋肉で約180日，肝臓約10日，ヘモグロビン約60日，アルブミン約20日である。これに対して急速代謝回転タンパク質（rapid turnover protein : RTP）と呼ばれるトランスフェリン(Tf)では7～10日，トランスサイレチン(TTR) 1.9日，レチノール結合タンパク (RBP) 0.7日と短い。ヒトの体タンパク質全体の半減期の平均は70～80日といわれている。

◆アミノ酸の代謝

肝臓のアミノ酸の代謝

肝臓はアルブミン，グロブリンをはじめ短半減期タンパク質(RTP) を合成するとともに自身が修復・再生力の強いことから，タンパク質合成が盛んに行われている臓器である。RTPの中でトランスフェリンは鉄の輸送タンパク質，トランスサイレチンはチロキシンの輸送タンパク質，トランスサイレチンとレチノール結合タンパクは複合体となり，レチノールの輸送タンパク質となる。

肝臓は消化管と末梢細胞との間に位置して，摂取した食事の成分が直接末梢細胞に影響しないように血漿アミノ酸組成を調節している臓器でもある。同時に血漿(けっしょう)アミノ酸は末梢組織・細胞で最も利用しやすい組成に調節されていると考えられる。

分子量の小さいアミノ酸がペプチド結合をつくり，分子量の大きなタンパク質をつくるためには多くのエネルギーが必要であり，これは，グルコースが分解されるときに生じるエネルギーがあてられる。肝臓ではグルコースが欠乏することのないように，食事からのグルコースの供給が少なくなり門脈の血糖値が低下すると，膵臓からグルカゴンが分泌され，肝グリコーゲンが加リン酸分解を促し，他の臓器へのグルコースを供給するシステムが働く。また，糖新生のシステムとしてグルコース・アラニンサイクルが，アラニンなどのアミノ酸からグルコースをつくり出して血液中に供給する。このようにタンパク質合成には，グルコースがエネルギー源として必要不可欠の栄養素である。

筋肉のアミノ酸の代謝

筋肉の筋線維タンパク質は体タンパク質量の半分を占める。半減期は180日と長いが，筋肉を使わない状態が続くと異化・分解が進み筋肉量が低下する。運動量低下による筋肉量低下は廃用性症候群の例としてしばしば取り上げられる。栄養アセスメントでは，尿中3-メチルヒスチジン，クレアチニン身長係数が骨格筋崩壊の栄養パラメータとして使われている。

筋線維タンパク質の分解に抑制的に働くアミノ酸としてBCAA

（分岐鎖アミノ酸）が知られている。外科侵襲や肝硬変における経口的 BCAA 補充療法では血漿アミノ酸インバランスを改善するのみならず，筋タンパク質異化抑制，アンモニア解毒，糖質代謝改善，グルコース代替エネルギーなどの効果があるとされる。

腸管のアミノ酸の代謝

腸管は全身の中でも免疫系が集中している臓器である。特に，消化管絨毛上皮組織ではグルタミンは重要なエネルギー源として消費される。尿素合成系をもたない肝臓以外の臓器では脱アミノ反応で生じたアンモニアはグルタミナーゼによってグルタミン酸のカルボキシ基にアミド結合することでグルタミンが合成され，同時にアンモニアも解毒される。グルタミンは外科侵襲・術後の栄養管理で免疫賦活栄養素としてアルギニンとともに用いられる。

アンモニアの解毒

タンパク質およびアミノ酸は異化の過程で中間代謝物質として毒性（細胞傷害毒性，神経毒性）の強いアンモニアを生じる。アンモニアは，グルタミン酸およびアスパラギン酸の ω 位炭素のカルボキシ基にアミド結合されることで解毒化する。この解毒は中間的解毒システムであり，代謝の終末的な解毒処理は尿素を合成

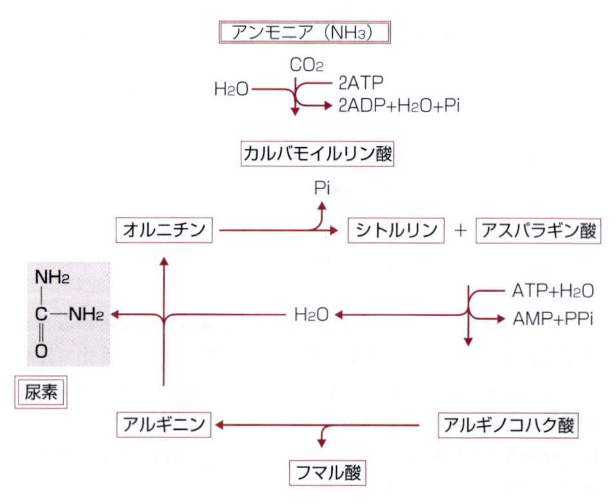

図1－16　アンモニアの解毒

し，腎臓によって尿中に排泄することである。尿素合成系酵素の多くは肝臓に局在しており，肝臓は最終的にアンモニアの解毒を行う臓器といえる。分子量の小さいアンモニアは肝臓の尿素合成系で分子量の大きい尿素に合成され解毒されることになる。

合成された尿素のアミノ基の1つはアミノ酸から脱アミノ化されたアンモニア（カルバモイルリン酸）由来のもので，もう1つのアミノ基はアスパラギン酸由来のものである（図1－16）。

窒素排泄と窒素出納

タンパク質は窒素化合物（N-content compound）の1つであり，その分子を構成する元素の平均重量比（%）がわかっている。窒素（N）はタンパク質重量のおよそ16%を占めることから，窒素の重量分析を行い，得られた値に100/16，すなわち6.25を乗じることでタンパク質量を推定することができる。6.25は窒素-タンパク換算係数と呼ばれる。ちなみに，窒素-アミノ酸換算は各アミノ酸によって異なるが，単純平均すると100 / 13.7 ≒ 7.30程度になる。成長期における体重増加や筋肉増加などでは同化現象として体内のタンパク質は増加し，逆に老化，消耗，体重減少では異化亢進による体タンパク質崩壊が推測できる。これを窒素のレベルでみたものが窒素出納であり，窒素出納が正（＋）は同化，負（－）は異化，（±）は平衡維持を意味している。また，24時間尿中窒素からの推定タンパク質摂取量を算出する式としてMaroniの式が知られている。

タンパク質摂取量（g/日）

＝〔1日尿中尿素窒素排泄量(g)＋0.031×体重(kg)〕×6.25

◆ タンパク質の異化亢進

エネルギー代謝は，生体が外科侵襲，疾患に罹患するなどの身体ストレスを受けたときに，組織を修復するために亢進する。このような場合，タンパク質合成は亢進し，異化も亢進する。

組織の修復・治癒には通常のエネルギー代謝とは異なり，かなり大きなエネルギー消費量が必要とされる。生体は筋タンパク質を崩壊し，アミノ酸のなかでも糖原性アミノ酸や血漿に比較的多く含まれるアラニンを肝臓でグルコースに合成する糖新生という代謝経路をもっている。不足する分は，肝臓による糖新生により生成されたグルコースのエネルギーで補われる。タンパク質は生体の多様な機能にかかわっているために，異化亢進が長期化する

表1－5　タンパク質の必要量　(g/kg/日)

成　人	入院患者	術後患者	異化亢進
0.5～0.8	0.8～1.1	1.1～1.6	1.6～4.2

と予後に大きな影響を及ぼす。

重症感染症や熱傷などでは，タンパク質の異化亢進に応じて1.6～4.2g/kg/日のタンパク質が必要なこともある（表1－5）。

◆ 糖新生

糖新生（gluconeogenesis）は主に筋肉組織の解糖系で生じた乳酸，血漿中のアラニンまたは糖原性アミノ酸を肝臓細胞でピルビン酸に変換し，グルコースに合成する代謝経路をいう。この経路は，解糖系と逆方向の反応系であるが3カ所に解糖系とは異なる酵素が働いている（表1－6）。

表1－6　糖新生

<table>
<tr><th colspan="2">動物体における糖新生の方法</th><th>グルコース・アラニンサイクル</th><th>コリサイクル（激しい筋肉運動）</th><th>体タンパク質の細胞内消化作用</th></tr>
<tr><td colspan="2">血中の糖前駆物質</td><td>アラニン</td><td>乳　酸</td><td>糖原性アミノ酸</td></tr>
<tr><td rowspan="3">肝臓での糖新生代謝</td><td>共通物質への変換</td><td>脱アミノ反応
アミノ基転移反応</td><td>脱水素反応</td><td>ピルビン酸へ導く転換反応</td></tr>
<tr><td>出発物質</td><td colspan="3">ピルビン酸</td></tr>
<tr><td>解糖系の逆方向の反応を解糖系と異なる酵素で触媒</td><td colspan="3">↓
①ピルビン酸カルボキシラーゼ・ホスホエノールピルビン酸カルボキシナーゼ
②フルクトース-1,6-ビスホスファターゼ
③グルコース-6-ホスファターゼ
※阻害条件　ATP レベル低く，ADP レベル高い</td></tr>
<tr><td colspan="2">血中放出</td><td colspan="3">グルコース（赤血球・脳・筋肉などで利用）</td></tr>
</table>

ビタミンの働き

◆ 特　　徴

ビタミンとは，生命の維持の調節に不可欠な有機物である。体内ではほとんど合成されない，または合成されても必要量には満たないため，必ず外界から摂取しなければならない微量の栄養素である。現在，13種類がビタミンと認定されている。

◆ 性質，栄養学的意義

ビタミンは，その可溶性によって水溶性のビタミン群（9種類）と，脂溶性のビタミン群（4種類）に大別できる。水溶性ビタミンは，体内で補酵素型に変換後，さまざまな酵素の補酵素として働く。脂溶性ビタミンは，各種の生理作用により生命維持の調節を担う。

◆ 水溶性ビタミン

ビタミン B_1（チアミン）

ビタミンB_1の遊離型は，摂取量が少ないときは小腸上部で能動輸送により，摂取量が多いときは受動拡散で吸収される。体内でリン酸化され，チアミンピロリン酸に変換される。

糖代謝・分岐鎖アミノ酸代謝に関する補酵素として作用する。また神経膜のビタミンB_1受容体に結合し，神経電位に関与する。

不足すると，糖質の分解が十分にできず乳酸などの疲労物質がたまる。ビタミンB_1欠乏は，最終的に脚気を引き起こす。

食事性の不足がない場合でも，体内の需要亢進やリン酸化がされにくいアノイリナーゼを含む食品（淡水魚，貝類，わらび，ぜんまいなど）の多量摂取や，アノイリナーゼ産生菌が腸内に存在すると，欠乏をみる。

ビタミン B_2（リボフラビン）

食品中では，フラビンモノヌクレオチド（FMN）やフラビンアデニンジヌクレオチド（FAD）の形で存在する。消化管内でリボフラビンに加水分解され，能動輸送により小腸上部から吸収される。体内でFMNやFADに変換され，生体内酸化還元反応に関与する。

TCA回路，電子伝達系，脂肪酸のβ酸化等のエネルギー代謝にかかわっている。アミノ酸，脂質，糖質代謝に必要とされ，特に脂質の摂取が多いほど不足傾向になる。ビタミンB_2不足では，脂質がエネルギー源として利用されにくくなる。

ビタミンB_6（ピリドキシン）

主に十二指腸から受動拡散により吸収され，一部回腸からも吸収される。アミノ酸代謝の補酵素として働く。AST，ALTは代表的なB_6酵素である。免疫機能を正常に維持するうえで必須の栄養素である。

ビタミンB_6は，タンパク質の摂取量が多いほど必要量が増す。体内で不足のアミノ酸があると，他のアミノ酸からの合成が行われるが，その際に不可欠なビタミンである。欠乏症はほとんどないが，抗生物質の長期投与や抗結核薬であるイソニアジドがピリドキサルリン酸と結合して補酵素が不活性化した場合には，欠乏症が出現する。

ビタミンB_{12}（シアノコバラミン）

胃壁粘膜から分泌される内因子と結合して，回腸から吸収される。体内ではアデノアシルコバラミンやメチルコバラミンに変換され，葉酸の代謝に関与する酵素の補酵素として働く。

抗悪性貧血因子であり，赤血球の生成に関与している。神経細胞内の核酸やタンパク質の合成・修復に重要であり，奇数鎖脂肪酸の代謝にも関与している。

ナイアシン（ニコチン酸・ニコチンアミド）

ニコチン酸とニコチンアミドを合わせてナイアシンといい，胃と小腸から拡散により吸収される。体内ではトリプトファン60mgからナイアシン1mgが生成される。ニコチンアミドアデニンジヌクレオチド（NAD），ニコチンアミドアデニンジヌクレオチドリン酸（NADP）に変換され，さまざまな酸化還元反応（糖質，脂質，アミノ酸の代謝，生体の還元状態の維持，電子伝達系）の補酵素として不可欠な生理活性機能を発揮する。

アセトアルデヒドを分解するため，酒量が多いほどナイアシンが大量に消費される。

パントテン酸

パントイン酸とβ-アラニンが結合したジペプチド様の構造で，体内ではコエンザイムA（CoA）の成分として，糖質・脂質代謝など多くの重要な反応に関与する。

エネルギー産生のほか，免疫力強化に働く。HDL−コレステロールを増加させる働きがある。

卵黄やレバーに豊富に含まれる。

葉　酸（プテロイルグルタミン酸）

食品中では，ほとんど還元型で存在し，小腸で加水分解後，小腸上部より能動輸送，または受動拡散によって吸収，門脈を通り肝臓へ運ばれる。

補酵素型は，テトラヒドロ葉酸という形で，核酸の合成，アミノ酸の代謝に重要な働きをする。DNA・RNAの合成，細胞分裂，赤血球の形成過程に必要であり，また，胎児・新生児の神経系を形成するため，発育・成長に必須である。

ビオチン

イオウを含む環状構造をもち，体内ではタンパク質と結合している。プロテアーゼとビオチニターゼの作用により遊離される。カルボキシラーゼの補酵素として炭酸固定反応やカルボキシ基の転移反応に関与する。

脂肪酸の生合成，糖新生，分岐鎖アミノ酸，奇数鎖脂肪酸の代謝などにも関与する。また，抗炎症物質を生成することによってアレルギー症状を緩和する作用がある。

ビタミンC（アスコルビン酸）

還元型ビタミンCと酸化型ビタミンCがあり，酸化型はさらに酸化されるとビタミンC活性のない2，3−ジケトグロン酸となる。

抗壊血病因子であり，コラーゲンの合成，ニトロソアミンの生成抑制，鉄の吸収促進，過酸化脂質の生成抑制，ホルモンの産生などに関与する。小腸より吸収されるが，不足すると出血傾向を呈する。

◆ 脂溶性ビタミン

ビタミンA（レチノール）

植物中にプロビタミン（β−カロテン，β−カロチンともいう）の形で存在している。動物性食品では，レチノール，レチナールまたはレチンアルデヒド，レチノイン酸として存在している。プロビタミンは2分子のレチノールを生成し，レチナールとレチノールは相互に変換する。

食品中のビタミンAはタンパク質と結合し，消化管内のプロテアーゼによって遊離され，ミセルに取り込まれ十二指腸より吸収される。肝臓に貯蔵され，血中ではレチノール結合タンパク(RBP)と結合している。

成長，視覚，皮膚・粘膜上皮の正常維持，糖タンパク質・糖脂質の合成，生殖・分化・発生，制癌作用がある。レチノールが遺伝子発現を調節すると考えられている。

ビタミンD（カルシフェロール）

動物におけるプロビタミンであるデヒドロコレステロールから変換したコレカルシフェロール（ビタミンD_3）と，植物のプロビタミンであるエルゴステロールから変換したエルゴカルシフェロール（ビタミンD_2）とがある。

小腸で吸収され，ビタミンD結合タンパクと結合し，肝臓へ取り込まれる。肝臓で25位，腎臓で1位が水酸化され活性型ビタミンD_3になる。

十二指腸のカルシウム（Ca）結合タンパクの生成，カルシウムとリン（P）の腸管吸収，骨や歯の石灰化，尿細管でのカルシウムとリンの再吸収を促進する。

ビタミンE（トコフェロール）

天然にはα−，β−，γ−，δ−トコフェロールが存在している。d−α−トコフェロールが最も強い生理活性をもつが，食品の酸化防止作用はδ−が強い。食物中の脂肪に溶け，脂肪とともに消化・吸収され，キロミクロンに取り込まれ脂肪組織に貯蔵される。

抗酸化物質で，多価不飽和脂肪酸の酸化，過酸化を防御し，体液性免疫，細胞性免疫に対し免疫賦活作用がある。

ビタミンK（フェノキノン，メナキノン）

ビタミンK_1フェノキノンとビタミンK_2メナキノンがある。緑黄色野菜にはビタミンK_1が含まれ，ビタミンK_2は腸内細菌により1日当たり通常1～1.5mg産生される。

血液凝固因子プロトロンビンの前駆体からグルタミン酸残基γ位にカルボン酸を導入し，γ−カルボキシグルタミン酸を生成する反応で補酵素作用を発揮する。γ−カルボキシグルタミン酸は，骨組織中のオステオカルシンも含むので骨代謝にも関与している。

ビタミンの欠乏と過剰

ビタミンは，体内でほとんど合成されないため欠乏するとビタミン特有の欠乏症状を呈する。最近は，著明なビタミン欠乏症は減少しているが，若年者のインスタント食品の多用や繰り返されるダイエット，高齢者の慢性疾患では，潜在性のビタミン欠乏症がかなり存在すると考えられている。一方，サプリメントの摂取などによる過剰症も危惧される。また，経腸栄養，静脈栄養の長期持続投与による欠乏や過剰にも注意が必要である。

ビタミン欠乏症には，以下の原因が考えられる。

- 成長，妊娠，授乳，発熱などの代謝亢進による必要量の増大
- アルコール常用，菜食主義，著しい食欲低下など食品摂取の偏りや摂取量不足
- 新生児などの下痢や抗生物質の投与による腸内細菌叢の変化
- 消化管（胃，腸，胆嚢，肝臓，膵臓）障害や消化管切除術による吸収障害
- 肝臓や腎臓障害によるビタミン活性化障害

ビタミンの欠乏症の際には，治療により症状だけでなく予備能力まで回復することを目的として，欠乏したビタミンを十分に投与することが必要である。ビタミン製剤の静脈注射や経口投与による回復を図り，発症の原因を解決し，生活習慣を改めることが必要である。

◆ 水溶性ビタミン

水溶性ビタミンは，体内飽和量があり，過剰分は尿中へ排泄されるため過剰症は起こりにくいが，欠乏症は起こりやすい。水溶性ビタミンの欠乏症は，組織，血液，細胞レベルで徐々に進行し，潜在性の欠乏症から臨床的欠乏症に進む。臨床症状では，疲労感や倦怠感，不眠，食欲不振，抵抗力・免疫力の低下などの不定愁訴を訴えることが多い。

水溶性ビタミンの過剰症は，ビタミン B_6，ナイアシンに限られている。

表1-7に欠乏症と過剰症を示す。

表1-7　水溶性ビタミンの欠乏・過剰症状

	欠乏による症状	過剰による症状
ビタミンB_1[*1]	全身倦怠感，動悸・息切れ，浮腫，多発性神経炎，脚気，ウェルニッケ脳症 （インスタント食品の過食，アルコールの常用，清涼飲料水の飲みすぎなどでも発生）	頭痛，いらだち，不眠，速脈，脆弱化，接触皮膚炎，かゆみなど 通常の食品の摂取では，過剰摂取による健康障害は報告されていない
ビタミンB_2[*1]	口角炎，口唇炎，口内炎，脂漏性皮膚炎，舌炎，成長停止	
ビタミンB_6	口角炎，舌炎，皮膚・末梢神経炎，痙攣，細胞性免疫不全，うつ症状，錯乱	ビタミンB_6の過剰摂取で感覚性ニューロパシー，骨痛，筋肉脆弱があり→耐容上限量策定[*3]
ナイアシン	ペラグラ[*2]（皮膚炎，下痢，認知症を3大主徴という）	ニコチン酸の過剰摂取で皮膚発赤や消化管や肝臓に影響あり→耐容上限量策定[*3]
パントテン酸[*1]	下腿の灼熱感，手足の麻痺	
ビオチン[*1]	疲労感，皮膚炎，舌炎，筋肉痛，悪心・嘔吐	
葉酸	巨赤芽球性貧血，舌炎 受胎前後の不足→神経管閉鎖障害 欠乏は，血液中にホモシステインが蓄積し，尿中排泄が増大（ホモシステイン尿症）する結果，動脈硬化や動脈血栓の促進につながる	サプリメントや強化食品など通常の食品以外から摂取する場合に耐容上限量が策定されている[*3]
ビタミンB_{12}	悪性貧血，しびれ・知覚鈍麻・知覚異常，舌炎（ハンター舌炎），白髪 胃全摘出により内因子の欠乏→悪性貧血	
ビタミンC	壊血病（初期は倦怠感，易疲労性，食欲不振，筋肉痛→頻脈，呼吸困難，粘膜・皮膚出血） 骨や歯の発育遅延（小児）	

＊1：通常の食生活では欠乏は起こらない。
＊2ペラグラ：トウモロコシを主食とする地域で発生する疾患で，胃腸障害，日光に当たる部分の発赤，神経および精神障害を特徴とする。
＊3耐容上限量：「日本人の食事摂取基準2025年版」

◆ 脂溶性ビタミン

脂溶性ビタミンは，その吸収に脂質の摂取の影響を受ける。排泄経路は皮膚や糞便である。

脂肪吸収障害のある場合は欠乏症がみられ，またサプリメントなどで大量に摂取すると，肝臓や脂肪組織に蓄積し，過剰症を呈する。表1-8に欠乏症と過剰症を示す。

表1-8　脂溶性ビタミンの欠乏・過剰症状

	欠乏による症状	過剰による症状
ビタミンA	夜盲症，生殖機能低下，皮膚および粘膜上皮の角化（眼球乾燥，皮膚乾燥），免疫能力低下，胎児奇形	急性：脳圧亢進症状 慢性：食欲不振，唇や皮膚の乾燥，皮膚掻痒感，肝腫大，四肢骨端部疼痛・腫脹 妊婦：胎児奇形 β-カロテンでは，ビタミンAの過剰症は起こらないが，柑皮症がみられる 耐容上限量策定*2
ビタミンD	乳児：くる病 成人：骨軟化症 重症ではテタニー	急性：食欲不振，体重減少，悪心・嘔吐，頭痛 慢性：高カルシウム血症，骨端の過度の石灰化，腎・心平滑筋の石灰化 耐容上限量策定*2
ビタミンE	低出生体重児：溶血性貧血 成人：腱反射消失，運動失調，眼筋麻痺 通常の食品摂取において欠乏症は発症しない	通常の食品摂取において過剰症は発症しない 耐容上限量策定*2
ビタミンK	出血傾向，新生児メレナ*1 腸内細菌により合成されるため，通常は欠乏しない	天然型のビタミンKでは，大量摂取しても毒性はないと考えられている

＊1新生児メレナ：新生児は腸内細菌によるビタミンKの補給が少ない。生後2～5日ごろに枯渇し，そのためビタミンKに依存した凝固因子ができず，消化管の粘膜から出血する。

＊2耐容上限量：「日本人の食事摂取基準2025年版」

無機質の働き

◆特　　徴

人体の組織や器官を構成する元素のうち酸素，炭素，水素，窒素の4元素以外のものが無機質（ミネラル）である。カルシウム（Ca），リン（P），カリウム（K），イオウ（S），ナトリウム（Na），塩素（Cl），マグネシウム（Mg）の7元素を多量元素，鉄（Fe）を基準としてそれより少ない銅（Cu），亜鉛（Zn），セレン（Se），マンガン（Mn），クロム（Cr），ヨウ素（I），モリブデン（Mo），コバルト（Co）の9元素を微量元素という。

必須の無機質のうち，塩素，イオウ，コバルトを除く13種類について，「日本人の食事摂取基準」で摂取量の基準が決められている。

無機質は，生体組織の構成成分の役割や，生体機能の調整に関与している。

◆性質－栄養的意義

生体組織の構成成分としては，以下のものがある。

①骨や歯などの硬組織の構成成分（Ca，P，Mg など）
②有機化合物の構成成分（P：リン脂質，Fe：ヘモグロビン，S：含硫アミノ酸など）

一方，生体機能の調整としては，以下のものがある。

①体液における pH や浸透圧の調節（K，Na，Ca，Mg，P など）
②神経，筋肉，心臓の興奮性の調節（K，Na，Ca，Mg，P など）
③酵素の賦活剤の作用（Mg，Fe，Cu，Zn，Se，Mn など）
④生理活性物質の構成成分（Fe，I，Zn，Mo など）

ナトリウム（Na）

多くは食塩として摂取され，小腸から吸収される。細胞外液の主な陽イオンである。主として NaCl の形で浸透圧の維持，一部は $NaHCO_3$ として緩衝作用により pH の維持に役立つ。

レニン・アンジオテンシン・アルドステロン系の調節を受け，腎尿細管で再吸収されて生体内濃度を保つ。発汗量の多いときには補充が必要である。神経伝達，筋収縮，糖・アミノ酸の輸送にも関与する。

通常の食生活では欠乏症は生じない。糖尿病や利尿薬の服用時，下痢や嘔吐，発汗や熱傷で大量に損失すると，倦怠感，食欲不振，嘔吐，意識障害などを生じる。

カリウム（K）

小腸で吸収され，全身の組織に取り込まれる。細胞内液の主な陽イオンである。エネルギー代謝，細胞膜輸送，細胞内外の電位差の維持を担う。ナトリウムの尿中排泄を促進し，血圧を下げる働きがある。タンパク質代謝にも関与している。

腎機能障害や副腎皮質機能不全では高カリウム血症を呈し，神経伝達の停止，筋収縮の抑制，心拍動停止などをみる。

多くの食品に含まれるため，欠乏症はほとんどみられない。本態性高血圧症では，ナトリウムに対するカリウムの比率を高くする。いも類，野菜類，果物類は調理の際，茹でこぼしによりカリウムが減少する。

カルシウム（Ca）

小腸上部では主に能動輸送，下部では受動輸送により吸収される。小腸上部の能動輸送には活性型ビタミンD_3が必要である。無機質のうち人体に最も多く存在し，成人体重の約２％を占める。その99％はリン酸塩やヒドロキシアパタイトとして骨や歯に，残りの１％は血液や細胞に存在する。

血液中のカルシウムは骨からの溶出や沈着により恒常的に8.5～10mg/dLに維持されている。

筋肉や神経の適度な興奮性の維持，脳や神経の正常機能の維持，血液凝固などの調節に関与する。

成長期，妊娠・授乳期や欠乏時には吸収率が増大し，同時に尿中排泄量は低下する。ビタミンＤ欠乏，閉経期，高齢期では吸収率が低下する。

牛乳・乳製品に含まれるカルシウムの吸収率は，30～40％と比較的高く，野菜類では10％以下である。ビタミンＤ，乳糖，リジンやアルギニンは吸収促進因子であり，逆に，リン酸塩やシュウ酸，フィチン酸，過剰の食物繊維は吸収を阻害する。食物中のCa：P比が１：１～２程度で吸収効率がよい。

欠乏症は，成長期の摂取不足では骨の発育障害，中高年では骨粗鬆症がある。代謝異常などによる欠乏症は，副甲状腺肥大，神経過敏症などを誘発する。幼児では，神経興奮状態としてテタニー

（筋肉の痙攣）を起こす。

リン（P）

成人体重の約1％を占め，カルシウムに次いで多い。その85％は骨や歯に存在する。残りは，細胞の構成成分（リン脂質，リンタンパク質など）や高エネルギーリン酸化合物として存在する。核酸にも含まれ，リン酸塩の形で血液のpHや体液の浸透圧を調節，細胞内の情報伝達にも関与している。また，補酵素の構成成分でもある。

リン酸塩として腸管から吸収され，骨への沈着と溶出および腎臓からの再吸収により調節される。

多くの食品や加工食品に含まれるため，摂取不足による欠乏症はほとんどみられない。むしろ，過剰摂取はカルシウムの吸収を阻害することから，食事からのリン酸塩の過剰摂取が問題である。

鉄（Fe）

小腸上部上皮細胞において吸収される。成人男性の体内に約4g，女性はその70％しか存在しない。赤血球のヘモグロビン，筋肉のミオグロビン，細胞内のチトクロームなどは機能鉄として酸素の運搬と貯蔵に役立ち，また酵素成分として生体内の酸化還元反応を行う。肝臓，脾臓，骨髄中のフェリチン，ヘモジデリンは貯蔵鉄として，血液中のトランスフェリンは鉄の輸送タンパク質として，鉄の貯蔵と運搬を担う。

小腸における吸収は，体内の鉄の不足時には増大し，過剰時には抑制される。鉄は体内で再利用されるので，体外排泄量は0.9 mg/日程度である。

偏食やダイエットによる鉄の摂取不足，胃酸欠乏や胃切除による吸収能の低下，成長，妊娠・出産・授乳・月経による需要の増大，消化管出血，痔疾患などによる排泄増加などにより鉄欠乏性貧血を生じる。食欲不振，倦怠感，心拍数の増加や，顔面蒼白，スプーン状の爪などの変化をみる。

食品中の鉄はヘム鉄（赤身の肉や魚に多く含まれる）と非ヘム鉄（卵，豆類，緑黄色野菜に多く含まれる）で，摂取量，特にヘム鉄の摂取量増加が必要である。ビタミンCや動物性たんぱく質は吸収促進因子，茶やコーヒーに含まれるタンニンは吸収阻害因子である。

無機質の代謝と作用

◆ ナトリウムの代謝と作用

1日に食塩として10g（Naとして170mEq/Lに相当）を摂取した場合，そのほとんどを小腸から吸収し，吸収量とほぼ同量を腎臓から排泄する。一部は汗として排泄するが，通常ではごく微量である。発汗が高まるような高温時の激しい運動では，20mEq/L（mEq＝ミリイクイバレント。1/1,000当量）以上のナトリウムを排泄することがある。

Na^+とCl^-は細胞外液の大部分を占める構成イオンであり，この2つのイオンが細胞外液量を決定する。ナトリウムの異常については表1-9に示す。

多量の食塩を摂取すると細胞外液の浸透圧が高まるため，細胞内液から水が移動し，外液量が増加する。この浸透圧の増加に伴い，口渇感が増して水分摂取量が増加し，摂取した水分とともに多くのナトリウムが尿中に排泄される。逆に，浸透圧の低下をみるときは，下垂体後葉を刺激して抗利尿ホルモンを分泌させ尿量とともに排泄量を抑える。

Naは主として，レニン・アンジオテンシン・アルドステロン系の調節を受け，腎尿細管で再吸収されて生体内濃度を保つ。

◆ カリウムの代謝と作用

K^+は体内に約4,000mEqあるが，その大部分は細胞内液に存在する。細胞内液にあるNa^+, K^+–ATPaseは，アデノシン三リン酸（ATP）を使って細胞内液からNa^+を汲み出し，細胞外液からK^+を常に汲み込んでいるポンプである。細胞内液と外液のNa^+とK^+の濃度勾配と膜電位により，常にK^+は細胞内液から細胞外液へと受動的に流れ出ている。逆に，Na^+は細胞外液から細胞内液へと流れ込んでおり，これを元に戻すのにATPが使われる。

1日のカリウムの摂取量はほぼ50～100mEq（1,900～3,900mg）であるが，まず細胞外液に入り，Na^+，K^+–ATPaseを介して速やかに細胞内に移行し，細胞内・外液のバランスをとりながら，最終的には摂取量とほぼ同量が尿中に排泄され，残りは糞便に排泄される。この尿中への排泄の調節は，腎皮質集合管で行われる。

表1-9　各電解質異常の原因と症状

	原　因	症　状
高ナトリウム血症	脳疾患（渇中枢の障害），原発性アルドステロン症，クッシング症候群，Na過剰輸液，浸透圧利尿・尿崩症	口渇，脱力，体温上昇，興奮，痙攣，意識障害
低ナトリウム血症	アジソン病，利尿薬多用，腎不全多尿期，熱傷，ADH（抗利尿ホルモン）不均衡症候群，水分過剰投与	嗜眠，幻覚，脱力，急性胃拡張，麻痺性イレウス
高カリウム血症	腎不全末期，アジソン病，K過剰輸液，代謝性アシドーシス，偽性高カリウム血症，インスリン欠乏，高血糖，高浸透圧	嘔吐，手足のしびれ，不整脈，心停止
低カリウム血症	利尿薬服用，腎不全多尿期，K喪失性腎炎，下痢・嘔吐，吸収不良症候群，代謝性アルカローシス，クッシング症候群，原発性アルドステロン症	筋力低下，呼吸困難，不整脈，頻脈，高血圧，脱力，麻痺性イレウス，不安，抑うつ
高カルシウム血症	ビタミンD過剰，副甲状腺機能亢進症，癌の骨転移・多発性骨髄腫，サルコイドーシス，褐色細胞腫	幻覚，脱力，うつ，認知障害，不整脈，食欲不振，便秘，腹痛，消化性潰瘍，多尿，尿路結石，腎機能障害，腎臓軟部組織への石灰沈着
低カルシウム血症	ビタミンD欠乏，腎不全，血液透析時，肝障害，吸収不良症候群，副甲状腺機能低下症	知覚過敏，痙攣，テタニー，悪心・嘔吐，下痢，腹痛，皮膚の乾燥，骨痛，低血圧，不整脈，心電図異常
高リン血症	多発性骨髄腫，リン製剤の過剰，副甲状腺機能低下症，腎不全，出血性ショック，サルコイドーシス	低カルシウム血症を合併：テタニー，痙攣，心電図異常 異所性石灰化：皮膚掻痒感，血管の石灰化，関節周囲や軟部組織の石灰化
低リン血症	インスリン作用の増大（特に再栄養時），副甲状腺機能亢進症，浸透圧利尿，P喪失性腎症	くる病，骨軟化症，脱力，嚥下障害，イレウス，知覚異常，意識混濁，昏睡，呼吸不全，心収縮力低下，糸球体濾過量低下

急速なカリウムの負荷があると，インスリンやカテコールアミンの働きで，細胞内液と細胞外液のK^+の移動が調節され，これらの変化に応じて，腎臓のK^+調節機構である皮質集合管の尿中への排泄量の反応が起こる。カリウムの摂取量が継続して増加し

ても，腎機能が正常であれば，腎から排泄される。また，カリウムの摂取不足であれば，速やかに尿中 K^+ 排泄は低下するが，5～10 mEq/日を限度として尿中 K^+ 排泄が持続するので，長期のカリウム摂取不足では，血清 K^+ 濃度の低下をみることとなる。カリウムの異常については表1-9に示す。

◆ カルシウムの代謝と作用

生体内のカルシウムは約99%が骨に存在する。一方，血中のカルシウム濃度は8.5～10 mg/dL に維持されている。この恒常性には消化管からの吸収，骨からの骨吸収と骨形成，腎臓からの排泄などの調節機構として副甲状腺ホルモン（PTH）と活性型ビタミンDおよびカルシトニンが関与している（図1-17）。

食事から摂取したカルシウムは小腸から吸収されるが，その際に，血中活性型ビタミンDが存在するとカルシウム吸収輸送に関連する輸送タンパク質の発現が亢進され，カルシウム吸収が促進する。

血中カルシウム濃度が低下すると，副甲状腺から PTH が分泌される。その結果，骨からカルシウムが溶出して（骨吸収），血中レベルを上げる。また，腎臓でのカルシウムの再吸収が促進する。さらに PTH は腎尿細管細胞に作用し，活性型ビタミンDの

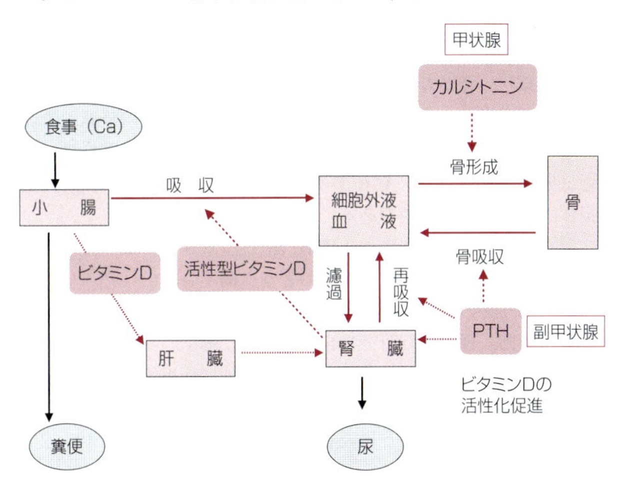

図1-17　生体内のカルシウム代謝

合成を増加し，腸管からのカルシウム吸収促進を図る。

逆に，血中カルシウム濃度が上がると甲状腺からのカルシトニン分泌が増加し，骨吸収が抑制され，骨形成が進む。骨吸収（骨破壊）と骨形成がバランスよく起こることで，血中カルシウム濃度が維持される。PTHが骨の再吸収を促進すると，血中カルシウム濃度が高まる。骨吸収が骨形成を上回る（壊される量がつくられる量より多くなる）と骨量が減少し，骨粗鬆症の原因となる。カルシウムの異常については表1-9に示す。

腎臓でカルシウムが濾過され，その大部分はPTHの働きで再吸収されるが，一部は排泄される。尿中への排泄はカルシトニンにより促進される。一部は汗にも排泄される。

◆ リンの代謝と作用

リンは，ヒドロキシアパタイトとして骨に80～90％が存在し，残りの大部分は細胞内にある。食事からのリン摂取，腸管での吸収，および腎臓での再吸収調節機構により恒常性が保たれる。リンは成人では1日800～1,600mg摂取され，十二指腸，空腸，回腸，大腸で吸収される。腸管での吸収は，1α,25-ジヒドロキシコレカルシフェロールによって促進される。カルシウムやマグネシウム（Mg）の摂取量が増すとリンの吸収は抑制される。

リンの摂取量が低下すると，腎臓でのリンの再吸収が増加し，排泄が低下する。さらに，血中の1,25-ヒドロキシビタミンD濃度が上昇し，骨からのリンの遊離および腸管でのリンとカルシウムの吸収が増加する。血清リンの維持は，腸管からの吸収および腎尿細管における再吸収機構により調節される。この中心は，腎近位尿細管刷子縁膜に存在するナトリウム-リン（NaPi）共輸送担体が担う再吸収機構である。

尿細管のリンの輸送には，PTH，活性型ビタミンD，食事からの摂取量が影響し，それぞれ次のように働く。

- PTH：リンの再吸収閾値を低下させる重要な因子で，近位尿細管に加え，遠位尿細管でも再吸収抑制に働く。
- 活性型ビタミンD：一般には再吸収増加に作用する。
- 食事からの摂取量：リン摂取が増加すると再吸収は低下し，リン摂取量が減少すると再吸収は増大する。

リンの異常については表1-9に示す。

◆ 鉄の代謝と作用

通常の食事では，10～15 mg の鉄を摂取し，腸管から10％前後が吸収され，糞便，尿，汗に15 mg が排泄され平衡が維持される。食品中に含まれる鉄の多くは三価鉄（Fe^{3+}）で，胃酸やビタミンC（アスコルビン酸）により二価鉄（Fe^{2+}）に還元され，十二指腸（一部は空腸上部）で吸収される。吸収された二価鉄は小腸上皮で三価鉄（Fe^{3+}）に変換される（図1－18）。生体内の鉄の要求量が高いときには吸収率が高く，逆に要求量が低いときには吸収率は低下する。この調節には，輸送タンパク質 DCT 1（divalent cation transporter 1）が関与している。

吸収された鉄は，細胞に取り込まれ貯蔵鉄のフェリチンとなり，必要に応じて動員される。その際，鉄イオンを輸送する鉄輸送タンパク質（アポトランスフェリン）は，2個の Fe^{3+} と結合してフェロトランスフェリンとなり，全身の細胞に運ばれる。細胞に取り込まれたトランスフェリンは，Fe^{3+} を放出し，フェリチンに取り込まれて貯蔵される。

生体内に鉄は約3～4 g 存在し，そのうち約70％が赤血球中のヘモグロビンに，その他は，筋肉中のミオグロビン，肝臓中のフェリチンとして貯蔵され，金属酵素の構成成分となる。

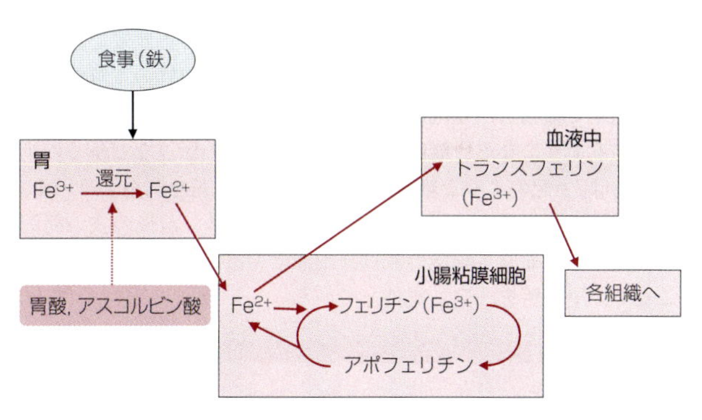

図1－18　鉄の吸収

水の代謝と作用

◆ 水の代謝とミネラル

成人は身体全体の水の１割を失うと健康に支障をきたし，２割の喪失で生命の危機を伴うとされる。

成人が１日に摂取する水は，飲料水として約1,200mL（気温，湿度，活動強度により変動），食品中の水分約1,000mL，代謝水として約300mLである。体内の水分は，体重の約60％を占め，約40％が細胞内液に，約20％が細胞外液（組織間液15％，血漿５％）に分布している。身体から失われる水は，尿が約1,500mL前後（500mLは不可避尿），不感蒸泄（皮膚から約500mL，呼気から約300mL）と，糞便中の水分約100mLで，摂取水分と排泄される水分はほぼ同量となる。

水の重要な役割の１つは，電解質の濃度差をつくることである。細胞内液には，陽イオンとしてK^+が最も多く，次いでMg^{2+}が多いが，いずれも細胞外液には少量しか存在しない。陰イオンとしては，リン酸イオン（HPO^{4-}）がある。一方，細胞外液の陽イオンはNa^+が90％を占め，陰イオンではCl^-が最も多く，次いで重炭酸イオン（HCO_3^-）が多い。細胞は電解質の濃度差を確保するために，エネルギーを使用し，細胞内から特定の電解質を細胞外に放出する。細胞外の水分量が減少すると，細胞外の電解質濃度が増加して細胞内から電解質を放出できなくなるので，身体は水を欲するようになる。能動輸送や神経パルスの伝達など多くの細胞活動は，上記のような細胞内液と外液の濃度差を利用している。

細胞外液の浸透圧は290mOsm（ミリオスモル）前後の狭い範囲で制御されており，細胞外液は，内液との溶液成分を入れ替えることで，浸透圧を一定に維持している。

◆ 尿濃縮機構

尿は，ネフロンごとの腎小体での濾過と尿細管での再吸収や分泌により生成される。糸球体では，尿素やクレアチニンなどの血液中の老廃物が濾過され，原尿がつくられる。原尿は，１日150～180Lとなる。原尿は，尿細管を通過する間に99％が再吸収されて，1/100の量に濃縮され尿となる。

◆脱　水

水分欠乏性脱水

水の欠乏による脱水で，体液は濃縮され浸透圧が上昇する。血漿Na値，Cl値，K値は不変または上昇し，尿中Na，Cl，K値は上昇する。症状は口渇，尿量減少，高熱である。原因は，水の摂取が不可能（昏睡，食道狭窄，災害時など），水の多量喪失（多量発汗，尿崩症，重症下痢など），溶質過多（ショ糖，タンパク質，脂肪）の栄養法などによる。初期輸液には，Kを含まない低張の食塩水を用い，水分環境を整える。

Na欠乏性脱水

Naの喪失が優位な場合の脱水で，水とNaの喪失の際に水のみ補給した場合にも起こる。細胞外液からNaが失われると低張になるので，細胞外液中の水の一部が細胞内液に移る。そのため細胞外液，特に血液が濃縮されて血漿タンパク質やヘマトクリット（Ht）値が上昇する。倦怠感，食欲不振，循環不全をみる。原因は，食塩の摂取不足と水の過剰，尿中へのNaの異常喪失（アルドステロン欠乏，Na喪失性腎炎，利尿薬過剰），嘔吐や下痢によるNaの喪失である。生理的食塩水，リンゲル液の静注を行う。

◆浮　腫

体内（組織間隙内）に水分が多量にたまった状態を水腫といい，その状態が他覚症状として確認できるものを浮腫という。間質液が異常に増加した状態で，腹腔内に貯留したものを腹水，胸腔内に貯留したものを胸水という。

浮腫はその成因により毛細管圧の上昇（心不全，ネフローゼ症候群，妊娠・月経前期，薬剤など），毛細管透過性の亢進（熱傷，外傷，炎症，アレルギー反応など），膠質浸透圧の低下（ネフローゼ症候群，肝硬変，低栄養など），組織圧低下，リンパうっ滞などに区分される。

エネルギー

◆ エネルギー産生と臓器

エネルギー産生過程は酵素で触媒される酸化反応に依存する。エネルギーをつくり出す器官は，ミトコンドリアであり，ミトコンドリアは，生きているすべての細胞で細胞が必要とするエネルギーをつくり出す。ミトコンドリアにはTCA回路（tricarboxylic acid cycle；クエン酸回路，クレブス回路とも呼ぶ）というエネルギー産生の主役となる回路があり，グルコースや脂肪を燃焼してATP（アデノシン三リン酸）をつくり出す。酸素の供給が不十分な条件下ではグルコースは解糖系で分解され，ピルビン酸（$C_3H_4O_3$）になり，酵素の働きで水素の原子と二酸化炭素を失い，補酵素が加わりアセチルCoAができる。

TCA回路に入ると，アセチルCoAはまずオキサロ酢酸と結びつきクエン酸になる。クエン酸は分解され，ケトグルタル酸，コハク酸，フマル酸，リンゴ酸と変化し最後にはオキサロ酢酸になりこのオキサロ酢酸が再びアセチルCoAと結びつきクエン酸になる。このような過程の繰り返しがTCA回路である（図1‐19）。

グルコースが分解されてできたピルビン酸はTCA回路を1周する間に，2分子のATPがつくられる。TCA回路の途中で放出された水素が電子伝達系でエネルギーの産生にかかわり，有酸素下で大量のATPをつくり出す。ATP産生に直接かかわる主な補酵素にNADH，$FADH_2$がある。

つまり，細胞，組織，臓器が働くための生化学的エネルギーはATPである。ATPは，エネルギー源の酸化による共役反応で生成され，主として細胞内ミトコンドリアで産生される。人間の場合，空腹時安静代謝状態（基礎代謝時）において，呼吸で取り込んだ酸素の約90%が細胞内ミトコンドリアでの代謝に関与し，残りの10%前後がミトコンドリア以外で消費される。

◆ 栄養素とエネルギー代謝

摂取した食物から得たエネルギーと体内貯蔵から得られる糖質，脂質，タンパク質の生体内での流れは，生命現象そのものであり，細胞内では取り込んだエネルギー源を細胞，組織，臓器が

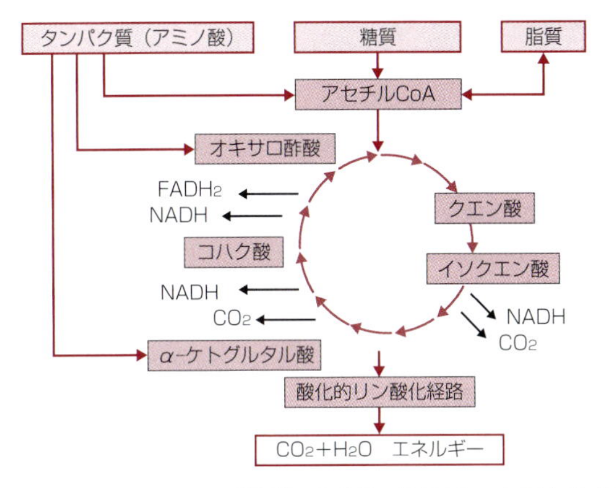

図1-19 エネルギー源（基質）を生体が利用する主要な酸化経路の概略[1)]

TCA回路は簡略化のため中間代謝産物をいくつか省略している。第一は，イソクエン酸からα-ケトグルタル酸の中間にサクシニルCoA，コハク酸からオキサロ酢酸に至るまでに，フマル酸とリンゴ酸が含まれる。

利用可能な化学的エネルギーに転換し，生命活動を支えている。細胞，組織，臓器の絶え間ないエネルギー代謝がマクロレベルでのエネルギー代謝の大きな流れを形づくっている。エネルギー代謝は，基礎代謝（安静時代謝），労作代謝（生活活動，身体活動），食事誘発性体熱産生（特異動的作用）の3つに分類できる。

基礎代謝（basal metabolism：BM）

人は何もしないで横になっているときでも心臓や呼吸に関する器官の筋肉は活動しており，体温の維持など生命の基本活動が続いている。このような生命を維持するために最低限必要なエネルギーの量を基礎代謝という。

労作代謝（physical activity level：PAL）

人は日常生活においてさまざまな活動をしているため，安静時よりもエネルギーが消費される。生活習慣や職業，スポーツ，家事，余暇活動などのエネルギー消費を労作代謝（生活活動・身体活動）という。

食事誘発性体熱産生（diet-induced thermogenesis：DIT）

食物を消化・吸収し，栄養素を転送，代謝，貯蔵するときに消費されるエネルギー量を食事誘発性体熱産生という。従来は特異動的作用といわれていた。

また，エネルギー代謝には異化（代謝）と同化（合成）がある。異化は取り込んだ食物を分解し，比較的単純な化合物に変えるとともにエネルギーを取り出す過程をいう。同化は生体内の限られた材料をもとに生体が必要とするほとんどの物質を生合成するというように，単純な化合物から複雑な化合物をつくる過程をいう。

運動のエネルギー代謝

生体がその機能を維持する際や運動を行う際に重要なエネルギー源は，糖質と脂質である。活動維持エネルギーとしてこの両者がどの程度の比率で利用されるかは，運動強度，持続時間，個々の体力水準や栄養状態により著しく異なる。しかし，一般的には短時間で終結する運動で，瞬発力を必要とする無酸素運動の場合は糖質が動員されるのに対して，長時間にわたって持久力の必要な有酸素運動には脂質が動員される。その他，エネルギーが不足したときには，タンパク質もエネルギー源として利用される。消費したエネルギー量を摂取すれば，体重に変化はなく，摂りすぎれば太り，足りないとやせる，1日のエネルギー消費量を把握することが大切である。

また，通常の生活では基礎代謝量の1.5倍程度，スポーツをする人は基礎代謝量の2倍以上のエネルギーを消費する。体格の大きい人，特に内臓諸器官や筋肉など除脂肪体重が多い人ほど基礎代謝のエネルギー消費量も多い。

筋肉が動くにはATPというエネルギー源が必要で，ATPを利用するには3つのパターンがある。

①筋肉の中にあらかじめためてあったクレアチンリン酸からATPを取り出して使用するパターン。

②解糖系と呼ばれる回路を使ってATPを産生して使用するパターン。これは①のエネルギーがなくなるとグリコーゲンからATPをつくり出して無酸素運動に使用される。

③炭水化物や脂肪を酸素と反応させ，ATPを産生し使用する，いわゆる有酸素運動パターン。この力が優れているとATPを絶えずつくり出すことができ，持久力に優れる。

なお，スポーツや強度の高い運動をすればするほど，筋肉中のグリコーゲンが使われる。

●引用文献

1）小林修平，山本 茂：人体栄養学の基礎，p23，建帛社，2007

サプリメント—特別用途食品，保健機能食品

◆ 特別用途食品

特別用途食品は栄養成分を調整し，たんぱく質の制限を必要とする腎臓疾患の人のためにたんぱく質を低減させた食品，食品アレルギーの人のためにアレルゲンを使用しない，または除去した食品，および乳児用，妊産婦用，えん下困難者用など特別の用途に適するという表示を許可した治療を補助する食品で，医学的・栄養学的表現で記載し，用途を限定したものである。2009年9月消費者庁の設置に伴い，食品表示業務が厚生労働省と農林水産省から消費者庁へ移管，一元化され，特別用途食品は，厚生労働大臣の許可から消費者庁長官の許可へ健康増進法が改正された。病者用食品の使用にあたっては，医師，管理栄養士，薬剤師に相談することが望ましい。

また，高齢化の進展や生活習慣病の増加，医学や栄養学の進歩や栄養機能表示制度の定着などの状況を踏まえ特別用途食品制度についての制度のあり方について見直しがされ，2008年7月に「特別用途食品のあり方に関する検討会報告書」が発表され，2009年4月に施行された。2018年4月にはとろみ調整用食品，同年8月には乳児用調製液状乳，また，2019年9月には糖尿病用組合せ食品，腎臓病用組合せ食品，さらに2023年5月経口補水液が新たに制度に位置付けられた（表1-10）。

◆ 保健機能食品：特定保健用食品，栄養機能食品，機能性表示食品

保健機能食品とは，健康食品のうち機能性（生体の生理機能を調整する働き）が表示できる食品のことで，国が有効性や安全性を個別に審査し許可した特定保健用食品（トクホ）と，国が定める特定の栄養成分の基準に適合した栄養機能食品，さらに2013年6月の食品表示法の制定（2015年4月施行）に伴い事業者の責任において健康の維持および増進に役立つことが表示できる機能性表示食品が追加された。健康の維持および増進に役立つなどの機能性の表示や栄養成分の機能の表示ができる食品は，医薬品的形状食品，一般用加工食品，一般用生鮮食品となっている（図1-20）。

表1-10　特別用途食品の分類（特定保健用食品を除く）

食品群					対象者の範囲
特別用途食品	病者用食品	許可基準型	低たんぱく質食品	13品目	腎臓疾患などのたんぱく質摂取制限を必要とする方
			アレルゲン除去食品	5品目	食品アレルギー（牛乳等）の方
			無乳糖食品	4品目	乳糖不耐症またはガラクトース血症の方
			総合栄養食品	8品目	疾患などにより通常の食事で十分な栄養を摂ることが困難な方
			糖尿病用組合せ食品 腎臓病用組合せ食品	0品目 2品目	栄養成分を調整した食事セットを活用している糖尿病，腎臓病の方
			経口補水液	13品目	感染性胃腸炎による脱水状態の方
		個別評価型		19品目	特定の疾患の方
	妊産婦，授乳婦用粉乳			0品目	妊産婦，授乳婦の方
	乳児用調製粉乳 乳児用調製液状乳			8品目 4品目	赤ちゃん用ミルク（粉乳，液状乳）を必要とする方
	えん下困難者用食品 とろみ調整用食品			16品目 15品目	えん下困難な方 （飲み込みが困難な方）

品目数は2025年1月24日現在

特定保健用食品（トクホ）

体の生理機能などに影響を与える保健機能成分（関与成分）を含み，健康の維持増進に役立つことが科学的根拠に基づいて認められ「おなかの調子を整える」「コレステロールの吸収を抑える」などの表示が許可されている食品であり，健康増進法に基づき国が審査を行い，食品ごとに消費者庁長官が許可をする食品である。

また，申請の簡素化と審査の重点化が図られ，2005年には新たな特定保健用食品制度（表1-11）が制定され，2025年2月4日現在1,029品目が許可・承認されている。製品には，許可マークと許可表示が表示できる。保健の用途と関与成分を表1-12に示す。

栄養機能食品

特定の栄養成分を含むものとして消費者庁長官が定める基準に従い当該栄養成分の機能の表示をするものと規定されている。

具体的には，生活習慣の乱れや高齢化などにより，通常の食生活で一日に必要な栄養成分（ビタミン・ミネラルなど）が不足しがちな場合の補給・補完のために利用できる食品で，すでに科学的根拠が確認された国の定めた栄養成分を一定の基準量（下限値・上限値）を含む食品であれば，国への申請や届出なしに栄養成分の機能を表示することができる。2024年現在，脂肪酸1種類，ミ

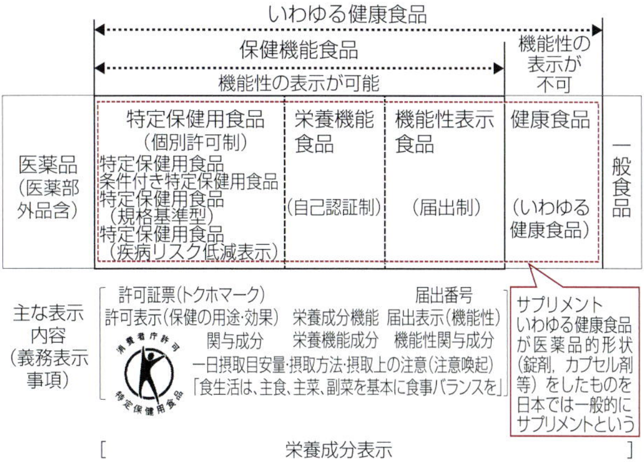

いわゆる健康食品

保健機能食品

機能性の表示が可能

機能性の表示が不可

医薬品（医薬部外品含）	特定保健用食品（個別許可制） 特定保健用食品 条件付き特定保健用食品 特定保健用食品（規格基準型） 特定保健用食品（疾病リスク低減表示）	栄養機能食品 （自己認証制）	機能性表示食品 （届出制）	健康食品 （いわゆる健康食品）	一般食品
主な表示内容（義務表示事項）	許可証票（トクホマーク） 許可表示（保健の用途・効果） 関与成分	栄養成分機能 栄養機能成分	届出番号 届出表示（機能性） 機能性関与成分		

一日摂取目安量・摂取方法・摂取上の注意（注意喚起）

「食生活は、主食、主菜、副菜を基本に食事バランスを」

消費者庁許可 特定保健用食品

サプリメント いわゆる健康食品が医薬品的形状（錠剤，カプセル剤等）をしたものを日本では一般的にサプリメントという

［ 栄養成分表示 ］

図1－20　保健機能食品（食薬区分）

表1－11　特定保健用食品の類型

個別許可型特定保健用食品	身体の生理機能などに影響を与える特定の成分を含んだ食品の，有効性，安全性，品質などの科学的根拠を示して，国の厳しい審査・評価のもとに表示が許可される
条件付き特定保健用食品	有効性の科学的根拠が特定保健用食品のレベルに届かないものの，一定の有効性が確認された食品を，限定的な科学的根拠であるという表示条件付きで許可される
規格基準型特定保健用食品	特定保健用食品として許可実績が十分あるなど，科学的根拠が蓄積されている食品について，規格基準により許可される
疾病リスク低減表示特定保健用食品	関与成分の疾病リスク低減効果が医学・栄養学的に確立されている場合に，許可表示の1つとして疾病リスク低減の表示が許可される カルシウムと骨粗鬆症，葉酸と神経管閉鎖障害

ネラル6種類，ビタミン13種類が規定されており，表1－13に栄養成分量の下限値・上限値，栄養機能表示，注意喚起表示を示す。

機能性表示食品

事業者の責任において，科学的根拠に基づいた特定の保健の目的が期待できるという機能性が表示された食品で，国が定めたルールに基づき，事業者が安全性や機能性に関する科学的根拠などの必要な情報を販売前（60日前）に消費者庁長官へ届け出れば機能性が表示できる。2024年現在，届出食品は7,000件にも及ぼうとしている。特定保健用食品とは異なり，消費者庁長官の個別の審査を受けた食品ではない。

表1－12　特定保健用食品･保健の用途の表示内容と主な関与成分

表示内容	主な食品	関与成分（保健機能成分）
おなかの調子を整える食品	清涼飲料水 卓上甘味料 乳酸菌飲料 発酵乳 シリアル	キシロオリゴ糖，大豆オリゴ糖，フラクトオリゴ糖，ガラクトオリゴ糖，カゼイ菌，難消化性デキストリン，小麦ふすま，ポリデキストロース，寒天由来の食物繊維，ビフィズス菌 Bb-12，LC1乳酸菌
コレステロールが高めの方の食品	粉末清涼飲料 調整豆乳 食用油	大豆たんぱく質，リン脂質結合大豆ペプチド，キトサン，植物ステロール，茶カテキン，低分子化アルギン酸ナトリウム
コレステロールが高めの方，おなかの調子を整える食品	清涼飲料水 粉末清涼飲料	低分子化アルギン酸ナトリウム，サイリウム種皮由来の食物繊維
血圧が高めの方の食品	錠菓 清涼飲料水 加工食品	サーデンペプチド，杜仲葉配糖体，γ-アミノ酪酸，酢酸，ラクトトリペプチド，燕龍茶フラボノイド，カゼインドデカペプチド
ミネラルの吸収を助ける食品	清涼飲料水	CPP（カゼインホスホペプチド），CCM（クエン酸リンゴ酸カルシウム），ヘム鉄
ミネラルの吸収を助け，おなかの調子を整える食品	卓上甘味料	フラクトオリゴ糖，乳果オリゴ糖
骨の健康が気になる方の食品	清涼飲料水 納豆 錠菓	大豆イソフラボン，フラクトオリゴ糖，MBP（乳塩基性たんぱく質），ビタミンK_2，ポリグルタミン酸，カルシウム（疾病リスク低減）
虫歯の原因になりにくい食品と歯を丈夫で健康にする食品	チューインガム 錠菓 乳飲料	パラチノース，マルチトール，エリスリトール，キシリトール，還元パラチノース，茶ポリフェノール，緑茶フッ素，CPP-ACP（乳たんぱく分解物），POs-Ca（リン酸化オリゴ糖カルシウム）
血糖値が気になり始めた方の食品	清涼飲料水 粉末清涼飲料 粉末スープ	難消化性デキストリン，グァバ葉ポリフェノール，小麦アルブミン，豆鼓エキス，L-アラビノース
血中中性脂肪や体脂肪が気になる方の食品	炭酸飲料 錠菓 清涼飲料水	グロビン蛋白分解物，中鎖脂肪酸，茶カテキン，クロロゲン酸類，EPA（イコサペンタエン酸），DHA（ドコサヘキサエン酸），難消化性デキストリン，ケルセチン配糖体，コーヒー豆マンノオリゴ糖
血中中性脂肪と体脂肪が気になる方の食品	ウーロン茶飲料	ウーロン茶重合ポリフェノール
血糖値と血中中性脂肪が気になる方の食品	清涼飲料水 食物繊維加工食品	難消化性デキストリン
体脂肪が気になる方，コレステロールが高めの方の食品	清涼飲料水 茶系飲料	茶カテキン
肌が乾燥しがちな方の食品	清涼飲料水	グルコシルセラミド
疾病リスク低減表示	清涼飲料水 魚肉ソーセージ	カルシウム

表1－13　栄養機能食品の規格基準（食品表示基準別表11）

栄養成分	1日当たりの摂取目安量に含まれる栄養成分量		栄養機能表示	注意喚起表示
	下限値	上限値		
n-3系脂肪酸	0.6g	2.0g	n-3系脂肪酸は，皮膚の健康維持を助ける栄養素です。	本品は，多量摂取により疾患が治癒したり，より健康が増進するものではありません。1日の摂取目安量を守ってください。
亜鉛	2.64 mg	15 mg	亜鉛は，味覚を正常に保つのに必要な栄養素です。 亜鉛は，皮膚や粘膜の健康維持を助ける栄養素です。 亜鉛は，たんぱく質・核酸の代謝に関与して，健康の維持に役立つ栄養素です。	本品は，多量摂取により疾病が治癒したり，より健康が増進するものではありません。 亜鉛の摂りすぎは，銅の吸収を阻害するおそれがありますので，過剰摂取にならないよう注意してください。1日の摂取目安量を守ってください。乳幼児・小児は本品の摂取を避けてください。
カリウム	840 mg	2,800 mg	カリウムは，正常な血圧を保つのに必要な栄養素です。	本品は，多量摂取により疾患が治癒したり，より健康が増進するものではありません。1日の摂取目安量を守ってください。腎機能が低下している方は本品の摂取を避けてください。
カルシウム	204 mg	600 mg	カルシウムは，骨や歯の形成に必要な栄養素です。	本品は，多量摂取により疾病が治癒したり，より健康が増進するものではありません。1日の摂取目安量を守ってください。
鉄	2.04 mg	10 mg	鉄は，赤血球を作るのに必要な栄養素です。	
銅	0.27 mg	6.0 mg	銅は，赤血球の形成を助ける栄養素です。 銅は，多くの体内酵素の正常な働きと骨の形成を助ける栄養素です。	本品は，多量摂取により疾病が治癒したり，より健康が増進するものではありません。1日の摂取目安量を守ってください。乳幼児・小児は本品の摂取を避けてください。
マグネシウム	96mg	300 mg	マグネシウムは，骨の形成や歯の形成に必要な栄養素です。 マグネシウムは，多くの体内酵素の正常な働きとエネルギー産生を助けるとともに，血液循環を正常に保つのに必要な栄養素です。	本品は，多量摂取により疾病が治癒したり，より健康が増進するものではありません。 多量に摂取すると軟便（下痢）になることがあります。1日の摂取目安量を守ってください。乳幼児・小児は本品の摂取を避けてください。
ナイアシン	3.9 mg	60 mg	ナイアシンは，皮膚や粘膜の健康維持を助ける栄養素です。	本品は，多量摂取により疾病が治癒したり，より健康が増進するものではありません。1日の摂取目安量を守ってください。
パントテン酸	1.44 mg	30 mg	パントテン酸は，皮膚や粘膜の健康維持を助ける栄養素です。	
ビオチン	15µg	500 µg	ビオチンは，皮膚や粘膜の健康維持を助ける栄養素です。	

（表 1 - 13つづき）

<table>
<tr><th rowspan="2">栄養成分</th><th colspan="2">1日当たりの摂取目安量に含まれる栄養成分量</th><th rowspan="2">栄養機能表示</th><th rowspan="2">注意喚起表示</th></tr>
<tr><th>下限値</th><th>上限値</th></tr>
<tr><td>ビタミンA</td><td>231μg</td><td>600μg</td><td>ビタミンAは，夜間の視力の維持を助ける栄養素です。
ビタミンAは，皮膚や粘膜の健康維持を助ける栄養素です。</td><td>本品は，多量摂取により疾病が治癒したり，より健康が増進するものでありません。1日の摂取目安量を守ってください。
妊娠3カ月以内または妊娠を希望する女性は過剰摂取にならないよう注意してください。</td></tr>
<tr><td>ビタミンB_1</td><td>0.36 mg</td><td>25 mg</td><td>ビタミンB_1は，炭水化物からのエネルギー産生と皮膚や粘膜の健康維持を助ける栄養素です。</td><td rowspan="7">本品は，多量摂取により疾病が治癒したり，より健康が増進するものではありません。1日の摂取目安量を守ってください。</td></tr>
<tr><td>ビタミンB_2</td><td>0.42 mg</td><td>12 mg</td><td>ビタミンB_2は，皮膚や粘膜の健康維持を助ける栄養素です。</td></tr>
<tr><td>ビタミンB_6</td><td>0.39 mg</td><td>10 mg</td><td>ビタミンB_6は，タンパク質からのエネルギーの産生と皮膚や粘膜の健康維持を助ける栄養素です。</td></tr>
<tr><td>ビタミンB_{12}</td><td>0.72 μg</td><td>60 μg</td><td>ビタミンB_{12}は，赤血球の形成を助ける栄養素です。</td></tr>
<tr><td>ビタミンC</td><td>30mg</td><td>1,000 mg</td><td>ビタミンCは，皮膚や粘膜の健康維持を助けるとともに，抗酸化作用を持つ栄養素です。</td></tr>
<tr><td>ビタミンD</td><td>1.65 μg</td><td>5.0 μg</td><td>ビタミンDは，腸管のカルシウムの吸収を促進し，骨の形成を助ける栄養素です。</td></tr>
<tr><td>ビタミンE</td><td>1.89 mg</td><td>150 mg</td><td>ビタミンEは，抗酸化作用により，体内の脂質を酸化から守り，細胞の健康維持を助ける栄養素です。</td></tr>
<tr><td>ビタミンK</td><td>45 μg</td><td>150 μg</td><td>ビタミンKは，正常な血液凝固能を維持する栄養素です。</td><td>本品は，多量摂取により疾患が治癒したり，より健康が増進するものではありません。1日の摂取目安量を守ってください。
血液凝固阻止薬を服用している方は本品の摂取を避けてください。</td></tr>
<tr><td>葉酸</td><td>72 μg</td><td>200 μg</td><td>葉酸は，赤血球の形成を助ける栄養素です。葉酸は，胎児の正常な発育に寄与する栄養素です。</td><td>本品は，多量摂取により疾病が治癒したり，より健康が増進するものではありません。1日の摂取目安量を守ってください。
本品は，胎児の正常な発育に寄与する栄養素ですが，多量摂取により胎児の発育が良くなるものではありません。</td></tr>
</table>

第2章

栄養補給法

経口栄養療法

◆ 経口栄養補給の選択

経口栄養補給（oral nutrition）は，味覚・視覚・嗅覚という五感を伴うことから，最も生理的な栄養補給法で，自己免疫力の向上を目的とした消化管（腸管）を使用した栄養補給法である。したがって，摂食，咀嚼，嚥下の障害や消化器官の機能が正常に働いている場合には，経口栄養補給を積極的に行うことが大切である。

◆ 経口栄養の種類

入院時食事療養制度では，「食事は医療の一環として提供されるべきものであり，それぞれの患者の病態に応じて，必要とする栄養量が与えられ，食事の質の向上と患者サービスの改善を目的として行われるべきものである」と定義されている。

大別すると，図２-１のとおり一般治療食と特別治療食に区分される。

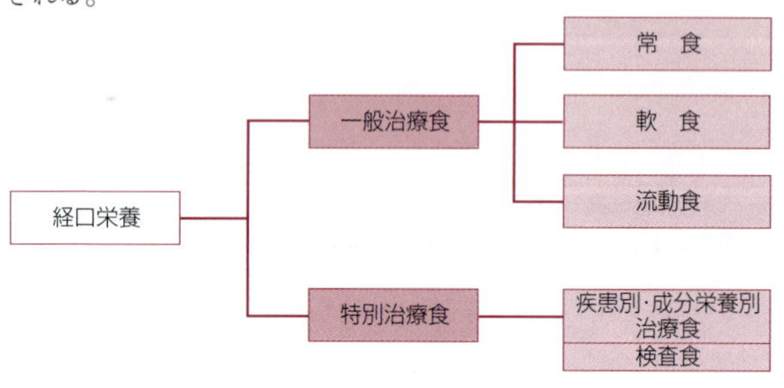

図２-１　経口栄養の区分

◆ 一般治療食

一般治療食は，特別な栄養食事療法を必要としない患者に対して提供される食事である。患者の性，年齢，体格，身体活動レベル，病状などを考慮し，日本人の食事摂取基準の数値を参考に算出する。この栄養基準に基づいて日々の献立を作成し，算出した荷重平均栄養量を１人１日当たりの給与栄養目標量と比較して評価する。

また，食事形態別には，常食（米飯），軟食（軟飯，全粥，七分粥，五分粥，三分粥），流動食（重湯）に分類される。特に，軟食は主食の形態に合わせた副食とし，脂質や食物繊維などの消化・吸収に対する配慮がなされている。

◆ 特別治療食

特別治療食は，疾患の治療目的に直接結びつく食事となる。関係医学会のガイドラインあるいは指針に従い，患者個々の属性のほか，病期，病態，症状，生活状況に応じた栄養基準によって管理される。

特別治療食の管理・分類は，疾患別治療食管理分類(糖尿病食，肝臓病食，腎臓病食，胃潰瘍食など）と栄養成分と病態を対応させた栄養成分別管理分類（エネルギーコントロール食，脂質コントロール食，たんぱく質コントロール食など，表2－1）とに分けられる。

表2－1　栄養成分別管理例　エネルギーコントロール・特別食

No.		E 8 T	E10T	E12T	E14T	E16T	E18T	E20T	E22T	E23T
エネルギー(kcal)		800	1,000	1,200	1,400	1,600	1,800	2,000	2,200	2,400
たんぱく質（g）		50	60	60	60	65	70	70	75	80
脂質（g）		25	30	30	35	40	45	55	60	65
炭水化物（g）		100	135	170	210	245	280	305	340	375
該当食種	糖尿病食			①	②	③	④			
	急性肝炎食		①	②	③	④				
	慢性肝炎食					①	②	③	④	⑤
	高コレステロール食					①	②	③		
	高 TG 食			①	②	③	④			
	痛風食				①	②	③	④	⑤	⑥
	肥満食	①	②	③	④	⑤	⑥			
	潜血食				①	②	③	④	⑤	⑥

＊慢性肝炎には回復期，肝硬変を含む。

＊①～⑥：コントロール食を疾患別に分類する表現である。E12T（1,200kcal）を糖尿病で使用するときには糖尿病食①として分類している，ということである。したがって，食事の内容はコントロール食 E12T とするが，指示・管理においては糖尿病食①から④などの名称で行う。そのことによって，特別食加算の対象となる食種となる。

（岐阜大学医学部附属病院）

エネルギーコントロール食

1日に必要とする総エネルギー量を調整した食事であり，たんぱく質，脂質，炭水化物，ビタミンおよびミネラルなどをバランスよく構成してある。日本人の食事摂取基準の構成に則り，エネルギー比率は，P（たんぱく質）：F（脂質）：C（炭水化物）＝13〜20％：20〜30％：50〜65％を基準として設定したものである。

制限のない常食はもとより，適応疾患としては，糖尿病，肥満症，肝臓病，脂質異常症などがあげられる。また，このコントロール食にナトリウム制限を加え，心臓疾患および高血圧症などの食塩制限にも応用できる。

たんぱく質コントロール食

1日に摂取するたんぱく質量をエネルギー別に調整した食事であり，適正体重kg当たり0.3〜0.8および1.0g（1日当たり30，40，50，60g）に対して，設定エネルギー（1,600〜2,200kcal）ごとに構成した食事である。また，不足するエネルギーは，脂質と炭水化物で調整する。

適応疾患としては，糸球体腎炎，ネフローゼ症候群をはじめとする腎臓疾患，糖尿病性腎症および肝不全などである。

良質たんぱく質を確保するためには，単純にたんぱく質食品を制限するのではなく，主食の米を低たんぱく質米に変更する考慮も必要である。

また，肝不全のようなアミノ酸バランスが重要な場合には，フィッシャー比（分岐鎖アミノ酸/芳香族アミノ酸モル比）を高める考慮も必要である。

脂質コントロール食

1日に摂取する脂質量の構成についてコントロールした食事であり，1日当たり5〜20g，20〜30gとして設定エネルギー（1,000〜1,800kcal）ごとに脂質制限を目的として構成した食事である。

適応疾患は，肝臓疾患をはじめ膵炎や胆石症，胆嚢炎などの急性期における庇護を主体とする。

主食の形態も重湯から三分粥，五分粥，全粥と経過を確認し，炭水化物，たんぱく質を段階的に増加してエネルギーの確保を行う。

経腸栄養療法

◆ 経腸栄養の選択

経腸栄養（enteral nutrition）管理は，表2-2に示すように経口摂取量の低下および咀嚼・嚥下などの障害がある場合に選択し，消化管の使用が可能であるかどうかの判断に基づいて行う。消化管内に経管チューブを挿入して，直接胃や腸に流動性の食品および栄養剤の補給を行う方法である。また，経口栄養療法のみでは摂取量が不足する場合に，それを補うために使用される。

経腸栄養管理は，チューブを使用して栄養を補給することから，経管栄養管理と同義に用いられ，経口栄養管理と区別している。

◆ 経腸栄養の投与法

ルートの選択

①**経鼻投与**：鼻からチューブを挿入して，自然食品や半消化態流動食を胃内や腸内に注入する。成分栄養剤の場合は嘔気や悪心などを防止するために十二指腸に留置する。患者に対しては非侵襲的であり，比較的容易に実施できるが，チューブを挿入するため咽頭・喉頭に違和感や痛みやチューブの閉塞が起こりうる。また，誤嚥性肺炎を起こしやすい問題点があるが，短期間の栄養補給の選択肢として最も多く用いられる。

②**胃内投与**：胃内に内視鏡を挿入して空気で膨らませ，経皮的に穿刺し，カテーテルの留置を行う経皮内視鏡的胃瘻造設術（PEG）を実施し，胃に直接栄養剤を注入する。経鼻投与に比べてチューブの違和感が少なく，感染の危険性が少ない。また，内視鏡を使用することから術痕が小さく，不要になった場合も瘻の閉鎖が容易である。1カ月以上の経鼻チューブの留置やそ

表2-2　栄養補給法の選択

		摂取機能	消化機能	吸収機能	代謝機能
経口栄養療法		○	○	○	○
経腸栄養療法	半消化態栄養	×	○	○	○
	完全消化態栄養	×	×	○	○
静脈栄養療法		×	×	×	×

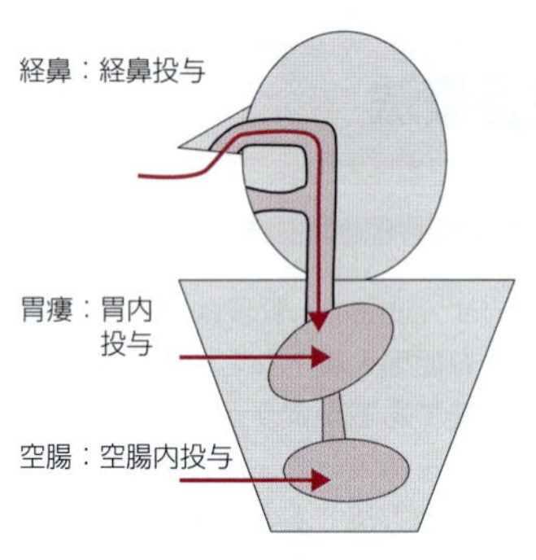

図2-2　鼻腔・瘻管栄養法

の留置が予想される場合は，PEGの適用が推奨される。

③**空腸内投与**：内視鏡的空腸瘻造設術（PEJ）は，胃癌や胃切除を行った患者に適応となる。

投与時

①**調製と保存**：液状タイプのものはそのまま使用が可能である。粉末状のものは特に厳密な無菌処理は行わない。沸騰後40～50℃に冷ました温水を使用して調製する。調製後は5～10℃の温度帯で保存し，24時間以内に使用する。

②**投与温度**：栄養剤の流動性を向上させ，また，下痢の対策として，投与直前に37～40℃に加温する。

③**投与速度**：自然落下で問題はないが，急速に多量注入すると下痢の危険があり，持続ポンプを使用することも検討が必要である。また，投与については，1日目は0.5kcal/mL，1時間40～60mL，1日300～600mLで開始する。その後特に副作用がなければ，1kcal/mLで目標栄養量を投与する。速度については，1時間100mLが標準であり，最大濃度は2kcal/mLである。

◆ 経腸栄養剤（総合栄養食品）の種類と特徴

天然濃厚流動食品はハチミツ，大豆たんぱく質，乳たんぱく質など天然の食品を使用して調製される。しかし，流動性に乏しくチューブ径についても太いものが要求される。また，消化管の吸収機能が，正常でなければならない。半消化態栄養剤，消化態栄養剤および成分栄養剤の特徴は表2-3のとおりである。

表2-3　経腸栄養に使用される栄養剤の分類と特徴[1)]

	半消化態栄養剤	消化態栄養剤	成分栄養剤
特徴	①低残渣あるいは食物繊維付加 ②脂質の含有量が多い ③炭水化物（複合体）の形で配合されている ④たんぱく質の形で配合されている	①低残渣 ②脂質の含有量が多い ③栄養素が前もって消化された形で配合されている • たんぱく源はアミノ酸およびペプチドの形で配合 • 炭水化物は，デキストリンの形で配合 ↓ 消化管からの吸収が容易	①低残渣 ②脂質の含有量がきわめて少ない ③栄養素が前もって消化された形で配合されている • たんぱく源はアミノ酸の形で配合 • 炭水化物は，デキストリンの形で配合 ↓ 消化管からの吸収が容易
適応	消化管の機能が正常か，また軽度に障害されている患者	消化管の障害が存在する患者でも使用可能（高度に脂質吸収障害存在下ではMCTオイル含有製品を使用）	消化管の機能異常が存在する患者でも使用可能
製品	エンシュア・リキッド，ラコール，MA-8，など	エンテルード，ツインライン	エレンタール
利点	• 浸透圧が比較的低く浸透圧性の下痢を起こしにくい • 長期の使用でも必須脂肪酸欠乏症が起こりにくい • 味がよく経口摂取が容易である	• 短腸症候群や炎症性腸疾患のように高度の消化吸収障害が存在する疾患でも使用できる • 長期の使用でも必須脂肪酸欠乏症が起こりにくい	短腸症候群や炎症性疾患のように高度の消化吸収障害が存在する疾患でも使用できる（脂質消化吸収障害の存在下でも使用可能）
欠点	消化管の機能が高度に障害されている疾患では使用できない（脂質消化吸収障害の存在下では使用できない）	• 浸透圧が高く浸透圧性下痢を起こしやすいので，投与方法の工夫が必要 • 高度な脂質消化吸収障害の存在下では下痢が発生する • 味が悪く，経口摂取するためにはフレーバーで味つけする必要あり	• 浸透圧が高く浸透圧性下痢を起こしやすく投与方法の工夫が必要 • 長期投与では必須脂肪酸欠乏症の発生する危険性がある • 味が悪く，経口摂取するためにはフレーバーで味つけする必要あり

経静脈栄養

◆ 経静脈栄養の適応

経静脈栄養（parenteral nutrition）は，経口栄養および経腸栄養のどちらも選択できない状態の場合に選択する栄養補給法である。この適応については米国静脈経腸栄養学会（ASPEN）のガイドライン（表2-4）に準じている。

表2-4　静脈栄養の適応（ASPENの要約）[2)]

1．体内の栄養成分を維持するため，十分に食べることができないか，食べてはいけないか，食べる意思がない患者
2．末梢静脈栄養（PPN）は，経口摂取が不可能か外部からの栄養素を吸収できない患者，あるいは中心静脈栄養が不可能な患者に，2週間までの期間に栄養補給する必要がある場合
3．中心静脈栄養（TPN）は静脈栄養が2週間以上必要な場合，末梢静脈による管理が制限されている場合，多くの栄養素あるいは水分制限が必要な場合，TPNのメリットがリスクを上回る場合

◆ 経静脈栄養の種類

末梢静脈栄養（peripheral parenteral nutrition：PPN）

末梢静脈にカテーテルを留置し，輸液を投与する方法である。中心静脈栄養と比較して，簡単で合併症も少ない。5％ブドウ糖は血清と等浸透圧（280mOsm/L）であるが，栄養剤の浸透圧が高いと血栓静脈炎を起こす。800mOsm/Lが限界である。アミノ酸製剤や脂肪製剤を加えて投与するなど経口栄養療法と併用して用いられる場合が一般的である。持続投与の時間，栄養剤の浸透圧，pHがリスクとなり，7日以内の栄養投与に適している。

中心静脈栄養（total parenteral nutrition：TPN）

カテーテルを内頸静脈または鎖骨下静脈から挿入し，心臓に近い中心静脈に留置して，輸液を投与する方法である。PPNとは異なり，太く血流量の多い静脈を使用することから，高カロリー，高濃度，高浸透圧の輸液に対して血栓静脈炎を起こすことなく持続投与できる利点がある。高張液なので24時間かけてゆっくり投与することによって高血糖を回避するが，無菌的な管理が必要となる。また，IVH（intravenous hyperalimentation）法はTPNある

いは高カロリー輸液法と呼ばれている。

◆ 静脈栄養の手技

PPN

通常の点滴と同様に前腕の末梢血管から静注するが，浸透圧の高い輸液が大量に注入されることから，長時間に耐えることができるように，できる限り太い静脈を選択して，刺激の少ないシリコンラバーやポリウレタンのカテーテルを留置する。

TPN

静注部位は通常，上大静脈が選択される。鎖骨下静脈から，あるいは内頸静脈から到達するが，右の鎖骨下から挿入されることが多い（図2-3）。局所麻酔により，刺激の少ないポリウレタンやシリコンラバーのチューブを留置する。チューブ挿入部の皮膚は消毒し，無菌テープで被覆して感染を防止する。ラインは直接血管と連結していることから敗血症の危険性が高く，厳重な無菌管理が必要となる。また，感染を防ぐために三方活栓は使用せず，クローズドシステムで管理する。特に，輸液剤はすべての栄養剤をおさめるワンバッグ製剤を選択することによって，より安全性が確保される。

◆ 静脈栄養の合併症

静脈栄養は静脈をルートして使用する。したがって，長期にわたって静脈内にカテーテルが留置されることによる合併症（カテーテル敗血症）が発生しやすくなる。また，大量で高濃度・高

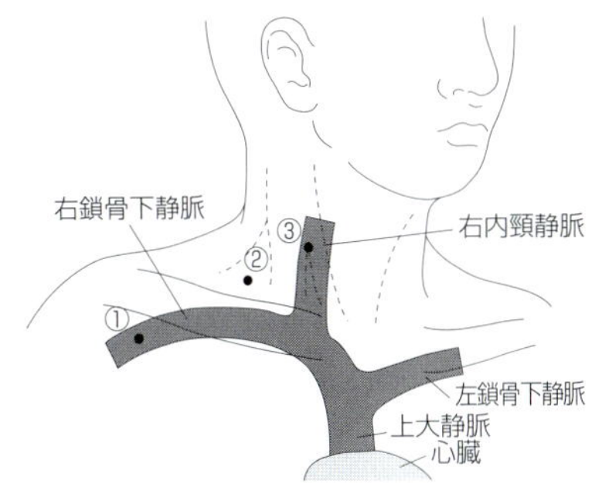

図2-3　経静脈栄養法のルート[3)]

浸透圧の高張液を投与することからさまざまな代謝性の合併症を想定して回避しなければならない。多くの合併症は中心静脈栄養(TPN)の場合に発症する。発症する合併症は以下のとおりである。

機械的合併症

①カテーテルの閉塞，②静脈内血栓，③カテーテル位置異常，④カテーテルの破損などがある。また，手技によっては，気胸，動脈穿刺（せんし），空気塞栓がある。

カテーテル関連流血感染

最も予防するべき合併症である。カテーテル局所にとどまらず，中心静脈の場合には敗血症などの重篤な病態に陥る可能性がある。

代謝性合併症

①糖代謝異常，②高トリグリセリド血症，③腎前性高窒素血症，④肝機能障害，⑤ビタミン・ミネラル欠乏症がある。

TPN では大量，高浸透圧の栄養剤が血管内に投与されることから，代謝合併症の有無を的確にモニタリングする必要がある。

消化管合併症

中心静脈栄養のように長期にわたって消化管を使用しない栄養補給であるために発症する合併症である。

①胃液の過剰分泌による胃炎・胃潰瘍，②消化管粘膜の萎縮，③バクテリアルトランスロケーションがある。

●引用文献

1）日本病態栄養学会編：病態栄養専門師のための病態栄養ガイドブック，p89，メディカルレビュー社，2005
2）日本病態栄養学会編：病態栄養専門師のための病態栄養ガイドブック，p84 メディカルレビュー社，2007
3）日本静脈経腸栄養学会編：コメディカルのための静脈経腸栄養ハンドブック，p220，南江堂，2008

表2-5　輸液1バッグ当たりの含有エネルギー量

IVH専用製剤	容量(mL)	エネルギー(kcal)	たんぱく質(g)	
アミノトリパー1号	850	660	25	
アミノトリパー2号	900	820	30	
ピーエヌツイン-1号	1,000	560	20	
ピーエヌツイン-2号	1,100	840	30	
ピーエヌツイン-3号	1,200	1,160	40	
ハイカリック液-1号	700	480		
ハイカリック液-2号	700	700		
ハイカリックRF	500	1,000		
大塚糖液50%	200	400		
プロテアミン12X	200	131		
フルカリック1号	903	560	20	
フルカリック2号	1,003	820	30	
フルカリック3号	1,103	1,160	40	
アミノ酸製剤				
アミパレン	200	80	20	高濃度アミノ酸液
アミノレバン	500	160	6.1	肝不全用
モリヘパミン	300	90	22	肝不全用
キドミン	200	57.6	14.4	腎不全用
ネオアミユー	200		11.8	腎不全用
乳脂肪剤				
イントラリポス20%	100	200		
イントラリポス20%	250	500		
糖+アミノ酸製剤				
アミノフリード	500	210	15	低濃度アミノ酸液

糖製剤

	容量(mL)	エネルギー		容量(mL)	エネルギー
ポタコールR	500	100	アクチット	500	100
ソリタ-T1号	200	20.8	グリセオール	200	127.4
ソリタ-T1号	500	52	グリセオール	300	191.1
ソリタ-T2号	500	64	マルトス10	500	200
ソリタ-T3号	200	34.4	ラクテックD	500	100
ソリタ-T3号	500	86	ラクテックG	500	100
ソリタ-T3号G	500	150	5%ブドウ糖	20	4
ソリタ-T4号	500	86	5%ブドウ糖	100	20
ソリタックス-H	500	250	5%ブドウ糖	250	50
トリフリード	500	210	5%ブドウ糖	500	100
フィジオ70	500	50	10%ブドウ糖	20	8
フィジオ140	500	20	10%ブドウ糖	500	200
KN補液1A	500	50	20%ブドウ糖	20	16
KN補液3B	500	54	50%ブドウ糖	20	40

第１章参考文献

- Food and Nutrition Board, Institute of Medicine：Dietary Reference Intakes for Energy, Carbohydrate, Fiber, Fat, Fatty Acids, Cholesterol, Protein, and Amino Acids（Macronutrients）
- 貴邑冨久子，根来英雄：シンプル生理学，南江堂，2002
- 石黒伊三雄，他：わかりやすい生化学疾病と代謝・栄養の理解のために，ヌーヴェルヒロカワ，2008
- 細谷憲政，中村丁次：臨床栄養管理―その理論と実際，第一出版，1998
- 厚生労働省 HP：国民健康・栄養調査 https://www.mhlw.go.jp/bunya/kenkou/kenkou_eiyou_chousa.html
- 阿南功一，阿部喜代司：生化学，医歯薬出版，2006
- 管理栄養士国家試験教科研究会編：基礎栄養学，第一出版，2007
- 医学大辞典（第19版），南山堂，2006
- 厚生労働省：日本人の食事摂取基準（2025年版）策定検討会報告書，2024（以下全章，資料編共通参考文献）
- 阿部喜代司，原 諭吉，岡村直道，吉岡耕一：生化学，医歯薬出版，2006
- 武田英二：臨床病態栄養学（第３版），文光堂，2013
- 岡田 正，他編：新臨床栄養学，医学書院，2007
- 日本栄養・食糧学会：栄養・食糧学データハンドブック，同文書院，2006
- 吉田 勉編：わかりやすい栄養学（改訂５版），三共出版，2016
- 津田とみ：よくわかる専門基礎講座 栄養学（第４版），金原出版，2015
- 香川靖雄：香川靖雄教授のやさしい栄養学（第２版），女子栄養大学出版部，2010
- 深川雅史，他：図解 水・電解質テキスト，文光堂，2006
- 木村修一，香川靖雄：食品・栄養・食事療法事典，産調出版，2006
- 細谷憲政：栄養緑書，日本医療企画，2003
- 中野正一，竹宮 隆：運動とエネルギーの科学，杏林書院，1998
- 樋口 満：コンディショニングのスポーツ栄養学，第５回シスメックススポーツサイエンスセミナー，2007
- 信川益明：新よくわかるサプリメント・医者と患者のための完全マニュアル，三宝社，2006
- 消費者庁ホームページ，食品表示，2025. 2 アクセス
- 日本臨床栄養協会編：NR サプリメントアドバイザー必携第３版，p 277，第一出版，2017

第２章参考文献

- ASPEN Board of Directors：Gudelines for the Use of Parenteral and Enteral Nutrition in Adult and Pediatric Patients. JPEN 26(Suppl)：1SA-138SA，2002
- 田中芳明，朝川貴博：NST のための経腸栄養実践テクニック，p78，昭林社，2007

第3章

栄養アセスメント

◆ 栄養アセスメント

栄養アセスメントは，個人，集団の栄養状態（必要栄養素量，摂取栄養量，身体状態，臨床検査，ADL など）を主観的包括的評価，客観的評価によって的確に行い，栄養障害の程度やタイプなどを

表 3-1　静的・動的栄養アセスメント法のパラメータ[1)]

静的	身体計測	1）適正体重比，身長・体重比 2）平常時体重比 3）体重変化率 4）BMI（体格指数） 5）上腕三頭筋部皮下脂肪厚 6）上腕筋囲，上腕筋面積
	身体構成成分	1）生体電気インピーダンス分析法（bioelectrical impedance analysis : BIA） 2）二重エネルギー X 線吸収測定法（dual energy X-ray absorptiometry : DEXA）
	血液・尿生化学検査	1）内臓タンパク：総タンパク，アルブミン，コレステロール 2）クレアチニン身長係数 3）微量栄養素：ビタミン，微量元素
	免疫学的検査	1）末梢血総リンパ球数 2）遅延型皮膚過敏反応
動的	タンパク代謝動態	rapid turnover protein（RTP） 1）レチノール結合タンパク 2）トランスサイレチン（プレアルブミン） 3）トランスフェリン 4）ヘパプラスチンテスト 5）窒素平衡 6）尿中 3-メチルヒスチジン排泄量
	エネルギー代謝動態	1）間接熱量測定　・安静時消費熱量 ・呼吸商　・糖利用率
総合的	・PNI : prognostic nutritional index（Buzby, et al, 1980） ・わが国における予後判定指標 1）胃癌患者に対する栄養学的手術危険指数（NRI : nutritional risk index）（佐藤ら，1982） 2）食道癌患者に対する栄養評価指数（NAI : nutritional assessment index）（岩佐ら，1983） 3）StageⅣ消化器癌および StageⅤ大腸癌に対する PNI（小野寺ら，1984） 4）肝障害合併例に対する PNIS : prognostic nutritional index for surgery（東口ら，1987）	

判定し，栄養ケアプランニングに基づいた積極的な治癒改善を目標としている。

栄養アセスメントを機能的に分析すると，静的栄養アセスメント，動的栄養アセスメントおよび総合的栄養アセスメントがある（表3-1）。身体計測や生化学検査のアルブミンなどは，長期計測に適しており，静的栄養アセスメントである。次に，動的栄養アセスメントは身体計測値の経過を観察するとともに，簡易熱量測定などを用い，測定時の代謝変動を素早く知る短期計測に利用される。動的・静的栄養アセスメントを総合的に判定したものが総合的栄養アセスメントである。この方法は，多種の指標があることから，それを総合的に判定するために栄養評価予後推定指数を利用するようになった。しかし，その栄養評価は統計的な評価なため，その指標だけでは疾患の判定は難しく，症例に適した栄養指数が必要である。

◆ 栄養アセスメントの意義

栄養アセスメントは，栄養療法を行ううえでの総合的な判断や効果を確認することに意義がある。

①栄養障害の程度を診断する。
②栄養療法の適応があるか決定する。
③栄養療法のプラン（処方）を決定する。
④その経時的変化を判定する。
⑤手術などを行った患者の予後を判定する。

◆ 栄養アセスメントとパラメータの種類

臨床診査（clinical methods）は，患者の栄養状態を把握するために，患者の体型，顔色などの観察や問診を行い，その評価項目として次に述べる主観的包括的アセスメント（subjective global assessment : SGA）がこれにあたる。身体計測（anthropometric methods）は，人体の体格のほか，体脂肪，体タンパク質，骨格筋の構成成分を知ることで，簡便でかつ重要な栄養指標の一部である。身体計測は栄養アセスメントの重要な位置を占めているが，身体計測は計測者が変わるなどによる誤差を最小限に努め，正確な計測方法の手技を熟達し，継続的に観察する必要がある。これらは栄養素の過不足を判断するだけではなく，代謝異常や体組成の質的評価を行い的確な栄養補給量を調整する。機能検査，身体構成

表3-2 栄養状態の主観的包括的評価（日本静脈経腸栄養学会）[2)]

SGA of nutritional state（栄養状態の主観的包括的評価）

日本静脈経腸栄養学会 NSTプロジェクト

患者氏名：________（F・M）___歳　評価者氏名：________　評価年月日：___年___月___日

1：Rough Screening →明らかに栄養不良なしと判定した場合，2：Detailed Screening以下は不要
- □明らかに栄養不良なし
- □栄養不良の可能性あり

2：Detailed Screening

a）病歴

1．体重の変化　通常の体重　___kg
現在の体重　___kg
増加・減少　___kg　いつから（　　　　　）

2．食物摂取量の変化（通常との比較）
変化　□無
□有　いつから（　　　　　）
現在食べられるもの（食べられない・水分のみ・流動食・おかゆ・並食）

3．消化器症状
病状　□無
□有
□嘔気　いつから（　　　　　）
□嘔吐　いつから（　　　　　）
□下痢　いつから（　　　　　）

4．機能性
機能障害　□無
□有　いつから（　　　　　）
労　働：（せいぜい身の回りのこと・家事程度・肉体労働）
歩　行：（1人・援助・杖・歩行器・いざり歩き）
寝たきり：いつから（　　　　　）
排　尿：（トイレ・オムツ）　排　便：（トイレ・オムツ）

5．疾患および疾患と栄養必要量の関係
基礎疾患：________________
既往歴：________________
内服・治療薬：________________
熱：_____℃　呼吸：（整・頻）　脈：（整・頻）
代謝動態：ストレス（無・軽度・中等度・高度）

b）身体状態
体型　肥満・普通・るいそう（軽度・重度）
浮腫　□無
□有　部位（__________）
褥瘡　□無
□有　部位（__________）
腹水　□無
□有

3：Judgment
- A：栄養状態良好　（栄養学的に問題ありません。）
- B：軽度の栄養不良　（現在のところNST対象症例ではありません。ただし，今後摂取カロリーの減少や感染，手術などの侵襲が加わったり，臓器障害等合併する場合にはC，Dへの移行が考えられますので注意が必要です。）
- C：中等度の栄養不良　（NST対象症例です。経過・病態に応じて栄養療法導入が必要です。Dに移行するリスクあり要注意です）
- D：高度の栄養不良　（NST対象症例です。直ちに栄養療法が必要で，NSTによるアセスメントが必要です。）

表3-3　最終アセスメントデータ表の例

No.	氏名	性別	年齢	疾患
		男性	67	肺炎・肺気腫

入院日	手術日	BEE/TEE	**最終目標**
2009.04.11		1600/2000	食事UP 自宅へENT（8/11予定） 2009.08.11 ENT

体重変化とPNI

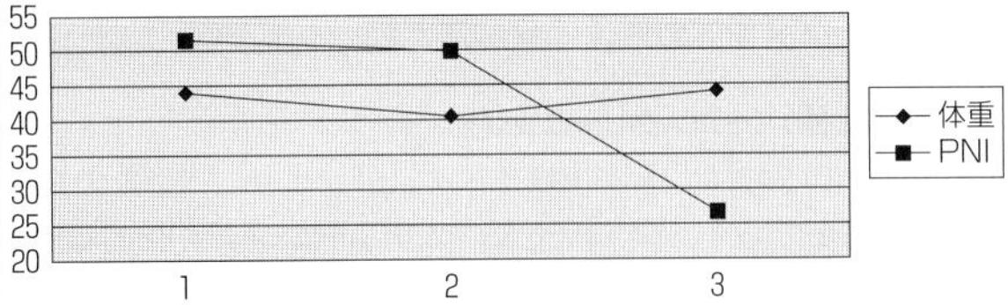

55
50
45
40
35
30
25
20
1
2
3
体重
PNI

	1	2	3	8
日時	2009.04.12	2009.07.01	2009.08.03	
栄養経路		IVHハイカリNC-L	経口	
摂取量		むらあり（ターミナル食）	1/2量〜全量摂取	
体重	44	40.5	44	
PNI	51.8	49.8	26.6	
NRI	47.7	42.3		
O-PNI	41.4	35		
ADL評価	82/126点（6/26）	101/126点（7/28）		
ブレーデンスケール	18	18	18	
問題点	肺気腫HOT中 肺炎と感染でブラ状態 7/15IVH抜去し末梢へ （アミノフリード，ビタ，イントラリポス100） 高熱，呼吸苦，胸部痛 下痢有り苦痛	長期臥床による筋力低下 体重減少 経口摂取量減少	ENTへ向けて不安有り	
短期目標	苦痛を軽減	食事量，ADLがアップして自宅にENT	ENTへ向けて自信がつく	
対策	高カロリー輸液 塩酸モルヒネで疼痛コントロール 肺炎治療	6/27〜肺気腫用栄養剤（プルモケア）	7/29退院支援カンファレンス 在宅でプルモケア続行	

看護師は，各職種から集められたデータを総合し，最終アセスメントデータ表を作成・保存する。
BEE : basal energy expenditure, TEE : total energy expenditure, ENT : enteral nutrition team, PNI : prognostic nutritional index, NRI : nutritional risk index, ADL : activities of daily living, HOT : home oxygen therapy, IVH : intravenous hyperalimentation

（南大和病院作成）

成分，血液および尿生化学検査，免疫学的検査，代謝動態検査などの臨床検査（biochemical methods）は，疾病の良悪や経過などの判定に用いる。血液，尿などに含まれる成分の測定により，栄養素の過不足の変化を精査し栄養状態の判定が容易に行える。食事調査（dietary methods）には，秤量法，思い出し法，記録法，食物摂取頻度調査などがあり，栄養素の摂取量を量的に把握することができる。これらのパラメータを必要に応じて選択する。

◆ 栄養アセスメントの方法

入院時初期評価（一次スクリーニング）

SGA（表3-2）は，入院後病棟スタッフにより記入される栄養状態の評価表であり，全入院患者のスクリーニングを行える体制が必要とされる。この栄養アセスメントシートの特徴は，スタッフの負担増，経験による誤差などがないように，極力記入する項目を減らし，簡便にした点にある。一次アセスメントシートにより，①栄養不良，食欲低下，やせ，急激な体重減少，②経腸栄養，静脈栄養，③褥瘡，④嚥下障害，⑤消化器手術前後，⑥肺気腫などを抽出することができる。

二次スクリーニング

入院時の栄養アセスメントシート（SGA，表3-2）で抽出された患者に対して，先に述べた栄養パラメータから必要な項目について客観的に評価する栄養アセスメントシートを客観的栄養評価（objective data assessment：ODA，表3-3）という。ODAにより抽出された症例については，①二次栄養アセスメント表の作成，②栄養必要量の算出（BEE，TEE），③栄養評価，プランニング，症例検討，④経口栄養および経腸栄養の情報提供とプランニングなどを行う。身長，体重，活動係数，ストレスファクターよりBEE，TEE，必要エネルギー，たんぱく質，必要水分などを算出し，カルテに記載することで，医師や看護師などへ情報提供する。さらに経口食，栄養補助食品，経腸栄養剤（総合栄養食品）の使用内容，静脈栄養についての問題点などを把握する。

評価項目は資料編「栄養アセスメント指標」（p.300）を参照。

●引用文献

1）伊藤彰博，東口高志：NST完全ガイド，改訂版，照林社，2007
2）日本静脈経腸栄養学会，NSTプロジェクト実行委員会，東口高志編：NSTプロジェクトガイドライン．医歯薬出版，2001

第4章

栄養食事療法，栄養教育に必要な検査値の解釈

尿タンパク
(urinary protein)

血液中には一定のタンパク質が含まれており，その大部分はアルブミンである。腎臓内での糸球体のタンパク透過性亢進による糸球体性タンパク尿と，尿路系の近位尿細管の各種の病態（炎症などによる血液，膿，粘液，滲出液）が混和され，再吸収が障害され生じる尿細管性タンパク尿に大別される。健常者でも微量のアルブミン25mg/日以下は排泄される。

◆ 検査の目的

- 日常初期診療のスクリーニング検査，腎臓や尿路系の疾患，腎臓の糸球体の病態（腎前性，腎性，腎後性）の経過観察。
  - ・腎前性：全身疾患のために腎臓への血流が低下する場合
  - ・腎後性：腎臓より下部の尿路（尿管・膀胱・尿道）に原因がある場合

データの読み方

- 尿タンパク定性検査は試験紙法で，判定時間に合わせて付属の色調表に照合し判定する。
- 尿タンパク定量検査はタンパクを沈殿させ，その窒素量を測定する。
- 採尿方法には起床第一尿（早朝尿）の中間尿，随時尿，24時間蓄尿がある。
- 持続的にみられるタンパク尿は，精密検査から病態を把握する。

基 準 値：定性検査　陰性：(－) ～ (±) 陽性：(＋)
定量検査　80mg/日以下

異常値を示す疾患

○陽　性
- 急性腎炎，慢性腎炎，糖尿病腎症，ネフローゼ症候群，慢性腎盂腎炎，SLE，尿路感染症（尿路結石，腫瘍），多発性骨髄腫（ベンス・ジョーンズタンパク）

データを誤らせる原因

- 健常者でも激しい運動後，高熱を伴う風邪，重症の高血圧，過度のストレス，食事後に陽性になることがある。
- 試験紙法の測定は誤差が生じやすい。
- pH 3 以下では偽陰性化，pH7.5以上・大量のヘモグロビン(Hb)での偽陽性化に注意する。

尿糖
(urine glucose)

糖代謝異常によって血糖値が上昇し，160～180mg/dLを超えると尿糖が出現する。①食事性(大量に糖分を摂取したとき，肥満，肝臓疾患など)，②一過性（ホルモン，ストレス，運動後など)，③糖尿病，続発性高血糖（膵炎，肝硬変，内分泌疾患など)，④腎臓での糖の排泄閾値が低い（遺伝性，近位尿細管障害，腎障害)，で検出される。健常者でも40～80mg/日は排泄されている。

検査の目的

- 糖尿病のスクリーニング。
- 持続性の尿糖の原因疾患を把握する。

データの読み方

- 一時的なエネルギー摂取過剰，糖質摂取で増加する。
- 一過性のホルモン分泌異常などで増加する。
- 尿糖定性，半定量法：試験紙法は簡便，感度も鋭敏で特異度が高い。
- 試験紙法：判定は30秒。(＋)：250mg/dL,(2＋)：500mg/dL,(3＋)：1,000mg/dL,(4＋)：2,000mg/dL
- 尿糖定量法：オートアナライザー(自動分析装置）による測定。

基準値：糖定性：酵素法；試験紙法（－）
糖定量：40～90mg/日

異常値を示す疾患

○陽性
- 糖尿病，膵炎，肝臓疾患，甲状腺疾患，胃切除後，外傷，感染症，脳血管障害，ステロイド長期投与時，妊娠時，過食，ストレス
- 糖排泄閾値の低下：腎性糖尿，慢性腎炎

データを誤らせる原因

- 妊娠中，薬剤の影響で低下，酵素法ではアスコルビン酸（ビタミンC）を含む食品摂取で偽陰性化。
- 尿放置による減少（微生物による消費)。

尿潜血
(urinary occult blood)

尿は腎臓において血液から濾過，吸収，分泌の過程を経てつくられ，泌尿器系を通して体外に排泄される。尿は淡黄色を呈するが，鮮紅色を呈する尿に，血尿（赤血球の混入）があげられる。尿中に0.1％以上血液が混入する肉眼的血尿と，顕微鏡的血尿がある。

◆検査の目的

- 初期診療のスクリーニング検査（学校健診，成人健診）。
- 血球成分のヘモグロビン（Hb）が尿中に混入していないかを調べる。血尿の原因疾患，腎臓疾患の診断に用いられる。尿細管・泌尿器疾患などの炎症や出血，尿路結石の診断。

データの読み方

- 肉眼的血尿はIgA腎症での上気道感染，腸管感染症後に認める。
- 血尿出現時は尿量の変化，浮腫，高血圧など，腎症とかかわる症状を同時に把握する。尿沈渣検査とのクロス検査を同時に行い，その結果から診断する。

基 準 値：試験紙法（－）

異常値を示す疾患

○陽　性
- 腎前性：出血性素因，白血病
- 腎性：炎症（急性糸球体腎炎，慢性糸球体腎炎，ループス腎炎，腎盂腎炎など），腎癌，腎血管腫，腎外傷，突発性腎出血，腎結石
- 腎後性：炎症（膀胱炎，尿道炎，尿管炎，前立腺炎），腫瘍，尿路（尿管，膀胱，尿道）結石，外傷

データを誤らせる原因

- 生理中の検尿，採尿時の雑菌混入に注意する。
- 偽陰性化：ビタミンC（アスコルビン酸），高比重尿，高タンパク尿が影響する。

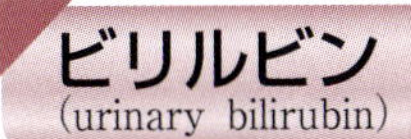

ビリルビン
(urinary bilirubin)

1日に約300mg生成される。赤血球の老廃ヘモグロビンヘム（約80%），組織ヘモグロビン（Hb）と骨髄赤芽球形成時のHb（約20%）。

ヘモグロビンはアルブミンと結合して間接（遊離）ビリルビンとなり，肝臓でグルクロン酸と抱合して直接（抱合）ビリルビンとなり，胆汁を通して腸管に排泄され，80%は腸肝循環により小腸で再吸収される。吸収されなかったビリルビンは大腸の腸内細菌でウロビリノゲンに還元され大便に排泄され，一部は腎臓から尿中に排泄される。ビリルビンは赤黄色の胆汁色素で，尿中に混入すると暗赤褐色になる。

検査の目的

- ウロビリノゲンの尿中の排泄量は肝臓・胆道・胆嚢疾患，膵臓疾患，薬物中毒，輸血後などの診断に有用。
- 急性肝炎の早期発見と経過観察。

データの読み方

- ビリルビンが生成され排泄されるまでの病態の障害の把握をする。

基準値：試薬や試験紙の変色具合による定性検査　試験紙法（－）

総ビリルビン（T-Bil）　0.3～1.2mg/dL
直接ビリルビン（D-Bil）　0.0～0.3mg/dL
（p.133，p.134参照）

異常値を示す疾患

○陽　性
- 肝炎・肝硬変症などの肝細胞性黄疸，胆石症，胆道炎，溶血性黄疸
- 悪性腫瘍などの閉塞性黄疸，溶血性貧血，体質性黄疸

データを誤らせる原因

- 高度の貧血では低値になる。

ケトン体
(keton bodies in urine)

アセトン体。アセト酢酸，β-ヒドロキシ酪酸，アセトンの総称で，アミノ酸や脂肪酸の不完全分解によって産生される。糖質の摂取量や補給が不足し体内での利用が十分でない場合に，脂肪がエネルギー源として一時的に利用された場合に，不完全燃焼して生成され尿中に排泄される。

◆ 検査の目的

- 糖尿病のケトアシドーシスの評価。
- 糖尿病の血糖コントロールの評価。
- 糖質の摂取量や補給量の不足の評価。
- インスリン作用不足による高血糖，ケトーシス，代謝性アシドーシスの把握。
- 摂取栄養量と糖質のエネルギー比，脂質のエネルギーのバランスの評価。摂取エネルギー不足の把握。
- 低糖質食の評価。糖質の摂取量が100g/日以下が数日継続していると生じやすい。
- 過剰脂肪食の評価。

データの読み方

- インスリン注射の急激な減量・中止，食事の暴飲暴食，手術，ストレスが誘因になる。
- （＋）：15mg/dL，（２＋）：40mg/dL，（３＋）：80mg/dL，（４＋）：160mg/dL

基　準　値：試験紙法（－）

異常値を示す疾患

○陽　性
- 糖尿病での血糖コントロール不良
- 飢餓，妊娠悪阻，脂質過剰摂取，発熱

データを誤らせる原因

- 糖尿病ケトアシドーシスと鑑別すべき疾患に，ビグアナイド薬の副作用として乳酸アシドーシスおよび糖尿病高浸透圧性昏睡がある。

便潜血反応
(fecal occult blood)

消化管からの出血の診断に用いられ，抗ヒトヘモグロビン(Hb)抗体を用いた免疫法で検出する。

検査の目的

- 消化管内の出血の有無を確認する。
- 特に，大腸癌の早期発見の検診に用いられる。

データの読み方

- 消化管出血では，病態による便の変化に注意する。
- 上部消化管（胃・腸上部）は黒色便。
- 鮮血便は肛門裂傷，直腸ポリープ。
- 潰瘍性大腸炎，赤痢は粘血便。

基準値：試験紙法（－）

異常値を示す疾患

○陽性
- 胃潰瘍，十二指腸潰瘍，潰瘍性大腸炎
- 大腸ポリープ，大腸癌，胃癌
- クローン病，急性胃粘膜病変，憩室炎
- 痔核，食道静脈瘤破裂

データを誤らせる原因

- 口腔内の出血。
- 生理中の排便。
- ヒトヘモグロビンに対するモノクローナル抗体検査では，潜血食の必要はない*。
- 鉄剤を摂取していると便は黒色になる。

---

*かつては便潜血反応はグアヤック法やオルトトリジン法などの化学的反応で行われていたが，この方法では肉食などでも陽性になる欠点があった。現在はヒトヘモグロビンに対するモノクローナル抗体を用いた免疫学的検査が行われるので，以前のような潜血食は必要ない。

赤血球数　RBC
(red blood cell)

血球検査の１つで，赤血球は骨髄の幹細胞からエリスロポエチンの作用を受けて分裂・成熟し，赤芽球，網赤芽球を経て血中に放出される。エリスロポエチンは腎から分泌される。

赤血球生成の障害には骨髄機能不全，DNA 合成およびヘモグロビン（Hb）合成障害が関与している。赤血球の機能は酸素と二酸化炭素の運搬であり，赤血球中の Hb が可逆的に両者と結合する。

◆検査の目的

- 全身性疾患のスクリーニング検査。
- 赤血球中の Hb 濃度，赤血球の容積比率を検査し，貧血の診断。
- 多血症，赤血球造血にかかわる疾患の診断。
- 栄養状態の評価として用いる。低栄養状態（摂取障害，吸収障害，失血など）の各病態の評価。

データの読み方

- 赤血球の生成の障害：骨髄機能不全は再生不良性貧血。
- 成熟障害：エリスロポエチンは腎臓で生成されるので腎臓に障害が生じると腎性貧血となる。ビタミン B_{12}・葉酸欠乏により赤芽球は DNA 合成を十分に行えず，巨赤芽球性貧血を生じる。ビタミン B_{12}欠乏による場合を悪性貧血という。
- Hb 合成時の鉄分の欠乏で生じるのは鉄欠乏性貧血。
- 破壊亢進では溶血性貧血。失血による喪失。

基　準　値：男性　400～540万/μL
女性　380～490万/μL

異常値を示す疾患

○低　値　• 貧血，白血病，悪性腫瘍，膠原病

○高　値　• 真性多血症，二次性多血症（高地居住，慢性心肺疾患）

データを誤らせる原因

- 偽性多血症（脱水，ストレス，激しい下痢，火傷など）では高値になり，貧血を見落とすことがある。

ヘモグロビン　Hb
(hemoglobin)

赤血球に含まれる色素タンパク質で，4個のヘム〔グロビンとヘモグロビン（Hb）を構成する物質で，二価の鉄原子をもつ錯化合物〕とグロビンが結合した複合タンパク。Hbは酸素と結合し酸化Hbとして酸素を体組織に供給し，代謝で生じた二酸化炭素と結合してカルバミノHbとなり，二酸化炭素を運搬する。

◆ 検査の目的

- 貧血や赤血球増加の診断。
- Hbにかかわる疾患の栄養アセスメントとして用いる。
- Hbのレベルの診断と治療方法の決定に用いる。

データの読み方

- 平均赤血球血色素量〔(MCH＝{Hb(g/dL)/RBC(10^6/μL)}×10)〕の基準値は男性28～34pg，女性27～33pg，平均赤血球血色素濃度〔MCHC＝Hb(g/dL)/Ht(%)〕の基準値は32～35%。
- MCH，MCHC低値を低血素性，基準値内を正色素性，高値を高血素性貧血とし，貧血の診断に用いる。
- 鉄欠乏性貧血，鉄芽球性貧血，サラセミア，慢性炎症はMCH，MCHC低値（低血素性貧血），巨赤芽球性貧血，再生不良性貧血は正色素性貧血である。

基　準　値：男性　14～18g/dL
女性　12～16g/dL

異常値を示す疾患

○低　値
- 鉄欠乏性貧血，再生不良性貧血，悪性貧血，溶血性貧血
- 白血病，悪性腫瘍，膠原病，脾臓機能亢進
- クローン病，低栄養，栄養障害
- 失血，持続出血疾患（消化器系疾患），術後
- 慢性腎炎・腎不全，肝硬変非代償期，感染症

○高　値
- 真性多血症，高地居住，慢性心肺疾患，脱水症

データを誤らせる原因

- 脱水時（水分摂取不足，下痢，嘔吐）は高値になる。

ヘマトクリット Ht
(hematocrit)

血液中に占める赤血球の容積比率（百分率%で表した値）。micro-hematocrit管による高速遠心法と自動血球計数器による方法がある。貧血は，小球性低色素性貧血（鉄欠乏性貧血），正球性正色素性貧血（網赤血球減少は再生不良性貧血，増加は溶血性貧血），大球性正色素性貧血（巨赤芽球性貧血）の貧血に分けられる。これらのタイプの鑑別に用いられる。

検査の目的

- 貧血を診断する。
- MCV（平均赤血球容積）を計算し，MCH（平均赤血球血色素量），MCHC（平均赤血球血色素濃度）とともに，貧血のタイプを診断する。

データの読み方

- 平均赤血球容積〔(MCV＝{Ht(%)/RBC(10^6/μL)}×10)〕の基準値は83～98 fL（フェムトリットル）である。
- 83 fL以下は小球性貧血といい，鉄欠乏性貧血がある。
- 83～98 fLは正球性貧血といい，再生不良性貧血，溶血性貧血がある。
- 98 fL以上は大球性貧血といい，巨赤芽球性貧血がある。

基　準　値：男性　38～52%
女性　34～45%

異常値を示す疾患

○低　値
- 鉄欠乏性貧血，再生不良性貧血，悪性貧血，溶血性貧血
- 慢性腎炎・腎不全，肝硬変非代償期
- 白血病，悪性腫瘍，膠原病，脾臓機能亢進
- クローン病，低栄養，栄養障害
- 失血，持続出血疾患（消化器系疾患），術後

○高　値
- 真性多血症，脱水症，ストレス，二次性赤血球増加症（高地居住，新生児），ヘモグロビン異常症

データを誤らせる原因

- 脱水時，脱水症では高値になる。

血小板数　Plt
(platelet count)

血液の有形成分の血球の1つで，骨髄巨核球の赤色骨髄から産生され，直径2～4 μm。特質は粘着性，凝集性，易破壊性である。血液疾患により増減し，出血性素因の鑑別には不可欠である。毛細管機能を維持し止血や凝固に関与する。血管が傷ついて出血した場合，損傷した血管に粘着し血栓をつくり，止血（血小板血栓・凝固血栓）に関与する。

検査の目的

- スクリーニング検査による出血性素因の鑑別。
- 出血傾向，血栓傾向のスクリーニング検査。
- 止血機構異常の鑑別。
- 肝硬変の線維化の進展度の目安。

データの読み方

- 血小板数が減少，5万/μL以下は出血傾向が出現する。
- 産生の異常，消費・破壊亢進，体外環境などの血小板数の減少と血小板の分布異常などの質的異常で出血が生じる。
- 多すぎると血栓傾向になる。また，60万/μL以上では慢性骨髄性白血病の可能性がある。
- 肝線維化　F1（軽度の線維化）　15～18万
  F2（中程度の線維化）13～15万
  F3（重度の線維化）　10～13万
  F4（肝硬変）　10万以下

基　準　値：男性　$13.1 \sim 36.2 \times 10^4$/μL
女性　$13.0 \sim 36.9 \times 10^4$/μL

異常値を示す疾患

○低　値
- 再生不良性貧血，悪性貧血，急性白血病，抗癌剤
- 特発性血小板減少性紫斑病
- 大量出血，肝硬変，脾腫

○高　値
- 真性赤血球増加症，慢性骨髄性白血病，真性多血症
- 本態性血小板血症，鉄欠乏性貧血，溶血性貧血
- 骨折，骨外傷，術後，急性出血後

データを誤らせる原因

- 出血と血栓が同時に存在するとき。
- 抗血小板薬使用時に血小板凝集能は低下するので注意する。

白血球数　WBC
(white blood cell count)

末梢血液の血球成分の１つで無色・有核細胞。好中球，好酸球，好塩基球，リンパ球，単球から構成されている。末梢白血球の過半数は好中球が占め，１/３はリンパ球である。生体の防御は好中球と単球が，アレルギーのアナフィラキシーには好酸球が，免疫反応（抗体を産生）にはリンパ球が関与している。

◆検査の目的

- 感染症，炎症性疾患の診断・経過観察。
- 血液疾患（白血病など）の診断。
- 薬物の副作用のモニター。

データの読み方

- 白血球数と同時に白血球の分画（血液像）も調べる。
- 好中球の増加には生理的なもの，感染症，血液疾患，神経疾患，内分泌疾患，中毒，ストレス，消化器疾患，腎疾患，悪性腫瘍によるものなどがあり，増減にかかわる疾患を把握する。
- １万以上は増加，3,500以下は減少。

基　準　値：男女とも　4,000～9,000/μL

異常値を示す疾患

○低　値
- 再生不良性貧血，白血病，骨髄異形成症候群
- 肝硬変，膠原病，エイズ
- 放射線障害，抗癌剤投与（化学療法後）
- 無顆粒球症

○高　値
- 慢性骨髄性白血病，慢性リンパ性白血病
- 重篤な感染症，急性感染症，敗血症，肺炎
- ステロイド投与時
- 組織壊死，外傷，熱傷，急性心筋梗塞，悪性腫瘍，ストレス，中毒

データを誤らせる原因

- 薬剤による変動に注意する。

リンパ球
(lymphocyte)

造血幹細胞→多能性造血幹細胞→リンパ系幹細胞→リンパ芽球から生じる白血球の１つで白血球の25～30％を占めている。小リンパ球（直径６～９μm），大リンパ球（９～14μm）に分けられる。免疫能の検査の１つで，細胞性免疫でかかわるのはＴ細胞で，ヘルパーＴ細胞は免疫システムの活性化，サプレッサーＴ細胞は不必要な免疫反応を抑制，キラーＴ細胞はウイルスなどの異物を攻撃する。

◆ 検査の目的

- 栄養状態の低下と相関があり，免疫機能の変化で栄養状態の変化を把握することができる。

データの読み方

- 免疫能を調べることで，早期の栄養状態の低下を把握することができる。
- 栄養評価には末梢総リンパ球数を把握する。
- 末梢総リンパ球数が1,000/μL以下で中等度の栄養障害，800/μL以下で高度の栄養障害と評価する。

基準値：男性30～40％，女性32～42％

総リンパ球数（TLC）　男性　1,500～3,200/μL
　　　　　　　　　　 女性　1,600～3,400/μL

異常値を示す疾患

○低　値
- 急性感染症の初期
- 栄養低下，再生不良性貧血
- 免疫不全症候群
- 抗癌剤，放射線照射

○高　値
- 感染症（結核，百日咳，伝染性単核症，風疹など），急性感染症の回復期
- リンパ球性白血病
- バセドウ病

データを誤らせる原因

- 小児と成人の基準値は異なる。

総タンパク　TP
(total protein)

血清に含まれるタンパク質の総量。タンパク質の多くは肝臓で合成される。異化は，消化管，腎臓，呼吸器などの分泌液や排液中への漏出，あるいは肝細胞や網内系での摂取と崩壊などによって行われる。血清タンパク濃度は，素材の供給，合成，異化，排泄によって左右される。タンパク質は，100種類以上の成分からなり，アルブミンや免疫グロブリン，リポタンパク質，糖タンパク質，補体，凝固因子などがある。その他酵素やホルモンも含まれる。

膠質(こうしつ)浸透圧の維持，血中運搬，凝固線溶，免疫などの機能を果たす。

検査の目的

- 総タンパクは栄養状態や健康状態をみる。
- タンパク質は多種類で多くの生理機能をもつ。タンパク異常時には浮腫，貧血，タンパク尿，赤沈亢進，骨・関節障害，易感染状態などの臨床症状がみられる。特に栄養障害，ネフローゼ症候群，肝疾患，骨髄腫などを疑う場合は必須の検査である。

データの読み方

- 血清 TP 濃度の低値はアルブミンが低値のことが多い。
- 血清 TP 濃度の高値はグロブリンが高値のことが多い。

基　準　値：6.5～8.0g/dL

異常値を示す疾患

○高　値　• 脱水症，慢性感染症，自己免疫疾患，骨髄腫，マクログロブリン血症など

○低　値　• 栄養障害（低アルブミン血症），肝疾患，失血，ネフローゼ症候群，タンパク漏出性胃腸症など

データを誤らせる原因

- 健康でも食生活の影響があり，偏った食事や高齢者で低値になることがある。

アルブミン　Alb
(albumin)

分子量約66,000，586個のアミノ酸で構成されている。易水溶性のペプチド鎖で加熱により凝固する。血清アルブミンは血清総タンパクの約50～70%を占め，浸透圧の維持に重要な役目を果たしている。半減期は17～23日である。肝臓で合成され，血漿浸透圧の維持，ビリルビンや甲状腺ホルモンなど各種物質の運搬などを行う。

検査の目的

- 日常初期診療における基本的検査の1つであり，アルブミン量の変化から一般状態を判断する。栄養状態や肝障害の有無，程度を知る。

データの読み方

- タンパク質不足，長期の食事摂取不足による栄養不良状態で低下する。
- ネフローゼ症候群，タンパク漏出性胃腸症など，血管外へのタンパク質漏出により低下する。
- 血清 Alb 値が2.5g/dL 以下になると浮腫が出現する。
- 3.5g/dL 以下で低栄養状態評価のスクリーニングに利用される。

基　準　値：3.5～5.0g/dL

異常値を示す疾患

○低　値
- 食事摂取不足：低栄養，低タンパク質，飢餓，吸収不良症候群
- 漏出：ネフローゼ症候群，タンパク漏出性胃腸症
- 代謝亢進：クッシング症候群，甲状腺機能亢進症
- タンパク質合成能低下：肝硬変

○高　値
- 脱水

データを誤らせる原因

- 腹水，浮腫を認める肝硬変の低値。
- 利尿薬投与によって起こる脱水による高値。

トランスフェリン　Tf
(transferrin)

主に肝臓で合成され，鉄（Fe）の貯蔵，運搬に関与する糖タンパクである。鉄代謝や造血機能を反映する。トランスフェリンは低栄養状態や肝障害のときに著明低値になる。生物学的半減期は約8～10日。

検査の目的

- 血清タンパクのトランスフェリンが結合しうる鉄の量を総鉄結合能（total iron binding capacity：TIBC）といい，血清鉄が結合していない鉄結合能を不飽和鉄結合能（unsaturated iron binding capacity：UIBC）という。施設によってTIBCかUIBCのいずれかが検査される。
- 体内の貯蔵鉄の量や鉄の動態を知り，鉄欠乏症，鉄過剰症の病態解析に重要な検査。

データの読み方

- 血清鉄やUIBCと併せて判断する。
  ①血清鉄上昇，UIBC低下の場合：再生不良性貧血，巨赤芽球性貧血
  ②血清鉄低下，UIBC低下の場合：無トランスフェリン血症，重症肝疾患，悪性腫瘍
- トランスフェリンの1/3は鉄と結合しており，血清鉄と称される。
- 鉄と結合していないトランスフェリンはUIBCとして表されるため，トランスフェリンはTIBCとほぼ同義である。

基　準　値：190～320 mg/dL

異常値を示す疾患

○低　値　• 再生不良性貧血，重症肝疾患，悪性腫瘍
○高　値　• 鉄欠乏性貧血，真性赤血球増多症

データを誤らせる原因

- トランスサイレチンやレチノール結合タンパクに比べて生物学的半減期が長く，鉄回転の影響を受けやすい。

トランスサイレチン　TTR
(transthyretin)

肝臓のタンパク合成能を反映するタンパク。内因性サイロキシンの一部と結合している。生物学的半減期は2～3日。rapid turnover proteinの1つであるため，直近，リアルタイムの肝でのタンパク合成能や栄養状態を鋭敏に反映する。プレアルブミン(PA)とも呼ばれる。

検査の目的

- 手術前後の中心静脈注射の適応の検査。
- 半減期が短いため栄養状態および肝臓のタンパク合成能の把握。
- 消化器外科領域における術後栄養状態，回復の評価と新生児や乳児での評価の把握。

データの読み方

- 11～15mg/dL：軽度低栄養
- 6～10mg/dL：中等度低栄養
- 5mg/dL以下：重症低栄養

基　準　値：22～40mg/dL

異常値を示す疾患

○低　値　•肝細胞機能障害，低栄養状態，炎症性疾患

○高　値　•ネフローゼ症候群，急性肝炎の回復期，高カロリー輸液時

データを誤らせる原因

- 測定系・測定装置により乳びなどの影響を受けやすい。肝機能障害では，TTR値は低下するので，栄養状態を必ずしも反映しない。炎症を併発するとTTR値は低下する。

レチノール結合タンパク　RBP
(retinol-binding protein)

レチノール結合タンパクは，血漿中におけるビタミンA（レチノール）の特異的な結合タンパクである。生物学的半減期は約12時間と短いので，短期間の栄養状態の変動を鋭敏に反映する栄養評価指標として有用である。

◆ 検査の目的

- 動的タンパク合成能を知る検査。各種の肝胆道疾患，腎疾患の病態，タンパク栄養状態の把握に用いる。

データの読み方

- ビタミンA欠乏症においては，RBPは小胞体からゴルジ装置への移動が阻害され，最終的には肝臓からの分泌障害のために血漿RBPは低下し，肝内のRBP含量は増加する。
- 吸収不良症候群などに起因する低タンパク栄養状態では，RBP合成の素材であるアミノ酸不足のため，また肝胆道疾患では，主に肝におけるタンパク合成能の低下のために，RBPの合成が減少して血漿RBP濃度の低下をきたす。
- 腎不全においては，糸球体でのアポRBPの濾過が低下するために，血中でのRBP濃度が上昇する。

基　準　値：3～7 mg/dL

異常値を示す疾患

○低　値　• ビタミンA欠乏症，低栄養状態，肝硬変，甲状腺機能亢進症，感染症，外傷

○高　値　• 腎不全

データを誤らせる原因

- 甲状腺機能亢進症や，感染・外傷では，末梢組織における代謝亢進のために血漿RBP濃度が低下する。

チモール混濁試験　TTT
(thymol turbidity test)

血清チモールのバイビタールの緩衝飽和液を混じ，その混濁の強さを測定する。βおよびγ-グロブリン（特にIgG，IgM）の増加によって高値となる。また，血清中のリポタンパク質，脂質もこの反応を促進し高値となるが，アルブミンの増加は反応を抑制し低値となる。TTTは特にIgMと相関する。

検査の目的

- 高γ-グロブリン血症の存在を知ることができる。現在では血清タンパク分画を直接測定できるため，臨床検査としての意義は薄れている。
- 肝疾患やγ-グロブリン（主にIgM）が増加する疾患を推測できる。

データの読み方

- 急性A型肝炎では病初期にIgM抗体が上昇する。このためIgM値を反映するTTTが高値になり，肝炎の症状がある場合にはA型肝炎の診断の参考になる。

基　準　値：1～7U（Kunkel単位）

異常値を示す疾患

○高　値　• 肝疾患（慢性肝炎，肝硬変，脂肪肝），高γ-グロブリン血症（多発性骨髄腫，良性Mタンパク血症），脂質異常症，その他（慢性感染症，膠原病，悪性腫瘍）

データを誤らせる原因

- 脂質異常症の患者では，TTTが高値になりやすいので，注意が必要である。

硫酸亜鉛混濁試験　ZTT
(zinc sulfate turbidity test)

二価金属イオン（主にZn）とタンパク（主にγ-グロブリン）との不溶性複合体の影響による混濁の強さを測定する。血清アルブミンの増加では反応は抑制され低値となるが，その抑制効果は少ない。膠原反応のなかで最もγ-グロブリンとよく相関し，以下の式でγ-グロブリン量を計算できる。

γ-グロブリン（g/dL）＝Kunkel単位×0.053＋0.5

特にIgGの変動する疾患の診断や経過観察に適している。

◆ 検査の目的

- 肝疾患急性期ならびに慢性肝疾患の経過観察，再燃の程度を知る指標。
- γ-グロブリン（主にIgGとIgA）が増加する疾患を推測できる。

データの読み方

肝細胞障害指標にはならない。

基　準　値：1～10U（Kunkel単位）

異常値を示す疾患

○高　値　• 肝疾患（慢性肝炎，肝硬変，脂肪肝），高γ-グロブリン血症（多発性骨髄腫，良性Mタンパク血症），その他（慢性感染症，膠原病，悪性腫瘍）

データを誤らせる原因

- 膠原反応の検査だけでは，診断を確定できない。TTTだけが高値の場合は急性肝炎，TTTとZTTがともに高値の場合は慢性肝炎が考えられ，なお，脂質異常症ではTTT，膠原病や慢性感染症ではZTTが高値を示すため，肝臓の病気かどうかの診断には他の検査を行う。

AST（GOT）

(aspartate aminotransferase)

濃度差はあるが人体のほとんどすべての組織に分布し，TCA（トリカルボン酸）サイクルにおける代謝産物とアミノ酸との間でアミノ基の転移を調整する酵素。慣用的には同義であるGOT（glutamic oxaloacetic transaminase）が，いまだ一般的に用いられている。

◆ 検査の目的

- 肝臓，心臓，骨格筋など比較的多量に分布しており，それらの臓器や組織の傷害（破壊）を推測できる。
- ASTとALTの比をとることにより，各種肝疾患のおおよその鑑別ができる。

データの読み方

- ASTは心，肝，骨格筋に多く存在し，これらの障害により上昇する。
- 心筋障害や骨格筋障害では，AST活性がALT（アラニン・アミノ基転移酵素）より高値である。
- AST，ALTの2つの酵素を組み合わせると障害臓器を容易に推定できる。

基　準　値：8～40IU/L

異常値を示す疾患

○低　値　• ビタミン B_6 の欠乏時

○高　値　• 脂肪肝，慢性肝炎，肝硬変，肝癌，心筋梗塞，溶血性疾患，筋ジストロフィー症，閉塞性黄疸，ウイルス性肝炎，薬物性肝炎

データを誤らせる原因

- 溶血はAST活性を増加させる（Hb500mg/dLの溶血で30～50IUの上昇）。
- 運動によりASTは上昇するため，検査前の激しい運動は避ける。飲酒によってもASTは上昇するため，検査前日の飲酒は控える。

ALT（GPT）
(alanine aminotransferase)

ASTとともに，ピリドキサールリン酸を補酵素とする代表的なアミノ基転移酵素である。慣用的には同義のGPT（glutamic pyruvic transaminase）が，いまだ一般的に用いられている。

◆検査の目的

- ALT（アラニン・アミノ基転移酵素）は肝臓に多く存在し，肝障害の有無と程度を知る指標。
- ASTとALTの比をとることにより，各種肝疾患のおおよその鑑別ができる。
- 肝胆道疾患，心疾患，筋疾患，溶血性疾患のスクリーニング，重症度判定，経過観察の目的で測定される。

データの読み方

- ALTはASTと同様に逸脱酵素であり，細胞膜の透過性亢進あるいは，細胞破壊によって血中に遊出してくる。
- 肝疾患の場合，ASTとALTの両者が同時に逸脱してくるが，急性肝炎初期，慢性肝炎（活動期）ではAST＜ALTとなる。これに対して肝硬変や肝細胞癌では，AST＞ALTとなる症例が多い。

基　準　値：4～40 IU/L

異常値を示す疾患

○高　値　• 急性ウイルス性肝炎，アルコール性肝炎，肝硬変，脂肪肝

データを誤らせる原因

- 甲状腺機能低下症に伴うミオパチーなど筋疾患による上昇，溶血に注意を払う。
- 運動によりALTは上昇するため，検査前の激しい運動は避ける。飲酒によってもALTは上昇するため，検査前日の飲酒は控える。

乳酸脱水素酵素　LDH
(lactate dehydrogenase)

生体内のあらゆる臓器に分布している嫌気的解糖系のピルビン酸を乳酸に触媒する酵素である。特に心筋，肝臓，骨格筋，腎臓に多く含まれる。血中の活性レベルが障害の程度を示すため，重篤度を判定することができる。①細胞障害のスクリーニング（何か異常が生じていないかどうか，その程度），②由来臓器の推定（いずれの組織に障害が起こっているか），③治療の効果判定。

検査の目的

- LDH 総活性と LDH アイソザイムから，障害を受けた臓器と障害の程度を推測できる。
- 貧血，炎症，腫瘍など汎用的なスクリーニング検査。
- 肝機能障害の診断。
- 心筋梗塞の経過診断。

データの読み方

- LDH は体内のあらゆる臓器に分布しているため，LDH 単独から疾患部位や程度を推測することはできない。このため，アイソザイム分析により損傷臓器の推定を行う。
- アイソザイム，AST，ALT，CK などと組み合わせて検査することにより，疾患部位を推定することができる。

基　準　値：120～245IU/L

異常値を示す疾患

○低　値　• 遺伝性の酵素異常

○高　値　• 心筋梗塞，急性肝炎，肝硬変，多発性筋炎・筋ジストロフィー症，悪性貧血，慢性骨髄性白血病，悪性腫瘍

データを誤らせる原因

- 赤血球中には血清に比べ約160倍の活性があるため，溶血および全血放置では高値となる。
- 乳酸脱水素酵素は，食事による変動はないが運動によって上昇する。検査数日前はなるべく運動を控える。また，妊娠中でも高い値を示す。

アルカリホスファターゼ　ALP
(alkaline phosphatase)

ALPはエネルギー代謝にかかわる酵素の1つで，ほとんどすべての臓器や組織に含まれており，電気泳動法にて5種類のアイソザイムに分離することができる。ALPはリン酸モノエステルをアルカリ性においてリン酸に加水分解する酵素である。ALPは小腸粘膜，腎皮質，骨芽細胞，肝臓，胎盤などで活性が高い。

検査の目的

- 肝臓，胆道系の障害，骨疾患の有無および胎盤機能の指標。
- アイソザイムを測定することで臓器の由来を推測。

データの読み方

- 小児の骨成長期には，成人の2～5倍の活性に上昇するため，小児では判断が難しい。
- ALPが上昇した場合には，アイソザイム検査にてどの臓器由来のALPが増えているか判断する。
- 骨の疾患，癌の骨転移の検査に用いられる。
- 閉塞性黄疸のとき，血清ビリルビンの上昇とともに増加する。
- 胆管炎，肝膿瘍では黄疸の有無にかかわらず上昇する。

基　準　値：小児　456～1,230 IU/L
第二次性徴期　406～1,654 IU/L
成人　80～260 IU/L

異常値を示す疾患

○低　値　• 先天性低ホスファターゼ症

○高　値　• 肝障害，副甲状腺機能亢進症，甲状腺機能亢進症，骨粗鬆症，くる病，骨折後，癌の骨転移

データを誤らせる原因

- 血液採取時に血算用試験管（EDTA），凝固検査用試験管（クエン酸）を用いると，ALP活性の低下を招く。
- 脂肪分の多い食物を検査の数時間前に食べると，多少高い値が出ることがある。
- 新生児では成人の数倍，10歳代半ばでも成人の2倍近い数値を示すが，骨の発育が原因のため問題ではない。また，妊娠中でも高い値を示す。

γ-GTP（γ-GT）
(γ-glutamyl transpeptidase)

γ-グルタミル基を有するペプチド（例：グルタミン，シスチン，グリシンの3アミノ酸からなるグルタチオンなど）からグルタミル基を他のアミノ酸やペプチドに移す酵素である。腎臓，膵臓，小腸，肝臓などに多く存在する。薬物代謝にも関与し，薬剤性肝障害で上昇する。現在は，γ-glutamyl transferase（γ-GT）という呼称も用いられている。

検査の目的

- 肝臓・胆道系の異常あるいはアルコール性肝障害を推測するための検査。

データの読み方

- γ-GTPは個体差が大きく，年齢，性，飲酒歴，常用薬剤などの有無によって大幅に異なる。
- 胆汁うっ滞ではLAP，ALPと並行して異常高値を示す。
- 急性肝炎では一般にγ-GTPの上昇は軽度である。初期に上昇する例では薬剤性肝炎，アルコール性肝炎が考えられる。
- アルコール性肝炎では著明に上昇する。経過観察や治療の指標として用いることができるが，慢性の肝障害では正常値には戻らない。

基準値：男性　10～50 IU/L
女性　8～35 IU/L

異常値を示す疾患

○高　値　・胆道閉塞，薬剤性肝炎，肝癌，慢性肝炎，アルコール性肝障害，肝硬変

データを誤らせる原因

- 遺伝的体質によりγ-GTPの活性誘導上昇を生じない人が存在する（約20%）ので，アルコール性または薬剤性肝障害が疑われる場合には注意が必要である。肝障害患者では，複数の原因（ウイルス性，薬剤性，アルコール性など）により，同時に各種病態（肝炎，炎症，胆汁うっ滞，代謝異常など）を発生していることが多い。
- アルコール性肝障害では，2週間程度の禁酒により低下するため経過観察の指標になる。

コリンエステラーゼ　ChE
(cholinesterase)

肝臓で合成され，種々のエステルを加水分解する酵素である。ChEは血清，肝臓，膵臓などに存在する。肝臓で合成されるので，肝細胞の合成能を評価するのに有用な検査である。

◆検査の目的

- 肝実質障害の程度を推測するための検査。
- 有機リン中毒やカーバメイト剤中毒では，コリンエステラーゼは低下し，重症度の指標となる。

データの読み方

- ASTやALTのような逸脱酵素とは異なり，肝細胞の障害で合成が低下する。
- 肝臓におけるタンパク合成能の低下は，コリンエステラーゼ，アルブミンの低下，あるいはプロトロンビン時間（PT）の延長となって現れる。
- 血清中のコリンエステラーゼの半減期は約16日で，血清アルブミンと高い相関性をもって減少することから，栄養状態の指標となる。
- 有機リン中毒において，活性値は重症度の指標となる。
- 脂質代謝とも関連し，脂質異常症で高値になる。

基　準　値：181～440IU/L

異常値を示す疾患

○低　値　•肝硬変，慢性肝炎，有機リン系薬物中毒

○高　値　•脂肪肝，糖尿病，肥満，ネフローゼ症候群，甲状腺機能亢進症

データを誤らせる原因

- 肝硬変においてアルブミンの輸液時にはコリンエステラーゼが低下する。肝のフィードバックが働いた結果生じるものであり，代謝・栄養状態の判定上重要である。

アミラーゼ　AMY
(amylase)

アミラーゼは加水分解酵素の1つであり，そのほとんどは膵臓や唾液腺から分泌される。ほかには肝臓，肺，小腸，卵巣などにも活性がある。アミラーゼは血液中から尿中へ排泄されるため，血液アミラーゼと一緒に尿アミラーゼを測定する。

検査の目的

- 膵疾患や唾液腺疾患の診断，および両者の鑑別をするための検査。

データの読み方

- 高アミラーゼ血症を認めた場合は，アイソザイムから膵臓，唾液腺いずれによる増加であるかを調べ，さらに腹部症状を伴うか否かを知ることにより原因を推測することができる。
- 急性腹症のときは，急性膵炎と消化管穿孔（せんこう）や壊死との鑑別が必要である。発症より数時間以上経過すると，両者の鑑別は困難となる。
- 術後に一過性にアミラーゼ高値となることがある。
- 症状のない持続性の高アミラーゼ血症はマクロアミラーゼ血症を疑う。

基　準　値：血清　70～185IU/L（膵アミラーゼ15～65%）
尿　430IU/L未満（膵アミラーゼ45～90%）

異常値を示す疾患

○低　値　• 慢性膵炎の末期，高度な糖尿病，肝硬変

○高　値　• 膵疾患，唾液腺疾患，術後，アミラーゼ産生腫瘍，マクロアミラーゼ血症

データを誤らせる原因

- 急性膵炎があっても血中アミラーゼ値は，発症後速やかに低下して異常高値が持続する期間が短いため，発症から来院までの期間が長いと正常化していることがある。
- 脂質異常症を原因とする急性膵炎では血中アミラーゼ値は上昇しにくい。
- 慢性膵炎を背景とした急性膵炎では血中アミラーゼが上昇しないことが多い。

リパーゼ　LIP
(lipase)

中性脂肪を脂肪酸とグリセリンに加水分解する酵素で，膵臓から分泌される。唾液腺からは分泌されないので，アミラーゼと組み合わせて検査すれば膵疾患か，唾液腺疾患かの鑑別診断ができる。

検査の目的

- リパーゼはアミラーゼよりも膵特異性が高いため，膵疾患の診断，経過観察に有用である。
- 特に，急性膵炎ではアミラーゼより鋭敏で長時間持続するため，診断的価値が高い。

データの読み方

- 膵臓の細胞の壊死，変性時に上昇。
- 組織の破壊，線維化で低値。
- アミラーゼやリパーゼの数値は，必ずしも膵炎の重症度を反映していない。

基　準　値：11～53IU/L

異常値を示す疾患

○低　値　• 膵機能の荒廃（慢性膵炎末期，膵癌末期），膵全摘
○高　値　• 膵疾患（急性膵炎，慢性膵炎，膵癌，膵嚢胞，膵外傷），その他（消化管穿孔，腸閉塞）

データを誤らせる原因

- リパーゼはアミラーゼに比べて膵疾患への特異度は高いとされているが，消化管穿孔や壊死，イレウスなどの疾患でも上昇を示すことがある。

クレアチニン　Cr
(serum creatinine)

クレアチニンは，筋細胞内においてエネルギー代謝に利用された後のクレアチンとクレアチンリン酸で合成される最終代謝産物である。

◆検査の目的

- クレアチニンは，腎尿細管で再吸収されず，ほとんどが尿中に排泄される。また，腎外性因子の影響が少ないため，腎機能低下の指標として利用される。

データの読み方

- 糸球体濾過能低下など腎障害により上昇する。
- 運動によって筋肉から逸脱し，血中濃度が上昇するため，活動量の変化を推測できる。
- 尿素窒素とクレアチニンの比で，たんぱく質制限の良否を評価する。
- 基準値以上で，腎機能低下を評価する指標に利用される。

基　準　値：男性　0.8～1.3mg/dL
女性　0.5～1.0mg/dL

異常値を示す疾患

○低　値
- 筋肉量減少：筋ジストロフィー症，多発性筋炎など
- 多尿による漏出：尿崩症

○高　値
- 排泄障害：尿管結石，前立腺肥大，糸球体腎炎や間質性腎炎などの腎性因子が関与する疾患，腎不全
- 体内水分量の低下：腸閉塞，脱水
- 腎血流量の低下：ショック，心不全
- 筋肉量の増加：先端巨大症，巨人症
- 甲状腺機能亢進

データを誤らせる原因

- 長期臥床による筋肉量の低下が原因で，低値を示す高齢者。
- 糸球体濾過能が2/3以上で著変を示さない軽度腎障害患者。
- 近位尿細管での分泌が阻害される各種薬剤投与による高値。

尿　酸　UA
(serum uric acid)

尿酸は，食物と体細胞の核タンパクに由来するプリン体（アデニンやグアニン）の終末産物として合成されたものである。生体内には，男性で1,200mg，女性で600mg程度が貯蔵されている。尿酸の大部分は尿中排泄で，一部は便中に排泄される。

検査の目的

- 尿酸の90%は腎尿細管で再吸収されるため，腎障害の指標として利用される。
- 母趾基関節の激痛を伴う腫脹・発赤，熱感を主症状とする痛風の診断に用いる。

データの読み方

- 7.0mg/dL以上で飽和状態となり，それ以上で結晶化する可能性があり，痛風結節や痛風腎，尿路結石の原因になる。
- プリン体制限や尿量確保などの栄養食事療法によっても8.0mg/dL以上を持続する場合では薬物療法を併用する。
- 10mg/dL以上で痛風発作を生じやすい。

基　準　値：男性　4.0~7.0mg/dL

女性　3.0~5.5mg/dL

異常値を示す疾患

○低　値
- 摂取不足：低プリン体食による尿酸再吸収障害
- 産生低下：キサンチン尿症，PRPP合成酵素欠損症
- 排泄亢進：ウィルソン病，ファンコーニ症候群

○高　値
- 過剰生産：痛風，白血病，多血症，骨髄腫，糖尿病，高プリン食，高脂肪食，アルコール多飲
- 排泄障害：腎機能低下，尿路閉塞，アルコール中毒，肥満，脂質異常症，脱水

データを誤らせる原因

- アシドーシスに起因する高値。
- 利尿薬，エタンブトールなどの薬剤投与による高値。

尿素窒素　BUN
(blood urea nitrogen)

尿素窒素は，組織タンパク質や食事たんぱく質で生じたアミノ酸の分解産物であるアンモニアが，肝臓の尿素サイクルを経て，合成されるタンパク質の最終代謝産物である。腎糸球体で濾過され，腎尿細管において再吸収される。

検査の目的

- 腎臓は，タンパク代謝産物の主要な排泄器官で，障害されると血中の残余窒素として尿素窒素が増加する。したがって，腎機能評価の指標として重要視されている。

データの読み方

- 腎からの尿素排泄異常を反映するが，その他の影響も大きく，尿素窒素とクレアチニンを同時に測定し，その比が10以上で腎外性因子，10以下なら腎性因子の関与と判別する。
- 腎不全の低たんぱく質療法時には，尿素窒素とクレアチニンの比で，たんぱく質制限を評価する。
- 基準値以上で腎機能低下を評価する指標に利用される。

基　準　値：8～20mg/dL

異常値を示す疾患

○低　値
- 産生低下：肝不全，妊娠，タンパク同化ホルモン使用時
- 再吸収低下：尿崩症
- 摂取不足：低たんぱく質食，低栄養

○高　値
- 産生亢進：消化管出血，感染症，高たんぱく質食
- 排泄障害：糸球体濾過能低下などの腎障害
- 再吸収亢進：脱水，心不全，出血

データを誤らせる原因

- ステロイド剤や利尿薬で高値を示す場合がある。
- エネルギー摂取不足に伴う体タンパク質異化亢進の高値。

中性脂肪　TG
(triglyceride)

トリグリセリド（TG）は，グリセリンと脂肪酸がエステル結合したもので，中性脂肪の約90%を占める。生体内では，エネルギー源として使われ，余剰分は肝臓や全身の脂肪組織に貯蔵される。

大型リポタンパク質の，食事由来のキロミクロンや肝臓由来の超低比重リポタンパク質（VLDL）の含有率が高く，これらリポタンパク質は脂質の運搬や輸送の役割を担っている。

検査の目的

- 高トリグリセリド血症は，動脈硬化性疾患の危険因子であり，それら関連疾患の診断。
- 肝臓の VLDL 合成と TG 合成が比例するため，脂肪肝などの肝機能障害の把握。

データの読み方

- 軽度上昇では，糖質過剰摂取などの食事性因子を疑う。1,000 mg/dL 以上では，リポタンパク質リパーゼやアポタンパク質 C-Ⅱ欠損症，急性膵炎，ネフローゼ症候群に伴うものが多い。
- 高度上昇は急性膵炎やアポタンパク質 C-Ⅱ，リポタンパク質リパーゼ欠損症を推測する。

基　準　値：50～149mg/dL

異常値を示す疾患

○低　値
- 原発性：無βリポタンパク質血症
- 続発性：肝硬変，低栄養，甲状腺機能亢進症

○高　値
- 原発性：家族性高トリグリセリド血症
- 続発性：高脂肪食や高エネルギー食，高糖質食，アルコール多飲などの食事性，糖尿病，肥満症，甲状腺機能低下症，閉塞性黄疸，急性膵炎，ネフローゼ症候群

データを誤らせる原因

- 食事の影響を受けやすいため，食後高値を示す。
- サイアザイド系，β遮断薬などの薬剤投与による高値。

遊離脂肪酸　FFA
(free fatty acid)

血中脂肪酸の多くは，コレステロールやリン脂質，中性脂肪として存在し，遊離脂肪酸は全体の約５％程度である。まず，脂肪組織は血中の遊離脂肪酸を取り入れ，中性脂肪に合成して蓄える一方，必要に応じて中性脂肪をホルモン感受性リパーゼやリポタンパク質リパーゼによって加水分解し，遊離脂肪酸とグリセロールとして血中に放出する。遊離脂肪酸はアルブミンと結合して存在し，末端組織の重要なエネルギー源となる。

◆ 検査の目的

- 増加で，糖尿病でのケトーシスを引き起こす危険性の推測。
- 心筋梗塞時の増加で不整脈の推測。
- 肝硬変や各種の内分泌疾患の診断。

データの読み方

- インスリン不足により脂肪分解が亢進し上昇するため，インスリンの欠乏状態の程度を評価できる。
- 生理的変動の幅が大きく，早朝空腹時採血が望ましい。

基　準　値：100～800μEq/L

異常値を示す疾患

○低　値
- 甲状腺機能低下症，インスリノーマ，アジソン病
- グルコース注射やインスリン，ニコチン酸，β遮断薬などの薬剤使用，食後

○高　値
- 糖尿病，肥満，甲状腺機能亢進症，クッシング症候群，肝硬変，心筋梗塞，ネフローゼ症候群
- ストレス，飢餓
- α遮断薬，カフェインなどの薬剤の影響

データを誤らせる原因

- 食事などの生理的変動の影響を大きく受ける。
- α遮断薬，L-ドパなどの各種薬剤投与による上昇。

総コレステロール　T-Chol
(total cholesterol)

コレステロールは体内に幅広く分布し，細胞膜の構成成分，代謝，消化にかかわる胆汁酸，ステロイドホルモンの前駆物質として生体調節の役割を担う。また，コレステロールは疎水性で，血中ではリポタンパク質の構成員として存在する。

◆検査の目的

- 血清コレステロール濃度は，肝臓のコレステロール合成と異化に大きく依存するため，肝障害の指標として利用される。
- 高コレステロール血症は粥状動脈硬化症の危険因子で，生活習慣病の発症や改善・予防の指標に欠かせない。
- コレステロール過剰摂取は，高コレステロール血症に影響を及ぼすため，食事内容の推測に利用できる。

データの読み方

- コレステロールを多量に含有する低比重リポタンパク質（LDL）と，コレステロール逆転送の働きをする高比重リポタンパク質（HDL）が占める割合を確認して値を評価する。
- 高値は動脈硬化性疾患出現の危険因子となる。

基　準　値：120～219 mg/dL

異常値を示す疾患

○低　値
- 原発性：無β-リポタンパク質血症
- 続発性：肝硬変，甲状腺機能亢進症，栄養障害

○高　値
- 原発性：家族性や特発性の高コレステロール血症
- 続発性：糖尿病，閉塞性黄疸，ネフローゼ症候群

データを誤らせる原因

- 女性では更年期以降，急速に増加しやすい。
- 食事，ストレス，アルコールなどで変動する。
- ステロイド剤，経口避妊薬などの各種薬剤で高値を示す。

HDL-コレステロール　HDL-Chol

(high density lipoprotein cholesterol)

主に肝臓や腸壁で生成されるHDL-コレステロールは，各種リポタンパク質のなかでタンパク質含有率が約50%と最も高く（リン脂質，コレステロール，トリグリセリドの順に低い），径は一番小さく，比重は一番重い。末梢細胞に蓄積したコレステロールを引き抜き，肝臓へ輸送して異化させる働きがあり，動脈硬化症に予防的役割を果たす。疫学的調査にて，HDL-コレステロール低値では動脈硬化が多い。HDL-コレステロールは，「善玉コレステロール」と呼ばれる。

検査の目的

- 動脈硬化性疾患発症や改善・予防の指標となる。禁煙や運動などの生活習慣の改善の評価。

データの読み方

- 動脈硬化予防の視点より，HDL/LDLコレステロール比0.4～0.5を確認する。また，この比の逆数が動脈硬化指数で，4.0以上が要注意となる。
- 低値では，虚血性心疾患の発症頻度が増加する。

基　準　値：35～80mg/dL

異常値を示す疾患

○低　値
- 原発性：魚眼病，アポA-1欠損症，LCAT（レシチンコレステロールアシルトランスフェラーゼ）欠損症
- 続発性：高リポタンパク質血症，肝硬変，虚血性心疾患，糖尿病，肥満症，腎不全，その他（喫煙）

○高　値
- 原発性：CETP（コレステロールエステル転送タンパク）欠損症
- 続発性：原発性胆汁性肝硬変，その他（運動や適量の飲酒）

データを誤らせる原因

- アンドロゲン製剤服用で低値，エストロゲン製剤服用で高値を示す。

LDL-コレステロール　LDL-Chol

(low density lipoprotein cholesterol)

LDLは，IDLのトリグリセリドが肝性トリグリセリドリパーゼにより分解されて生成するために，コレステロールの含有率が最も高いリポタンパク質である。LDL-コレステロールの増大は，粥状動脈硬化の主要な危険因子で，「悪玉コレステロール」と呼ばれる。現在は直接測定が可能となったが，Friedewaldの式（トリグリセリド≦400mg/dL；総コレステロール（mg/dL）－HDL-コレステロール（mg/dL）－トリグリセリド（mg/dL）×0.2，トリグリセリド>400mg/dL；総コレステロール（mg/dL）－HDL-コレステロール（mg/dL）－トリグリセリド（mg/dL）×0.16）を用いて求めることも多い。

◆検査の目的

- 動脈硬化性疾患，中でも虚血性心疾患の発症リスクの指標となる。

データの読み方

- HDL/LDLコレステロール比0.4～0.5を確認し，この比の逆数の動脈硬化指数4.0以上は要注意である。

基　準　値：60～139 mg/dL

管理目標値は各患者の動脈硬化に対する危険度で異なる。日本動脈硬化学会より示される管理目標値を参照。

異常値を示す疾患

○低　値
- 原発性：無もしくは低β-リポタンパク質血症，家族性短縮アポタンパク質B血症
- 続発性：肝硬変，甲状腺機能亢進症，栄養障害

○高　値
- 原発性：家族性高コレステロール血症，家族性欠陥アポタンパク質B血症
- 続発性：糖尿病，甲状腺機能低下症，脂肪肝，膵炎，ネフローゼ症候群，高尿酸血症，妊娠

データを誤らせる原因

- 経静脈高カロリー輸液の長期使用で低値を示す。
- 加齢，特に女性の更年期以降で急速に増加しやすい。
- 採血前の食事やステロイド剤などの薬剤で高値を示す。

ナトリウム　Na
(sodium)

ナトリウムは細胞外液中の陽イオンの約90%を占め，細胞外液の浸透圧の大部分を担当，酸-塩基平衡の維持，水分排泄の調節，神経と筋の活動調節などにかかわっている。小腸から吸収されたナトリウムは，腎糸球体で濾過され腎尿細管で選択的に再吸収され，不要なナトリウムは尿中に排泄される。健常者においては，ナトリウム摂取量と排泄量はほぼ同程度である。

検査の目的

- 水・電解質代謝の異常の評価。

データの読み方

- ナトリウム代謝異常は体内の水代謝異常とのかかわりがきわめて強く，体重や血圧の変動，浮腫の程度，脈拍，栄養状態の判定，各種疾患，Na/Cl，アニオンギャップ（AG）も併せて評価する。
- 130 mEq/L 以下は低ナトリウム血症，150 mEq/L 以上は高ナトリウム血症と診断。

基　準　値：136～147 mEq/L

異常値を示す疾患

○低　値
- Na 喪失：下痢，嘔吐，熱傷，外傷
- Na 希釈：うっ血性心不全，腎不全，肝硬変，ネフローゼ症候群，アジソン病，抗利尿ホルモン不適合分泌症候群（SIADH）
- Na 摂取不足：栄養障害

○高　値
- 水分喪失：脱水症，尿崩症，糖尿病
- Na 貯留：アルドステロン症，クッシング症候群，その他（食塩の過剰摂取，大量の高張液輸液投与）

データを誤らせる原因

- 脂質異常症，高タンパク血症で偽性低ナトリウム血症を示す。

カリウム　K
(potassium)

主に細胞内に存在し，陽イオンの大部分を占めている。細胞内酵素の活性化，神経・筋肉の興奮性維持や静止膜電位に関与している。異常の場合，不整脈や筋力低下を引き起こす。

検査の目的

- カリウム代謝や酸-塩基平衡，腎機能低下時の食事内容評価など。

データの読み方

- 低カリウム血症は摂取不足か腎性ならびに腎外喪失，細胞内への移動を推測する。高カリウム血症は細胞外へのカリウムの逸脱や，腎機能低下時の排泄低下と摂取過多が原因となるが，多くの場合，腎からの排泄減少の影響が大きい。
- 血漿 K 値は血清 K 値より0.2～0.4mEq/L 高い。

基　準　値：3.6～5.0mEq/L

異常値を示す疾患

○低　値
- 摂取不足：低栄養，神経性やせ症
- 喪失：嘔吐，下痢，尿細管アシドーシス，原発性アルドステロン症，その他（利尿薬投与）
- 細胞内への移行：アルカローシス，低カリウム血症性周期性四肢麻痺，その他（インスリン投与）

○高　値
- 排泄障害：腎不全，低アルドステロン症
- 細胞外への移行：アシドーシス，組織破壊
- K 負荷の増加：輸液や保存血の大量投与，その他（排泄障害時の高カリウム食）
- 偽性高カリウム血症：溶血，血小板増多症

データを誤らせる原因

- 採血後，全血の放置や冷蔵保存は，赤血球からカリウムが逸脱し，高値を示す。

クロール　Cl
(Chloride)

クロールの大部分は生体内でNaClとして細胞外液中に存在し，血清陰イオンの70%を占めている。したがって，陽イオンのナトリウム値の変化で変動をきたす。浸透圧の調節，酸-塩基平衡の維持，水分の調節などにかかわる。

◆検査の目的

- ナトリウム代謝の異常や酸-塩基平衡異常の評価。

データの読み方

- Na値と組み合わせて酸-塩基平衡異常の存在をスクリーニングする。Na－Clが32 mEq/L以下で腎尿細管性アシドーシス，下痢，慢性腎不全を疑い，Na－Clが40 mEq/L以上で代謝性アルカローシス，アニオンギャップ（AG）増加型代謝性アルカローシスを推測する。
- ナトリウムや重炭酸などの電解質の変化で変動する。

基　準　値：98～109 mEq/L

異常値を示す疾患

○低　値
- Na低下に随伴：低張性脱水，抗利尿ホルモン不適合分泌症候群（SIADH）
- Cl喪失：嘔吐，原発性アルドステロン症
- その他：代謝性アルカローシス，呼吸性アシドーシス，利尿薬やステロイド剤などの薬剤使用

○高　値
- Na増加に随伴：高張性脱水，腎不全
- Cl過剰：高張食塩水の輸液投与，その他（食塩過剰摂取）
- その他：代謝性アシドーシス，呼吸性アルカローシス，低タンパク血症

データを誤らせる原因

- 採血時のうっ血はPCO_2の蓄積を生じ，低値を示す。

マグネシウム　Mg
(magnesium)

マグネシウムは小腸で吸収され，同量が腎から排泄される。甲状腺ホルモンやインスリンで排泄が促進され，糸球体濾過量減少，副甲状腺ホルモンで抑制される。各種酵素の活性化，核酸やタンパク代謝に関与，細胞膜でのナトリウムやカリウムの輸送，副甲状腺ホルモンの分泌，筋神経系の刺激伝導の働きを担う。

◆ 検査の目的

- 各種電解質異常や酸-塩基平衡異常，腎機能低下の評価や解説。

データの読み方

- マグネシウム欠乏は，低カルシウム血症，低リン酸血症，低カリウム血症を合併する。
- 低マグネシウム血症は，心臓血管障害を誘発する危険性を有することを念頭に置く。
- 食事の脂肪が多いと低値を示しやすいため，食事内容調査とともに評価する。

基　準　値：1.8～2.6 mg/dL

異常値を示す疾患

○低　値　• 慢性腎盂腎炎，アルドステロン症，甲状腺機能亢進症，糖尿病，吸収不良症候群，重症の下痢，その他（多量の持続した飲酒，ループ利尿薬使用）

○高　値　• 腎不全，甲状腺機能低下症，尿崩症，アジソン病，その他（マグネシウム含有制酸剤，透析治療）

データを誤らせる原因

- 血清アルブミン（Alb）4 g/dL 以下では，見かけ上低値を示す。
- 低マグネシウム血症を示さないマグネシウム欠乏者が存在する。判断には，蓄尿リン排泄量を用いる。
- 溶血で上昇する。採血の手技，全血状態での放置時間に注意。

亜　鉛　Zn
(zinc)

亜鉛の生体重量はわずか0.02％であるが，必須の微量元素である。酵素活性や微量生体内活性物質として重要な働きをし，タンパク質代謝，脂質代謝，糖代謝，骨代謝や遺伝子伝達にかかわる。また，インスリンなどのホルモンの構成成分であり，味蕾機能に関与する。

◆検査の目的

- クローン病の亜鉛欠乏や味覚障害，褥瘡治癒の遅延，成長障害の原因精査に用いられる。なお，亜鉛欠乏は血清と蓄尿の亜鉛を測定し，亜鉛投与で症状が改善するか否かで診断する。

データの読み方

- Caや銅，食品添加物のEPTA，食物繊維，フィチン酸が亜鉛の吸収を阻害し，健康食品の微量元素製剤の過剰摂取で高値を示すため，食生活全般を評価する。
- 亜鉛の65％がアルブミン（Alb）と結合しているため，血清のタンパク指標も同時に検査し評価を行う。
- 変動幅が大きく，採血時間などを同条件にして変化を評価する。

基　準　値：80～160μg/dL

異常値を示す疾患

○低　値　• 乳幼児の発育遅延，味覚障害，皮膚症状，短腸症候群，クローン病，肝硬変，糖尿病，溶血性貧血，感染症，ダウン症，性機能不全，その他（ストレス）

○高　値　• 急性中毒，成長ホルモン欠損症，アジソン病，その他（高カロリー輸液使用，微量元素製剤の過剰摂取）

データを誤らせる原因

- 食事との関係で，最大40％の変動がみられる（空腹で増加，食後2時間で約20％低下）。
- 溶血で上昇する。

カルシウム　Ca
(calcium)

カルシウムの99%は，リン酸塩として骨と歯の構成成分として存在し，残り半分の0.5%が血液中でタンパク質と結合，残りの0.5%がイオンとして存在している。神経や筋活動の調節，酵素活性，血液凝固などに重要な役割を果たしている。血清 Ca 量は動脈血 pH や副甲状腺ホルモン，ビタミン D，カルシトニン，血清リンに左右される。

◆ 検査の目的

- 副甲状腺ホルモン，ビタミン D_3の過剰や欠乏をきたす疾患において，カルシウム代謝異常の評価。

データの読み方

- 血清 Ca の半分はアルブミン（Alb）と結合（Alb 1 g と Ca 1 mg が結合）しているため，低アルブミン血症では Payne の式で補正する。

  補正 Ca 値（mg/dL）＝Ca 実測値（mg/dL）＋〔4－血清 Alb 値(g/dL)〕

基　準　値：8.7～10.1mg/dL

mEq/L の濃度表示の基準値は4.2～5.2mEq/L である。

異常値を示す疾患

○低　値
- 摂取不足：低栄養など食事中カルシウム摂取不足
- 吸収低下：副甲状腺機能低下症，慢性腎不全
- ビタミン D 作用不足：ビタミン D 欠乏症，腎不全
- 需要の増大：妊娠，発育期の骨成長，授乳期

○高　値
- 骨破壊の増加：悪性腫瘍の骨転移，多発性骨髄腫
- 吸収促進による増加：副甲状腺機能亢進症，ビタミン D 中毒

データを誤らせる原因

- 血清 Alb が 4 g/dL 以下で見かけ上，低値を示す。
- 採血時，仰臥位より立位が高値を示す。

無機リン　IP
(phosphorus)

リン（P）は骨，軟部組織，細胞内外に存在する。細胞内では陰イオンを構成し，大部分がタンパク質や脂質，糖質と結合した有機リンで，無機リン（IP）は1％と少ない。細胞外でも同様で，IPは0.1％と少なく，腸管での吸収や骨からの移動，体内での利用状況，腎からの排泄などで急激に変動しやすい。糖代謝，エネルギー代謝，酸-塩基平衡の調節などの役割を担う。副甲状腺ホルモン，活性型ビタミンD_3に左右される。

検査の目的

- 副甲状腺疾患や代謝性骨疾患，病気の回復状態などの解析。

データの読み方

- 副甲状腺ホルモンはカルシウム（Ca）とIPの溶解積を一定に保つ働きがあり，両者の積で解析する。特に，Ca×IP≧70では異所性石灰化を引き起こしやすい。
- 過不足の判定は蓄尿のIP排泄量より推測する。
- 成長期や病気回復期には体内でのIP需要が高まることを理解し，判読する。
- 5 mg/dL以上で高リン血症，2.5mg/dL以下で低リン血症。

基　準　値：2.4～4.3mg/dL

異常値を示す疾患

○低　値　・副甲状腺機能亢進症，ビタミンD欠乏症，くる病，骨軟化症，アルコール中毒，腸吸収不良症候群，その他（リン結合剤の投与，成長期や病気回復期）

○高　値　・副甲状腺機能低下症，ビタミンD中毒，腎不全，甲状腺機能亢進症

データを誤らせる原因

- 食後に1.5 mg/dL程度低下する。採血時間に留意が必要。
- 閉経後の女性はやや高く，小児では高値を示す。

鉄 Fe
(iron)

摂取した鉄は胃液の塩酸で水溶性の二価鉄に還元され，十二指腸で吸収された後，フェリチンと結合し貯蔵され，一部はトランスフェリン（Tf）と結合し，骨髄で赤血球生成に利用される。また，赤血球の寿命で放出された鉄も必要に応じて赤血球生成，血色素合成に再利用され，残りは腸粘膜や尿，汗として排泄される。生体内では，約2/3がヘモグロビン（Hb）の鉄として赤血球に含まれ，残りの大部分は筋肉や肝臓，脾臓などに貯蔵鉄として蓄えられている。血清鉄は鉄の輸送に重要な役割を果たす。

◆ 検査の目的

- 鉄欠乏性貧血や鉄過剰症の診断。

データの読み方

- 鉄の過不足の判定は，総鉄結合能（Tfの増減）あるいは不飽和鉄結合能（総鉄結合能－血清鉄）を同時に検査して評価する。
- 朝高く，夜低くなるなどの日内変動がみられるため，経過の評価には早朝採血で判読する。
- 発育期と高齢者では低値を呈するなど年齢による差がある。

基準値

：男性　54～200μg/dL
　女性　48～154μg/dL

異常値を示す疾患

○低　値
- 鉄欠乏性貧血，感染症，悪性腫瘍，膠原病，真性赤血球増多症，関節リウマチ，妊娠，その他（鉄摂取不足，成長期，激しい長時間の運動）

○高　値
- ヘモクロマトーシス，重症の肝障害，再生不良性貧血，急性白血病，鉄芽球性貧血

データを誤らせる原因

- 溶血で上昇する。

総ビリルビン　T-Bil
(total bilirubin)

生理的に寿命となった老化赤血球の崩壊により生じたヘモグロビン(Hb)が分解されることで生成され，胆汁の主成分となる(胆汁色素は黄色を呈す)。脾・骨髄の網内系，肝のクッパー細胞で生成されたビリルビンは間接ビリルビンともいい，水に不溶なためアルブミン(Alb)と結合して肝臓に運ばれ，グルクロン酸などと抱合されて水溶性の直接ビリルビンになり，胆汁を介して十二指腸へ排泄される。そのため，肝疾患や胆汁排泄障害をきたす閉塞性黄疸で血中に流出し，血中濃度が上昇する。間接ビリルビン(非抱合型)，直接ビリルビン(抱合型)の両者を併せて総ビリルビンという。

◆検査の目的

- 黄疸の原因や種類の判断。
- 生成亢進をきたす血液疾患の診断や把握。
- ビリルビン排泄障害をきたす肝胆道系疾患の診断。

データの読み方

- ALTやASTが高い場合は肝疾患，あまり変化がない場合は胆管異常や溶血性黄疸などが考えられる。
- 高ビリルビン血症で，総コレステロール値が低下する場合は劇症肝炎，肝硬変末期，上昇では肝内胆汁うっ滞が考えられる。
- 2～3 mg/dL以上で黄疸の視診が可能となる顕性黄疸を呈す。

基　準　値：0.3～1.2 mg/dL

異常値を示す疾患

○高　値　• 肝細胞障害，肝内胆汁うっ滞，閉塞性黄疸，体質性黄疸，溶血性貧血，悪性貧血，慢性骨髄性白血病，新生児黄疸

○低　値　• 小球性低色素性貧血，悪液質など

データを誤らせる原因

- 長時間絶食や激しい運動後では上昇する。
- 脂質異常症，糖尿病，心臓病・高血圧，癌，高尿酸血症などの治療における薬物で上昇する場合がある。

直接ビリルビン　D-Bil
(direct bilirubin)

ビリルビンは肝臓でグルクロン酸などと抱合されて水溶性のビリルビンになり，胆汁酸，レシチンなどと結合して胆汁を形成し，胆管，胆嚢を経由して十二指腸に排泄されるが，この抱合された後のものを直接ビリルビン（D-Bil）という。黄疸の原因が抱合前の過程にあるか，それ以降にあるかをみるために総ビリルビン（T-Bil）とともに測定される。尿中には直接ビリルビンのみが排泄され，間接ビリルビンは排泄されない。

検査の目的

- ビリルビン異常をきたす疾患のうち，急性肝炎，肝硬変，総胆管結石などの推測。

データの読み方

- D-Bilの上昇は胆汁の生成減少，肝臓からの排泄障害，通過障害を反映する。
- 肝細胞が直接障害された場合（肝細胞性黄疸：ウイルス性，アルコール性，薬物性の肝炎など）や総胆管結石などの胆管閉塞（閉塞性黄疸）で増加する。いずれも尿中ビリルビンは陽性になるが，尿中ウロビリノゲンは閉塞性黄疸では陰性である。
- T-Bil（T）に対するD-Bil（D）の比（D/T比）は劇症肝炎の重症度指標に用いられる。

基　準　値：0～0.3mg/dL

異常値を示す疾患

○高　値　・急性肝炎，肝硬変，肝癌，肝内胆汁うっ滞，総胆管結石，胆道癌，閉塞性黄疸，デュビン-ジョンソン症候群，重症感染症による黄疸，レプトスピラ症

データを誤らせる原因

- 長時間絶食や激しい運動後では上昇する。

血 糖 BG，BS，PG
(blood glucose, blood sugar, plasma glucose)

血中のグルコース（濃度）のこと。食事によって体内に摂取された炭水化物は単糖類となって吸収・利用されるが，主要なものにグルコース（ブドウ糖），フルクトース（果糖），ガラクトースがある。これらは小腸壁を通過し，静脈を経て門脈から肝臓に運ばれ，大部分がグルコースとなってエネルギー源となるが，すぐに利用されるもの以外は血糖として肝臓や筋肉，脂肪組織に貯蔵され，グルコース不足時には放出されてエネルギー源となる。

検査の目的

- 糖代謝異常のモニター。

データの読み方

- インスリン不足で高血糖，過剰で低血糖をきたす。血糖が，早朝空腹時血糖126 mg/dL 以上，75 g 経口ブドウ糖負荷試験（75 g OGTT）による2時間血糖200 mg/dL 以上，随時血糖200 mg/dL 以上およびヘモグロビン A1c が6.5%（NGSP 値）以上のいずれかならば「糖尿病型」と判定される。糖尿病の臨床診断には，日本糖尿病学会策定のフローチャートを用いる。

基 準 値

空腹時血糖値　65～110 mg/dL 未満
（ただし，100～109 mg/dL は正常高値）
食後および随時血糖値　140 mg/dL 未満

異常値を示す疾患や病態

○低　値
- インスリノーマ，下垂体機能低下症，副腎皮質機能低下症，肝硬変や肝癌，インスリンや経口糖尿病薬使用時，胃切除後（ダンピング症候群），絶食

○高　値
- 糖尿病，肥満，インスリン受容体異常，慢性膵炎，肝硬変，甲状腺機能亢進症，クッシング症候群，先端巨大症，ステロイド剤，サイアザイド系薬剤使用時，低栄養状態，妊娠

データを誤らせる原因

- 食事摂取や運動の影響を受けるので，採血時の条件により値は変化する。

ヘモグロビンA1c　HbA1c
(hemoglobin A_{1C})

血中の糖と非酵素的糖化反応により結びついたヘモグロビン(Hb)をグリコヘモグロビンと呼び，これにはHbA1a，A1b，A1cなどがあるが，これらのなかでグルコースと結びついたものをHbA1cといい，量が一番多く，また構造が安定している。血糖値が高いほど，また，Hbが血中のグルコースにさらされている時間が長いほどHbA1cも増加する。Hbの寿命は平均120日なので，HbA1cはその半分にあたる過去1～2カ月の平均血糖値を反映し，その間の高血糖の程度を最も端的に示す。ただ，血糖の急激な変化があった場合，同時期の血糖値とは時間的なずれが生じる可能性はある。糖尿病合併症発症・進展に関するエビデンスが多く，血糖コントロール指標の標準といえる。

検査の目的

- 糖尿病の血糖コントロール（長期）の指標。

データの読み方

- 糖尿病における血糖コントロールの目標と評価（日本糖尿病学会）では，合併症予防のための目標値は7.0%未満（対応する血糖値：空腹時130mg/dL未満，食後2時間180mg/dL未満），血糖値の正常化を目指す際の目標値は6.0%未満，低血糖などの理由で治療の強化が難しい場合において最低限達成が望ましい目標値は8.0%未満となっている。
- 8%以上が続けば治療の変更を考慮する。
- 妊娠中の血糖コントロールは母体や児の合併症予防のため厳格に行い，HbA1c 6.0～6.5%未満（個別に設定）を目標とする。

基　準　値：NGSP値4.7～6.2%（6.5%以上なら糖尿病型）

異常値を示す疾患や病態

○低　値　• 溶血性貧血，異常Hb血症，鉄欠乏性貧血，肝硬変，高度腎不全，消化管出血，輸血を必要とする手術

○高　値　• 糖尿病のコントロール不良（高血糖）

データを誤らせる原因

- アスピリンやアスコルビン酸の大量摂取，アルコール多飲で高値を示すことがある。
- JDS値との混同に注意する。
- 貧血では赤血球寿命が短くなるため，実際より低値となる。

1,5-アンヒドログルシトール 1,5-AG
(1.5-anhydro-D-glucitol)

グルコースに似た構造のポリオールで，グルコースに次いで血液中に多く含まれる糖である。食事摂取により供給され，腎糸球体で濾過，尿細管で再吸収される。尿中排泄と経口摂取が均衡するため血中濃度はほぼ一定だが，糖尿病などで尿糖が増加すると尿中排泄が増加し，血中濃度は低下する（再吸収機構がグルコースと共通なため，グルコースの尿細管流入増加で再吸収が阻害される）。食後高血糖や血糖の動揺性を簡便に知りうる指標で，糖尿病の治療効果判定，薬の増減や経過観察に適する。血糖の近正常域（HbA1c 6～8％）で大きな変動幅を示すので，比較的血糖コントロールのよい状態において有用といえる。

◆ 検査の目的

- 検査時の血糖コントロール状態をリアルタイムに把握。特に低血糖，食後高血糖の評価ができる。

データの読み方

- 食事の影響を受けず，過去数日間から1週間程度の血糖が把握できる。
- 血糖が高くなれば低値に，血糖が下がれば増加する。

基準値：
正常　14.0μg/mL 以上
優良　10.0～13.9μg/mL
良好　6.0～9.9μg/mL
不良　2.0～5.90μg/mL
極めて不良　1.9μg/mL 以下

異常値を示す疾患や病態

○低　値　• 糖尿病のコントロール不良（高血糖），慢性腎不全，長期 TPN，妊娠後期

○高　値　• 1,5-AG 多量含有の人参養栄湯（にんじんようえいとう）や加味帰脾湯（かみきひとう）の内服，デキストリン投与

データを誤らせる原因

- 高血糖が顕著で尿糖排泄量が多い場合，血糖コントロールが多少改善しても短期的には上昇しない。
- 腎機能障害時，妊娠時，TPN 施行時では低値を示す。
- アカルボース，SGLT2 阻害薬服用中は低値を示す。

インスリン　IRI
(immunoreactive insulin)

膵臓ランゲルハンス島β細胞から分泌されるポリペプチドホルモンである。血糖上昇などの分泌刺激により放出され，グルコースの適正な代謝をコントロールし，血糖を一定のレベルに保つのに大きく関与する。細胞側にあるインスリン受容体と結びついてグルコースを肝臓や筋肉，脂肪組織に取り込み，血糖を下げる。このインスリン分泌の低下，末梢組織での作用低下で起こる疾患が糖尿病である。インスリンは血糖値を下げる唯一のホルモンであるが，多くのホルモンは血糖を上昇させ，その代表的なものにはα細胞でつくられるグルカゴン，副腎でつくられるコルチゾル，カテコールアミンなどがある。

検査の目的

- 膵β細胞機能検査。
- 糖代謝異常の診断，鑑別，病態把握。

データの読み方

- 正常者では血糖と相関した値となる。
- 空腹時および糖負荷試験（75gOGTT）によって糖代謝異常の由来をみる。

基　準　値：早朝空腹時　8～11μU/mL以下

75gOGTT　30分後67±28μU/mL

異常値を示す疾患

○低　値　• 1型糖尿病，褐色細胞腫，原発性アルドステロン症，副腎不全，低血糖症，膵疾患，飢餓

○高　値　• インスリノーマ，インスリン自己免疫症候群，先端巨大症，クッシング症候群，ステロイド剤投与，インスリン受容体異常症，肥満，肝疾患，胃切除後，妊娠後期

データを誤らせる原因

- インスリン抗体の存在で高値になる。
- 食事摂取の影響がある。

C反応性タンパク CRP
(C-reactive protein)

肝臓で産生され，肺炎双球菌の細胞壁にあるC多糖体と沈降反応する血清タンパク質である。炎症や組織障害によって活性化された単球/マクロファージは，インターロイキン-6(IL-6)，IL-1，TNF-αなどを分泌し，特にIL-6が肝細胞に結合し，CRPの産生を誘導して血中濃度が上昇する。CRPの上昇は非特異的な反応だが，細菌感染や炎症，組織破壊があった場合に敏感に反応するので炎症マーカーとして広く利用される。赤沈も炎症の存在を示すが，CRPは出現も消失も速く，急性炎症の強さや長さを判断する最も鋭敏な指標となる。癌の進展に伴って上昇もするので広義の腫瘍マーカーとしても有用である。

検査の目的

- 炎症や組織障害の有無と程度を診断，推測。炎症性疾患の経過観察。

データの読み方

- 急性炎症の場合，2～6時間で急速に上昇し，48～72時間でピークとなり，炎症が治まってくると速やかに下降する。
- 疾患特性はない。高値持続の場合は感染症の併発を疑う。

基準値：0.3（～0.6）mg/dL以下（測定法による）
（強陽性10mg/dL以上）

異常値を示す疾患

疾患の特定はできないが，炎症の有無，程度，経過の判断に有用。

○高値
- 炎症性疾患（肺炎，敗血症など），膠原病〔リウマチ熱，関節リウマチ，全身性エリテマトーデス（SLE）など〕，悪性腫瘍（上皮性癌），組織壊死（心筋梗塞，手術後，外傷など）など

データを誤らせる原因

- 高齢者では，重症であっても軽度上昇でとどまる場合がある。
- ホルモン製剤，ステロイド剤投与により急速に異常低値を示す。
- SLEでは強い炎症があっても上昇は軽度である。

糖鎖抗原19-9 CA19-9
(carbohydrate antigen 19-9)

腫瘍マーカーのひとつで，膵臓，胆管，胆嚢，胃，大腸などの癌化に伴って産生され，モノクロナール抗体NS19-9により認識される糖タンパク質である。正常の膵管，胆管，胆嚢，胃，唾液腺，気管支，前立腺，結腸，直腸，子宮内膜などの上皮細胞表面に微量存在するが，癌化に伴って大量に産生され，血中で検出が可能になる。

検査の目的

- 消化器系の癌，特に膵臓や胆道系の癌の診断や治療のモニター（外科的切除後の癌の残存や再発の診断，化学療法や放射線療法の効果判定の指標）として利用される。

データの読み方

- 膵癌の80～90%，胆管や胆嚢癌の60～70%，大腸癌，胃癌，肝臓癌では20～40%，卵巣癌で60～70%が陽性となる。
- 癌以外（肝胆膵疾患，気管支拡張症など）でも軽度の上昇はあるが，癌による場合は経時的に上昇するのが特徴。
- 他の腫瘍マーカー，血液検査，超音波検査，X線，CT検査，MRI検査，内視鏡検査などを組み合わせて診断に利用する。
- 100 U/mL以上の場合は癌である確率が高い。

基準値：37 U/L以下

異常値を示す疾患

○高値
- 膵癌，胆管・胆嚢癌，卵巣癌，子宮内膜癌，乳癌，肺癌，大腸癌，胃癌，肝癌など。および，肝硬変，慢性肝炎，胆石，膵炎，気管支拡張症，糖尿病など。

データを誤らせる原因

- 若い女性や妊婦，小児，ヘビースモーカーでは高値を示すことがある。
- ルイス式血液型のルイスA陰性者は陰性となる。

第5章

症状・疾患別
栄養食事療法

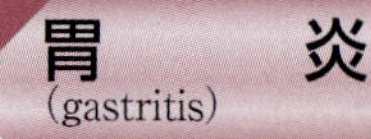

胃　炎
(gastritis)

成因と病態生理

胃炎の原因として，*Helicobacter pylori*（ピロリ菌）感染が注目されている。*H.pylori* はグラム陰性桿菌で，胃粘膜細胞に密着して粘液の下に存在するが，産生するウレアーゼにより尿素を分解し，アンモニアを発生させる。*H.pylori* 感染に伴う胃粘膜でのサイトカイン産生異常によって好中球が浸潤し，タンパク質分解酵素や活性酸素が産生されることが炎症の要因となる。胃炎のみならず胃・十二指腸潰瘍，胃癌などとの関連も指摘されている。

表5-1　胃炎の分類

急性胃炎	急性外因性胃炎	急性単純性胃炎（暴飲暴食，薬剤，アルコール） 急性腐食性胃炎（酸，アルカリなどの刺激）
	急性内因性胃炎	急性感染性胃炎（敗血症などの感染に続発） 急性化膿性胃炎（大腸菌などによる胃壁の化膿）
慢性胃炎	表層性胃炎（胃粘膜表層の炎症） 萎縮性胃炎（固有胃腺の萎縮） 肥厚性胃炎（胃酸分泌の亢進）	

栄養評価

①食生活調査：日常の摂取状況を把握して栄養バランスの適否を評価する。

②身体計測：身長，体重

③血液検査：総タンパク（TP），アルブミン（Alb），電解質などの変化を観察する。

栄養補給

基本的には胃の庇護を念頭に置き，過度の刺激を避けるとともに消化のよい食品や調理法を選ぶ。

急性胃炎

急性期は，1～2日絶食とする。食事は1週間程度かけて次第に普通食に近づける。絶食→流動食→三分粥食→五分粥食→七分粥食→全粥食とし，状態をみて主食は米飯とするが，副食は当分軟菜にするのが望ましい。栄養基準量を表5-2に示す。

回数は胃液分泌の亢進がみられるようであれば，3回食から1回量が少ない5回食へ切り替える。

表5-2　急性胃炎の栄養基準量　（1日当たり）

	エネルギー (kcal/kg)	たんぱく質 (g/kg)	脂　質 (エネルギー比%)	食事形態
1日目	絶食			
2日目	～10前後	～0.4	15以下	流動食
3日目	～15前後	～0.8	20以下	流動食・三分粥食
4～5日目	～25前後	～1.0	25以下	三分・五分粥食
5～6日目	～30前後	～1.2	25以下	七分・全粥食

慢性胃炎

病態により食事方針が異なる。

- 萎縮性胃炎：胃酸の分泌が低下した無酸症の場合は，胃に対して少量の香辛料や低濃度のアルコール飲料などを用いて適度な刺激を与えて胃酸の分泌を促す。また，ペプシンによるたんぱく質の消化が低下しているため，消化のよい食品を選び良質のたんぱく質を十分に摂るように心がける。
- 肥厚性胃炎：胃粘膜が肥厚して胃酸分泌が亢進している過酸症の場合は，胃液分泌を抑制するために香辛料，アルコール，酸味の強い食品などを避ける。

栄養指導

この疾患は，暴飲暴食・不規則な食生活が原因で起こることが多いので，患者自身に栄養食事療法の必要性を認識させることが重要である。

急性胃炎

①胃の負担を少なくするためにゆっくり，よく噛んで咀嚼すること，胃粘膜を刺激する香辛料やアルコール飲料，カフェイン飲料を控えることを指導する。

②回復に伴い，できるだけ早く普通の食事および規則正しい生活の実施を促す。

慢性胃炎

①規則正しい食生活の実施を促す。食事時間を一定にし，食前の消化酵素の活性を高めるように指導する。

②患者が必要以上に制限している食品がある場合は，その食品の適否を説明し，そのうえでバランスのとれた食事の説明を行う。

③喫煙は胃粘膜を刺激しやすいので控えるように指導する。

胃・十二指腸潰瘍
(gastric ulcer, duodenal ulcer)

成因と病態生理

胃・十二指腸潰瘍は，粘膜への過剰な刺激や防御因子の低下などが原因で起こる粘膜病変である。胃・十二指腸粘膜は，胃酸やペプシンなどの攻撃因子とそれを防御している防御因子のバランスが何らかの原因により崩れた場合に，その結果として，酸やペプシンによる粘膜の損傷（潰瘍）が発生する。近年，胃・十二指腸潰瘍発生の原因として，ピロリ菌が注目されている。十二指腸潰瘍は空腹時に，胃潰瘍は食後に痛みを認めることが多い。

栄養評価

この疾患では，食欲不振による摂取量の低下や胃粘膜の損傷・胃運動の機能障害・下痢などによる消化・吸収障害，嘔吐による電解質の損失，持続的な出血による貧血などの栄養障害を起こしている場合が多い。栄養状態の評価は，食生活状況や食事摂取状況などの問診，標準体重比・平常時体重比・体重変動率などの身体計測，血清アルブミン値などの生化学的検査，末梢リンパ球数などの免疫能の検査など，静的アセスメント指標によって行う。また，特有の鉄吸収障害やカルシウム吸収障害もあるので，貧血や骨代謝異常のスクリーニングも同時に行う。

栄養補給

急性期においては，1～2日間絶食，症状の激しい場合には経口的飲水も禁止する。症状が落ち着いたら，流動食から開始し，三分粥・五分粥・全粥と症状をみながら徐々に進め，1週間程度で普通食とする。

栄養基準量を表5-3に示す。

表5-3　栄養基準量　（1日当たり）

区分	エネルギー (kcal/kg)	たんぱく質 (g/kg)	脂　質 (エネルギー比%)
初　期	25～30	1.3～1.5	20前後
回復期	30～35	1.3～1.5	20前後
出血のある場合			
流動食1	20前後	0.5前後	
流動食2	20～25	0.5～0.7	
五分粥食	25～30	1.0前後	20以下
全粥食	30～35	1.3～1.5	20前後

栄養指導

この疾患の多くは，暴飲暴食や不規則な食生活，精神的・肉体的ストレスなどによるものであり，胃粘膜保護を主眼に考えると下記の栄養食事療法が基本となる。

①胃に負担を与えないよう不規則な食生活や暴飲暴食を避けること。

②胃粘膜に化学的・物理的刺激を与えるものや，胃の運動・胃液分泌を亢進するようなもの，すなわち，刺激物や熱いもの，冷たいもの，消化の悪いもの，胃内停滞時間の長いものを避け，消化・吸収のよい食事内容とすること。

③胃粘膜の修復を促進し，抵抗性を増すように，ビタミン，ミネラルの豊富な栄養のバランスのとれた食事内容とすること。

④規則正しい食生活にし，病気の再燃・再発を予防すること。

表5-4　胃に影響を与える食品・栄養素[1]

	食　品	栄養素
胃粘膜を刺激	食物繊維が多い野菜・果物，硬い野菜・果物，甘味・塩分の強い食品，熱いもの，冷たいもの，刺激物(香辛料，アルコール，コーヒー，炭酸飲料など)	脂質，食物繊維
胃液分泌：亢進	肉（特に直火焼き，薫製，塩蔵肉，脂肪の多い肉，肉エキス，肉スープ），脂の多い魚，固ゆで卵，甘味・塩分の強い食品，刺激物（香辛料，アルコール，コーヒー，炭酸飲料など）	たんぱく質
胃液酸度中和	牛乳	たんぱく質，脂質
胃の運動：促進	刺激物(香辛料，アルコール，コーヒー，炭酸飲料など)，硬く食物繊維の多い野菜・果物，過剰の水分，たまねぎ，にら，にんにく	
胃内停滞時間が長い	タコ，イカ，貝類，海藻類，脂肪の多い肉	脂質
胃粘膜修復・再生		たんぱく質，ビタミン，ミネラル

●引用文献

1）足立香代子，他編：ビジュアル臨床栄養百科 第5巻，小学館，1996

腸吸収不良症候群
(malabsorption syndrome)

成因と病態生理

腸吸収不良症候群は，種々の栄養素の消化・吸収機能が障害された状態の総称であり，その結果として全身における低栄養状態一栄養不良症（malnutrition）をきたす。消化・吸収の過程は各栄養素ごとに異なり，また複雑な経路を経るものが多く，消化・吸収機能は関与する多くの原因によって障害される。また，腸広範切除術後，膵炎などでも起こる。慢性膵炎（膵臓全摘後），閉塞性黄疸では，リパーゼや胆汁酸の欠乏のため，脂質の吸収障害が生じる。

わが国では，手術後，肝・胆・膵疾患に伴うものや乳糖不耐症が多い。

栄養評価

身体計測は，患者の体タンパク質量や脂肪などを判定するのに重要な指標である。急激な体重減少（最近3カ月以内に10%以上の減少）がみられた場合は，エネルギーの摂取不足を示し，栄養障害につながるおそれがある。TSF（上腕三頭筋部皮下脂肪厚）やAMC（上腕筋囲）などは，貯蔵脂肪量や筋タンパク質の消耗度を判定できる。

①平常時体重比（健康時体重比）

＝体重(BW) 実測値(kg)/平常時体重(UBW)×100

②体重減少率（%）

(UBW−BW/UBW)×100

③TSF(mm)

④AMC(cm)＝AC－π×TSF/10

AC：上腕周囲長

臨床検査値は，栄養障害による明白な臨床的症候が現れる前に，栄養不良状態を早期に発見できる。ヘモグロビン（Hb），ヘマトクリット（Ht），血清アルブミン（Alb），血清総タンパク（TP），総コレステロール，血清鉄などがある。トランスサイレチン，レチノール結合タンパクは，半減期の短い急速代謝回転タンパク質であるので栄養治療の効果を早期に知るのに有効である。

間接カロリメトリーは，呼吸商やエネルギー消費量を知ることができるので，代謝動態を評価できる。

栄養補給

腸吸収不良症候群は，複数の栄養素が消化・吸収を阻害されるが，なかでも脂肪の消化・吸収が阻害されやすい。通常は，非経口栄養法によって，ある程度全身状態の改善を図ることが多い。

①完全静脈栄養：低栄養状態や消化・吸収障害が著しい場合に用いる。栄養状態や生体機能が回復するにつれ，徐々に経腸栄養に切り替えていく。

②経腸栄養：中等度以上の栄養障害の場合に用いる。経腸栄養剤（総合栄養食品）の選択は，消化・吸収試験*の組み合わせにより，障害の機序と程度を考慮して行う。成分栄養剤は，消化障害や吸収面積の減少が原因の場合に考慮する。

③経口補給：ある程度改善したら，徐々に経口食に切り替える。栄養基準量を表5-5に示す。

表5-5　腸吸収不良症候群の栄養基準量　（1日当たり）

総エネルギー (kcal/kg)	たんぱく質 (g/kg)	脂　質 (g)	食物繊維
30～40	1.2～1.5	20	症状と種類を考慮

栄養指導

①糖質を主とした脂肪制限食とする。

②小腸広範囲切除後，大腸切除後などは，低残渣食とする。

③野菜などは，食物繊維量の少ないもので，易消化を目的に加熱調理を勧める。

④下痢，食欲不振，悪心・嘔吐，腹痛などの消化器症状が出やすいため，少量頻回食にし，電解質，ビタミンも十分補給できるよう配慮する。

⑤乳糖不耐症では，乳製品の摂取を制限する。

＊消化・吸収試験：脂肪に関するものは，スクリーニングとしてズダンⅢ便脂肪染色が簡便であるが，出納試験は煩雑ながら正確で生理的である。糖質については，D-キシロース吸収試験，経口ブドウ糖負荷試験，乳糖負荷試験があり，シリング試験はビタミンB_{12}の吸収試験である。

過敏性腸症候群
(Irritable bowel syndrome)

成因と病態生理

精神的ストレスや情緒的不安定など，心因的背景関与のもとに腸管の機能異常をきたし，種々の不安，腹部症状を訴える代表的な消化器心身症である。腹部膨満感，腹痛，便秘，および下痢などの便通異常が多い。便通異常のタイプから，便秘型，下痢型，便秘下痢交替型，分泌型，ガス型などに分類される。

①便秘型：便通の25％以上が硬便や兎糞状便で，便通の25％未満が軟便，泥状便や水様便であるような場合をいう。この場合，患者は便秘を訴える。便量を増加して腸の通過時間を延長させ，腸管運動を高めるような食事を考慮する。

②下痢型：便通の25％以上が泥状便や水様便で，便通の25％未満が硬便や兎糞状便であるような場合をいう。この場合，患者は下痢を訴える。下痢への対応をする。食事調査をして何を摂取すると下痢を発症しやすいかを調べて対応する。

③便秘下痢交替型：便通の25％以上が硬便または兎糞状便で，軟便，泥状便，水様便も25％以上のものである。硬便の便秘型のときと，下痢のときとが交互になるタイプで，どちらの時期にかかるかで分類される。

本症の診断にあたっては，大腸癌，炎症性腸疾患をはじめとする器質的疾患を除外することが必要である。本症は，自律神経緊張状態にあることが知られ，対症療法の鎮痛剤，精神安定剤など，薬剤投与のほか，心理分析からのアプローチが重要視されている。

栄養評価

病歴，生化学的検査，糞便検査，身体計測により，栄養状態を評価する。特に，長期にわたる下痢の場合は，体重減少や脱水，電解質異常に注意する。

栄養補給

栄養基準量を表5-6に示す。

表5-6　過敏性腸症候群の栄養基準量　（1日当たり）

エネルギー (kcal)	たんぱく質 (%)	脂質 (%)
適正体重×30～35	15～20	20～25

栄養食事療法の進め方

基本的な異常はないので，特別な食事制限の必要はないが，症状に合わせて下記の点に注意し，上手に食事が摂れるようアドバイスする。

①下痢型
- 冷たいもの，脂っこいもの，豆類，牛乳，炭酸，カフェイン，辛いものは避ける。
- 野菜は筋の少ないものを細かく刻むか煮込む。

②便秘型
- 便量を保つため，食物繊維を十分に摂る。
- 便を軟らかくするために水分の摂取を心がける。
- 腸の運動を活発にするビタミンB_1の摂取も心がける。

③腹部膨満型
- 炭酸，たばこ，発酵しやすい豆類を控える。
- 肉類は控えめにする。
- 食物繊維を含む野菜，納豆，ヨーグルトは積極的に摂る。
- ゆっくりよくかんで食べる。

栄養指導

過敏性腸症候群の人は，もともと神経質で，あれこれ思い悩むことが多く，「あれは食べないほうがいい」「これは症状を悪化させる」などとアドバイスすると気にしすぎて，楽しく食事ができなくなってしまうようである。

「冷たいものを飲んだ後，下痢がひどくなる」など，症状を悪化させる食べ物については，体験的に覚えているケースが多く，「その食べ物はできるだけ避ける」程度に気楽に考えるよう促す。ただし，偏った食生活は過敏性腸症候群の人に限らず，便通異常の原因となるので禁ずる。次のような点に気をつけ，規則正しい食事を心がける。

①暴飲暴食は避け，腹八分を習慣にする。

②インスタント食品やファストフードなどは，脂肪や炭水化物が多いわりに，ビタミン類や食物繊維が不足するので注意する。

③水分を十分摂る。水分不足は便秘の原因になる。

④ひとりで食べる「孤食」はできるだけ避け，家族揃って楽しい雰囲気で食事をする。

潰瘍性大腸炎
(ulcerative colitis)

成因と病態生理

主として大腸の粘膜に，びらんや潰瘍を形成する原因不明のびらん性非特異性大腸炎である。病変が連続性であり，直腸やS字結腸から口側に上行性に進展する。20～40歳代に好発する。原因は不明であるが，自己免疫，アレルギー反応，感染が関与しているといわれている。乳製品，肉類，卵類などの動物性食品の摂取量の増加とともに発症率が増加していることから，動物性食品の摂取量との関連があるともいわれる。

病型・病期，重症度，経過などにより分類されるが，寛解・再発を繰り返しながら慢性に移行する。血液，粘血便を伴う下痢や腹痛，悪心・嘔吐に加えて発熱，全身倦怠感，体重減少などの全身症状もみられる。大腸癌の発症リスクがある。

栄養評価

身体計測は，体重，体重減少率および皮下脂肪厚，上腕周囲長，上腕筋囲などを定期的に行うことが望ましい。生化学的には，栄養状態を反映させる血清総タンパク（TP），アルブミン（Alb），トランスサイレチン，レチノール結合タンパク，コレステロール，コリンエステラーゼ（ChE）などを目安とする。

炎症反応はC反応性タンパク（CRP），白血球数（WBC），赤沈（ESR）などで評価する。

栄養補給

栄養食事療法の進め方

活動期は，中心静脈栄養法（TPN）を用い，活動期から寛解期・栄養状態の悪いときは経腸栄養法（EN），寛解期には食事を与える。

栄養基準量を表5-7に示す。

表5-7　潰瘍性大腸炎の栄養基準量　（1日当たり）

区分	エネルギー(kcal/kg)	たんぱく質(g/kg)	脂質(エネルギー比%)
五分粥食	20～25	0.8～1.0	25以下
全粥食	25～30	1.0～1.2	25以下
常食	30～35	1.0～1.2	25以下

食事の進め方

経腸栄養からの移行期は，低残渣・低脂肪の流動食少量と経腸栄養剤（総合栄養食品）の併用とし，状態の改善に合わせて食事の硬さ，残渣，脂質，全体量をアップし，経腸栄養剤（総合栄養食品）を減量する。寛解期には食事のみとする。

表5－8　起こりやすい栄養障害

- 低栄養
- 脂肪制限のため脂溶性ビタミン・必須脂肪酸欠乏
- 貧血
- サラゾスルファピリジンの副作用による葉酸欠乏
- ビタミンB_{12}，鉄，亜鉛，カルシウム欠乏など
- 大腸切除の場合の水・電解質異常など

薬物療法

サラゾスルファピリジン（サラゾピリン®），メサラジン（ペンタサ®），ステロイド剤，免疫抑制剤，白血球除去療法などがある。これらの薬物は長期間投与を続けると副作用や薬物-栄養素相互作用が生じることがあり，栄養モニタリングは必須である。

栄養指導

①1日3回規則正しい食事を摂り，生活リズムを守って十分睡眠をとる。
②良質のたんぱく質（白身魚，大豆製品，卵など）やビタミンの不足がないようにする。
③牛乳や乳製品は経過を悪化させるので避けたほうがよい。
④油脂の多い食品は下痢を助長することがあるので，控えめにする。
⑤アルコールは胃壁の粘膜を洗い流してしまい，粘膜を直接傷つけて潰瘍に悪い影響を与えてしまうのでやめたほうがよい。
⑥腸管の安静を保つため，刺激物の制限を行う。
⑦固いものや食物繊維の多いものは消化しにくく，胃や腸に負担をかけるので食べすぎないようにする。
⑧精神的なストレスや葛藤などが再燃や増悪の引き金になるともいわれており，精神的な安定が望まれる。

クローン病
(Crohn's disease)

成因と病態生理

回腸末端部に好発するが，消化管全域に起こる原因不明の特発性炎症性腸炎である。10歳代後半から20歳代にかけて好発する。原因は不明であるが，免疫反応に対する遺伝的な素因，感染症，食習慣，腸内細菌叢の変化などが関与しているといわれている。

浮腫や線維化，縦走潰瘍を伴う肉芽腫性病変が口腔から肛門部までの消化管のどの部位にも起こりうるが，回腸末端，回盲部が好発部位である。下痢，腹痛，発熱，体重減少を4主徴とし，関節痛，全身倦怠感，血便などを認める。腹部腫瘍，腹部腫瘤を認めることもある。痔瘻や肛門周囲膿瘍の合併はクローン病で特徴的である。

栄養評価

クローン病では吸収障害や摂取量不足により，栄養不良状態に陥りやすい。栄養状態は継続的に観察する必要がある。

①食生活調査：食事および栄養剤の摂取状況を調査し，エネルギー，たんぱく質の摂取量，脂質の量と質を調べる。

②身体状況：体重（適正体重比，平常時体重比，減少率），皮下脂肪厚(TSF，SSF)，上腕周囲長(AC)，体脂肪率などの変化をみる。

③血液検査：白血球数（WBC），赤血球数（RBC），ヘモグロビン（Hb），血小板数（Plt），アルブミン（Alb），総タンパク（TP），総コレステロール，血清鉄，セレン，C反応性タンパク(CRP)，赤沈（ESR）などの炎症所見を参考に経過観察する。

④尿検査：クレアチニン身長係数，窒素バランスを算出する。

⑤臨床症状：下痢(便)回数，便性状，腹痛は炎症の指標である。経過観察時の参考にする。

⑥薬物栄養相互作用として，サラゾスルファピリジンによる貧血，溶血，葉酸吸収障害，ステロイド剤によるタンパク質代謝の亢進やCa欠乏などが起こりやすいので，鉄，総鉄結合能，ヘマトクリット（Ht）の測定，骨量検査も行う。また亜鉛，Mg，Seなどの微量元素が欠乏しやすいので注意が必要である。

栄養補給

栄養食事療法の進め方

活動期は中心静脈栄養法（TPN）を用い，活動期から寛解期には経腸栄養法（EN），寛解期には食事とENを併用する。
寛解期の栄養基準量を表5-9に示す。

表5-9　クローン病の栄養基準量（寛解期）　（1日当たり）

総エネルギー（kcal/kg）	たんぱく質（g/kg）	脂質（g）	食物繊維
30～40	1.2～1.5	20	症状と種類を考慮

活動期の場合は絶食とし，中心静脈栄養法を行う。通過障害や膿瘍がなければ，生物学的製剤のインフリキシマブあるいはアダリムマブを併用してもよい。

経腸栄養法による場合は，成分栄養剤（エレンタール）あるいは消化態栄養剤（ツインライン等）を第一選択とする。ただし，受容性が低い場合は半消化態栄養剤（ラコール等）を用いてもよい。経鼻チューブから十二指腸～空腸に投与するが，経口法でもよい。高濃度であったり，投与速度が速すぎると下痢を起こすおそれがある。低濃度・少量で開始し，投与量と濃度を漸増させて，十分に注意をしたうえで，数日以上かけて維持量へ移行する。維持投与量は，30kcal/適正体重kg/日以上を目標とする。病状と患者の受容性，QOLに配慮し，適宜投与量は増減させる。また，経口法の併用も考え，調理の工夫などを行う[1]。

栄養指導

①再燃と寛解を繰り返すため，栄養食事療法の重要性に対する理解を深める。
②栄養補給は栄養剤中心となることから，寛解維持に果たす栄養剤の役割についての理解を深める。
③栄養剤，食事内容（食品名，摂取量），下痢や発熱，腹痛などの症状，体重の記録を勧め，栄養（食事）の摂取状況と身体状況の関連について指導する。
④食事に対して恐怖感があるため摂取量が少なく，それによる栄養状態の悪化，症状の改善を遅らせている場合がある。病状に合わせた消化のよい食事を指導し，栄養補給を図る。
⑤患者は若年層が多く，進学や就職，結婚などのライフスタイルと疾患との関連で不安感が強いことから，家族を含めた精神面のフォローも重要である。

●引用文献
1）平成28年度クローン病治療指針（内科），2017

便秘・下痢
(constipation, diarrhea)

成因と病態生理

便　秘

①機能性便秘と②器質性便秘，③全身性に由来する便秘に大別される。機能性便秘には，腸緊張・運動の亢進による痙攣性便秘と，腸緊張・運動の低下による弛緩性便秘，排便反射の減弱などによる排便障害性便秘，習慣性便秘がある。弛緩性便秘が最も多く，高齢者，小食者，無力体質者，多産婦に多い。器質性便秘は下部大腸の狭窄，閉塞あるいは外部からの圧迫によって便の通過が困難となったために生じる便秘で，直腸癌などに伴ってしばしばみられる。

下　痢

①浸透圧性下痢，②分泌性下痢，③滲出性下痢，④腸管運動異常による下痢の4つに分類される。浸透圧性下痢は，腸管内腔に高浸透圧の物質が存在することにより惹起される下痢で，浸透圧性下剤（酸化マグネシウム，ソルビトールなど），あるいは未消化物質（乳糖不耐症など）による。分泌性下痢はホルモン，あるいは毒素などの刺激により，主に小腸での分泌が亢進して起こる病態である。コレラが典型的な例である。滲出性下痢は主に大腸粘膜の障害により水分の吸収が抑制され，滲出液が増加する病態である。腸管運動の異常による下痢は，多くは過敏性腸症候群によるものである。

栄養評価

便　秘

便秘の日数，程度の把握，体重の増減の有無，便秘の原疾患の確認，服用薬剤の確認，食歴，生活習慣の把握を行い，評価する。食事量の不足が便秘の原因となる場合もあるので食事量を把握する。

下　痢

急性下痢は，基本的には原因疾患を治療し，脱水と電解質の異常に留意し，水分と電解質の補給をする。

慢性下痢が長期にわたるときは，原因疾患の治療はもとより，食事摂取・質の評価→栄養不足や偏り，嘔吐や食欲不振の長期継続，また経口摂取が不可のときは，非経口的補液の必要性も考慮する。栄養摂取量の減少，エネルギー消費量亢進，消化・吸収障害による体重減少，貧血，低たんぱく質状態（PEN），脂溶性ビタミンやビタミンC，B_{12}，葉酸，カルシウムなどの摂取低下を招きやすいので，定期の体重測定やBMI 20以下など低栄養が懸念される場合は，上腕筋囲，皮下脂肪，W/H比などの計測も併せて行い，生化学検査などを加えて栄養量の過不足を検討する。

栄養補給・栄養指導

便　秘

便秘の種類によって栄養食事療法が異なる。通常，便秘は機能性の便秘が多い。弛緩性便秘の場合は，便量を増やすために十分な水分や食物繊維の豊富な食品を摂取する（表5-11）。

痙攣性便秘の場合は，腸の緊張を抑制させることを主眼に置き，便量を増やしたり，蠕動運動を高めないような低残渣・低脂肪食とする。

表5-11　弛緩性便秘に適した食品

食　品	期待される機能
たけのこ，ごぼう，れんこん，さつまいも，そば，玄米，大豆，ひじき，しいたけ	食物繊維を増やすことにより便量増大，腸管運動を刺激
バター，マヨネーズ，植物油	大腸の動きを刺激
牛乳，ヨーグルト，果物	乳酸，クエン酸など有機酸が刺激

下　痢

「日本人の食事摂取基準」の推奨量や目安量を目標にエネルギー，たんぱく質，ビタミン，ミネラルの摂取に努める。ただし，脂質の摂取量は，エネルギー比として15～20%の低脂質食とする。調理上の工夫として刺激の強い香辛料や味の濃い調理を避け，いも類や食物繊維の多い野菜は量を控える（表5-12）。

表5-12　慢性下痢の場合に避ける食品

食物繊維や残渣の多い食品	ごぼう，ふき，れんこん，さつまいも，さといも，海藻類，こんにゃく，そば，オートミール，など
刺激の強い食品	アルコール，炭酸飲料，柑橘類，わさび，からし，カレー粉，酢の物，濃い塩味，唐辛子，など
腸内で発酵しやすい食品	豆類，くり，果実，さつまいも，など
脂質の多い食品	ベーコン，豚肉，うなぎ，など
油脂を調理に用いた食品	天ぷら，フライ，唐揚げ，酢豚，など

肝　炎
(hepatitis)

成因と病態生理

肝炎の分類

肝疾患は，その病態と経過によって急性と慢性とに分類され，わが国において，ウイルス性（肝炎ウイルス）の発症が最も多く，その他，薬物性，アルコール性，非アルコール性，自己免疫性，脂肪肝および代謝性，循環障害など非ウイルス性のものがみられる（図5-1）。

肝病態と肝機能検査の関連

肝病態と肝機能検査の関連を図5-1に示す。

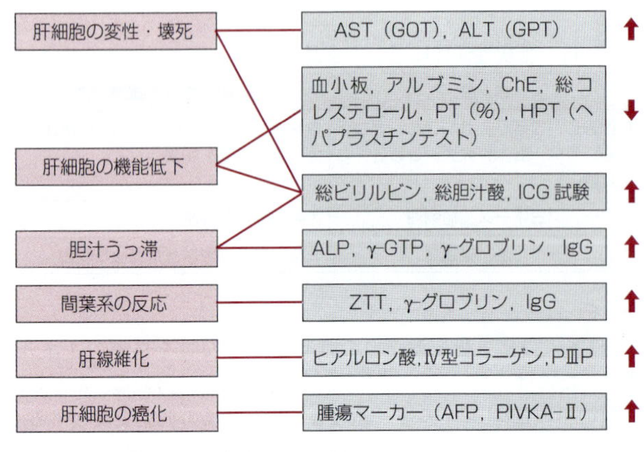

図5-1　肝病態と肝機能検査の関連

◆急性肝炎

症状としては，発熱，嘔吐，黄疸，尿の黄染を認める。肝臓は腫大して，総ビリルビン（T-Bil），AST（GOT），ALT（GPT）が上昇する。原因は，ウイルス，薬剤，アルコール，自己免疫などであり，ウイルスに起因するものが最も多い。

劇症肝炎の診断基準（難治性の肝疾患に関する調査研究班，2003）

劇症肝炎とは，肝炎のうち初発症状出現後8週間以内に昏睡Ⅱ度以上の肝性脳症をきたし，プロトロンビン時間（PT）が40%以下を示すものである。症状出現10日以内に脳症が発現する急性型と，11日以降に発現する亜急性型がある。

栄養評価

①身体計測（身長，体重，TSF，AMC）を行う。②肝細胞で合成されるパラメータ（図5-1）の数値について，栄養摂取の不良によるものか，病状によるものかの検討を行う。

栄養補給

栄養食事療法を基準とするが，劇症肝炎など急性期においては，末梢静脈栄養（ブドウ糖）を使用する。また，肝庇護を目的とすることから，通常の場合においては脂肪製剤・アミノ酸製剤の使用は行わない。肝炎の食事の基準を表5-13に示す。

栄養指導

①発症初期は，脱水の回避およびエネルギーの補給に努め，少量の水分を頻回に与える。食事は制限食というイメージではなく，栄養価の質の高いものを頻回に摂取し，不足は輸液で補う。

②回復期は，食欲の増加を確認しながら増量するが，過剰のエネルギー摂取には注意する。特に，脂肪，食塩，鉄の極端な制限はしない。

◆慢性肝炎

6カ月以上肝臓に炎症が持続する病態である。B型肝炎，C型肝炎，自己免疫性肝炎が多くを占めるが，C型肝炎が最も多い。

栄養評価

①身体計測（身長，体重，TSF，AMC），②肝細胞で合成されるパラメータ（図5-1），③糖尿病や脂肪肝の合併症の確認をするとともに，肝の線維化の確認を行う。

栄養補給

肝硬変を除外することが必要である。肥満は肝臓の線維化・癌化を助長するとともに，糖尿病への危険因子となることから，適正なエネルギー量を設定する。また，C型肝炎では，鉄が過剰に沈着する例が多いことから，鉄の過剰摂取に注意する。たんぱく質は良質なものを選択するとともに，比較的フィッシャー（Fischer）比（分岐鎖アミノ酸/芳香族アミノ酸）の高い大豆製品を使用する。また，脂肪は，LDL-コレステロールの低下を促すためにも，植物油や魚油を使用し，多価不飽和脂肪酸の摂取について考慮する。治療食の基準を表5-13に示す。

栄養指導

①食生活状況の調査を行い，活動エネルギー量を把握するとともに食事摂取量を的確に把握する。
②鉄制限について（6～8 mg/日を目安）
- 鉄欠乏性貧血を伴う場合には行わない。
- たんぱく質の過剰摂取は，鉄の過剰摂取につながる。
- 肉や魚類について内臓を同時に摂取する場合は，注意する。
- 野菜の鉄分は吸収率が低いので，厳重に管理する必要はない。
- ビタミンCは鉄の吸収を促進することから，特にサプリメントの使用には十分な注意を行う。
- お茶には鉄吸収を妨げるタンニンが含まれており制限しない。
- 調理器具に鉄が使用されているものは避ける。

③日々の体重の変化を確認する。
④アルコールは原則として禁忌であるが，安定期においては，飲酒量を決めて設定する。
⑤患者のライフスタイルを理解し，極端な修正は行わない。

表5-13　肝炎の食事基準量

	急性肝炎	慢性肝炎
エネルギー	重症度の高い場合は，エネルギー出納を調査する 間接カロリメトリーを使用する 安静基礎代謝量×1.2～1.3 適正体重当たり25～30kcalを目安	肥満防止を考慮し適正なエネルギー量を設定する 活動エネルギー量を調査する 基礎代謝量＋活動栄養量 適正体重当たり25～30kcalを目安
たんぱく質	アンモニアのモニタリングを実施，開始時は適正体重当たり0.8gを目安とする。その後経過をみて適正体重当たり1.2～1.3gまで増量する	適正体重当たり1.2～1.3gを目安とする 植物性たんぱく質も利用する
脂質	極端な制限は行わない 開始時はエネルギー比15%で設定し，経過をみて20～25%へ増量する	エネルギー比として20～25%を目安とする
糖質	他の栄養素で制限されたものを補い，全体のエネルギー量を確保する	エネルギー比として50～60%を目安とする
食塩	特に制限は行わない	厳しい制限は行わないが，高血圧症，腹水などを考慮して1日9g未満を目安とする
鉄	特に制限は行わない	通常は1日10g以下を目標として，制限が必要な場合1日6～8gとする 鉄欠乏性貧血の場合は制限しない

肝硬変
(cirrhosis)

成因と病態生理

肝硬変は慢性肝疾患の終末像であり，肝細胞の機能障害および門脈圧亢進症など多様な病態が出現する。

病因は，C 型肝炎70%，B 型肝炎15%，飲酒 5 ～10%，自己免疫性肝疾患 2 ～ 3 %である。

病理的には，正常の肝小葉が破壊され，肝臓全体に再生結節とそれを取り囲む線維性隔壁による偽小葉が形成される。

代償性肝硬変と非代償性肝硬変に分類される。非代償性になると，黄疸，腹水，浮腫，出血傾向，消化管出血（門脈圧亢進のための食道静脈瘤の破裂），肝性脳症などが出現する。

肝細胞の機能の程度が重要であり，Child–Pugh 分類（表 5 - 14）による重症度の判定が広く用いられている。治療法の選択・効果・予後判定に使用する。

肝癌の合併をみることが多いので腫瘍マーカー（AFP，PIVKA-Ⅱ）などで早期発見に努める。

栄養評価

①身体計測（身長，体重，TSF，AMC）とともに体重の変化や食事摂取の状況を把握する。身体計測を行うが，浮腫，腹水が存在する場合は正しく評価することが難しい。

②肝細胞で合成されるパラメータ（肝炎の項図 5 - 1 参照）の数値を検討する。

③フィッシャー（Fischer）比（分岐鎖アミノ酸/芳香族アミノ酸）1.8

表 5 - 14　Child-Pugh 分類

	1	2	3
血清ビリルビン（mg/dL）	<2.0	2.0～3.0	>3.0
血清アルブミン（g/dL）	>3.5	2.8～3.5	<2.8
腹水	(−)	軽度	中等度
肝性脳症	(−)	中等度	重度
プロトロンビン時間（%）	>70	40～70	<40

各項目をスコア化し，その合計点数で，A（軽度），B（中等度），C（重度）に分類する。
A：5～6　B：7～9　C：10～15

以下，BTR（分岐鎖アミノ酸/チロシン）3.0以下を確認して，適正な栄養食事療法を検討する。

④間接カロリメトリーにより，nqRQ（非タンパク呼吸商），各栄養素の燃焼比率を測定し，分割食の検討を行う。

栄養補給

肝硬変の栄養基準量を表5 - 15に示す。

表5 -15　肝硬変の栄養基準量

エネルギー	30〜35kcal/kg/日が目安 糖尿病がある場合：25〜30kcal/kg/日
たんぱく質	たんぱく質不耐症がない場合：1.0〜1.5g/kg/日 たんぱく質不耐症がある場合：低たんぱく質食（0.5〜0.7g/kg/日）に肝不全用経腸栄養剤（総合栄養食品）を服用する
脂　質	エネルギー全体の20〜25%
食　塩	腹水，浮腫（既往歴も含む）がある場合：6g/日
分割食	就寝前に200kcal 程度の軽食（スナック）を摂る

低アルブミン血症（Alb3.5g/dL 以下），Fischer 比1.8以下，BTR 3.0以下では，BCAA 製剤を投与することもある。

肥満例で夜食を摂取する場合は1日の総エネルギー量を変化させない。やせでは，夜食も含め食事総量の増加を検討する。夜食はバランス食であることが望ましい。

栄養指導

①必要栄養素を適正に摂取するように心がけ，適正体重の維持を目標とする。

②食物繊維，ビタミン，ミネラルの補給に心がけ，野菜類は積極的に摂取する。また，食物繊維が不足する場合は，機能性食品を利用する。

③禁酒が最善である。

④適度な運動を取り入れ筋肉量を維持する。

サルコペニア（筋減弱症）の予防に対して，主治医と相談の上で運動量を決定する。特にサルコペニア肥満は筋肉が減少し，脂肪が増加することから，体重や体型に変わりがなくてもサルコペニアに陥る場合がある。

⑤食事の回数を増やすことも検討する。朝食を遅らせないことや夜食〔LES〔late evning snack〕食〕を検討する（図5 - 2，表5 - 16）。

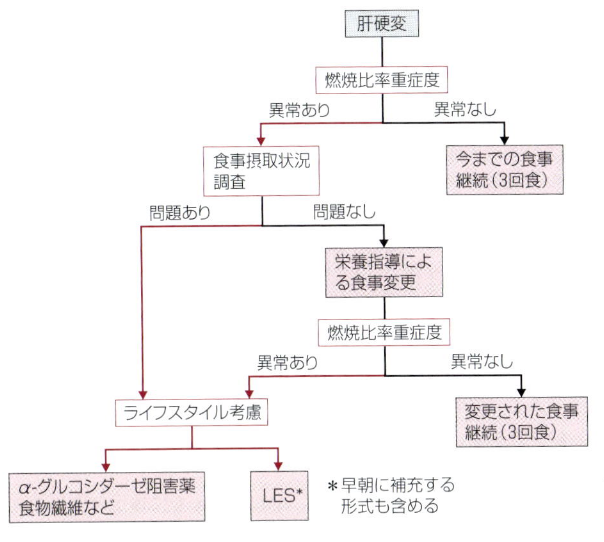

図 5 - 2　LES 食（4 分割）適応チャート

表 5 -16　LES 食（4 分割）適応チャート―燃焼比率重症度

吸収商/RQ	燃焼基質	解　説
1.00	糖質	高度の運動時
0.85	正常	0.85～1.00が正常
0.82	たんぱく質	0.85を下回るほど重症度が高くなる
0.70	脂質	飢餓の状態，PEM（たんぱく質エネルギー低栄養状態）

第5章　症状・疾患別　栄養食事療法

肝　不　全
(liver failure)

成因と病態生理

肝不全の成因と病態生理は，いまだ解明されてはいない。肝細胞の機能異常が進行し，肝機能の維持ができなくなった状態である。精神神経症状，黄疸，腹水，消化管出血，腎不全，出血傾向など全身における多臓器不全を呈する重篤な病態である。

肝不全は，急性肝不全と慢性肝不全に分類される。急性肝不全は劇症肝炎に代表され，慢性肝不全は肝硬変の進行とともに発症することが多い。検査所見において，急性期での AST（GOT），ALT（GPT）の上昇は著明であるが，慢性期の場合においては軽度である（破壊されるべき細胞の減少）。特に，意識障害を伴う場合は肝性脳症，昏睡に陥る場合は肝性昏睡という（表 5 - 17）。

栄養評価

①身体計測（身長，体重，TSF，AMC）とともに体重の変化や食事摂取の状況を把握する。②肝細胞で合成されるパラメータは，慢性期においては肝硬変の末期状態を呈する。血中アンモニア，分岐鎖アミノ酸/チロシン比（BTR），フィッシャー（Fischer）比のモニタリングとともに，出血性の消化管症状，食道静脈瘤のスクリーニングを行う。

栄養補給

①慢性肝不全では，たんぱく質の過剰負荷による高アンモニア血症，いわゆるタンパク質不耐症をきたす。欧州静脈経腸学会(ESPEN)によるたんぱく質摂取のガイドラインを以下に示す。
- 昏睡度Ⅲ～Ⅳ　高度　0.5g～1.2g/kg/日
- 昏睡度Ⅰ～Ⅱ　軽度　1.0g～1.5g/kg/日

②エネルギー必要量：30～35kcal/kg/日を目安とする。糖尿病がある場合は25～30kcal/kg/日とする。

③脳症出現時には，BTR，Fischer 比の低下など血漿アミノ酸インバランスが生じている。食事の構成のみでは改善できないことから，分岐鎖アミノ酸を，経静脈あるいは経口にて補給する（表 5 - 18）。

食事の内容は，アミノ酸製剤の栄養量を含んだ食事構成（食事＋アミノ酸製剤＝必要量）を作成する。

表5－17　肝性昏睡（肝性脳症）[1]

昏睡度	精神状態	参考事項
Ⅰ	•睡眠-覚醒リズムの逆転 •多幸気分，時に抑うつ状態 •だらしなく，気にとめない	レトロスペクティブにしか判定できない場合が多い
Ⅱ	•指南力（時・場所）障害，物を取り違える（confusion） •異常行動（例：お金をまく，化粧品をゴミ箱に捨てるなど） •時に傾眠状態（普通の呼びかけで開眼し，会話ができる） •無礼な言動があったりするが，医師の指示に従う態度をみせる	興奮状態がない，尿・便失禁がない，羽ばたき振戦あり
Ⅲ	•しばしば興奮状態またはせん妄状態を伴い，反抗的態度をみせる •嗜眠状態（ほとんど眠っている） •外的刺激で開眼しうるが，医師の指示に従わない。または従えない（簡単な命令には応じうる）	羽ばたき振戦あり（患者の協力が得られる場合），指南力は高度に障害
Ⅳ	•昏睡（完全な意識の消失） •痛み刺激に反応する	刺激に対して，払いのける動作，顔をしかめるなど
Ⅴ	•深昏睡 •痛み刺激にも全く反応しない	

表5－18　肝不全用経腸栄養剤と分岐鎖アミノ酸（BCAA）の薬剤

商品名	用　量	エネルギー(kcal)	たんぱく質(g)	分岐鎖アミノ酸含量(g)	Fischer比
リーバクト®顆粒	3包/日(12g)	48	12	12	
アミノレバンEN®	3包/日(150g)	630	40	約18	38
ヘパンED®	2包/日(160g)	620	22	約11	61

栄養指導

①適切なエネルギー量を確保し，たんぱく質制限食を理解させる。
②アミノ酸製剤投与の場合は，その必要性を十分理解させる。
③野菜の摂取など食物繊維を十分に摂り，便秘をしないように心がける。

●引用文献

1）高橋善弥太：劇症肝炎の全国集計—初発症状からみた意識障害発現までの日数と予後および定義の検討，第12回犬山シンポジウムA型肝炎・劇症肝炎，pp116－125，中外医学社，1982一部改変

アルコール性肝疾患
(alcoholic liver injury)

成因と病態生理

肝臓の機能には，アルコール，薬物および食事中の有害物質を解毒する働きがあり，アルコール性肝疾患はアルコール飲料を長期にわたって過剰摂取した場合に発症する肝障害である。

肝臓にはアルコールを分解するアルコール脱水素酵素（ADH）と一般的な薬剤を分解するミクロゾームエタノール酸化酵素（MEOS）があり，アルコールの80％はADHによってアセトアルデヒドに分解される。アセトアルデヒドはアルデヒド分解酵素（ALDH）によって酢酸となり，最終的には水と炭酸ガスに分解される。また，MEOSもADHと同様にアルコールを代謝できる。常にアルコールを大量に摂取することによるアルコール代謝に伴う酵素の増加は，肝機能に障害を与えることとなり，脂肪肝から肝炎あるいは肝線維症を経て肝硬変へと進展する。

アルコールの処理能力は約1時間で0.1g/kgである。

非アルコール性脂肪肝炎（NASH）

飲酒の習慣がないにもかかわらず，アルコール性肝炎の症状を呈する。

確定するためには肝生検が必須である。脂肪肝の診断は，エコーで確認できるが，NASHの診断はできない。

内臓肥満，糖尿病，脂質異常症，高血圧症などの生活習慣病を基盤にした脂肪肝が確立した後，内臓脂肪から産生される炎症サイトカインや酸化ストレスなどが加わり，肝細胞の炎症と線維化が生じてNASHが成立する。

栄養評価

アルコール依存症の場合は，食事摂取をせず飲酒が中心となっていることが多いことから，低栄養状態の確認を怠らないようにする。身体計測（身長，体重，TSF，AMC）とともに体重の変化や食事摂取の状況を把握する（SGA：主観的包括的栄養アセスメント）。

肝細胞で合成されるパラメータはγ-GTPの上昇が顕著である。アルコール性脂肪肝ではAST（GOT）>ALT（GPT），血清ビリルビンのモニタリングをする。

表 5 - 19　アルコール飲料と濃度

種　類	目安量	アルコール濃度（%）	容量（mL）	アルコール含有量（g）
ビール	小瓶 1 本	4.5	334	12.0
	大瓶 1 本	4.5	633	22.8
清酒	1 合	15.5	180	22.3
ウイスキー（特級）	シングル 1 杯	43	30	10.3
ブランデー（特級）	ダブル 1 杯	43	60	20.6
焼酎	1 合	25	180	36.0
ワイン	グラス 1 杯	12	150	14.4

栄養補給

特に制限する栄養素はないが，エネルギーの過剰摂取にならないように適正体重を維持する設定を行う。

表 5 - 20に栄養基準量を示す。

表 5 - 20　アルコール性肝疾患の栄養基準量

エネルギー	30～35kcal/kg/日が目安，糖尿病がある場合は25～30kcal/kg/日とする
たんぱく質	1.0～1.5g/kg/日
脂　質	エネルギー全体の20～25%
食　塩	腹水・浮腫（既往歴も含む）がある場合：6g/日
ビタミンB_1	増量を検討するとともに薬剤での投与も検討する

栄養指導

①飲酒の習慣から，主食を摂らないような偏った食事内容の場合が多い。主食・主菜・副菜を重視した食事構成を心がけ，炭水化物，たんぱく質，ビタミン，ミネラル，食物繊維をバランスよく摂る。

②飲酒の習慣を是正するような行動変容を目指した指導がポイントとなることから，本人だけではなく家族の協力体制が確立できるよう進めていく。また，アルコール依存症の場合は，精神科医などの医療スタッフの協力を得ることも重要なポイントとなる。

脂　肪　肝
(fatty liver)

成因と病態生理

脂肪肝とは，肝小葉の1/3以上の領域にわたって肝細胞に著明な脂肪滴の蓄積性変化がみられるものの，その他に顕著な形態的異常を認めないものと定義される（日本消化器学会，1979）。その大きな原因は，①アルコールの多飲，②肥満，③糖尿病である。

食物中に含まれる脂肪は小腸でリパーゼにより分解され吸収された後，血中に入ってエネルギー源として使用され，余ると中性脂肪（TG）として蓄えられる。糖質も同様に小腸でグルコースとして吸収された後，血糖となりエネルギー源として利用され，余ったグルコースはインスリンの作用を受けて脂肪に置き換えられTGとして蓄積される。また，グルコースは肝臓や筋組織においてグリコーゲンとして蓄えられるが，その量には限界があり，グリコーゲンにならないグルコースはTGに合成される。TGは肝臓にとどまるものと血中に放出されるものに分かれるが，血中に放出されたTGは，脂肪の吸収と同様の過程を経て蓄積される。

脂肪肝はアルコールの過剰摂取によってTGが蓄積するアルコール性脂肪肝と非アルコール性脂肪肝とに分類される。

栄養評価

身体計測（身長，体重，TSF，AMC）とともに体重の変化や食事摂取の状況を把握する。過食・肥満度の評価（SGA：主観的包括的栄養アセスメント）を行う。

肝細胞で合成されるパラメータはALT（GPT）>AST（GOT）（アルコール性の場合はAST>ALT，γ-GTP高値），コリンエステラーゼ（ChE）のモニタリングを実施する。腹部エコーでは肝腎コントラストを認める。肝ウイルスマーカーは陰性。

肥満，脂質異常症，耐糖能異常や糖尿病などが合併している場合が多く，メタボリックシンドロームとの関係があげられる。食事制限については，バランスのとれた食事摂取を中心として，過剰な栄養摂取を是正する。

栄養補給

表5-21に栄養基準量を示す。野菜不足にならないようにする。

脂肪肝にはタウリンを多く含んだ食品の摂取が有効である。肝臓から排出される胆汁酸には，コレステロールを排出させる作用がある。この作用を促進するのがタウリンであり，タウリンを多く含む食品の摂取は，胆汁酸の分泌を促進し，血中のコレステロール値を下げる。また，タウリンには酵素の働きを助ける作用があり，アルコールの分解，腎臓や肝臓の有害物質の排泄機能の促進を行う。タウリンを多く含む食品の代表は牡蠣である。

表5-21　脂肪肝の栄養基準量

エネルギー必要量	30～35kcal/kg/日が目安，糖尿病・肥満がある場合は25～30kcal/kg/日（BMI 22を目標）
たんぱく質必要量	1.0～1.5g/kg/日
脂質必要量	エネルギー全体の20～25%

栄養指導

過剰栄養

①体重の適正化を目的として，適正なエネルギー量を維持する。減量の目安は，適正体重〔身長(m)×身長(m)×22〕×25kcal
②過剰な食物摂取の是正，特に間食での菓子類には注意する。
③食事の構成については，炭水化物，脂質の構成に注意して必要量の摂取を維持する。また，たんぱく質の摂取については，良質なものを選択するとともに，摂りすぎや極端な不足は症状を悪化させる。
④食物繊維（ごぼうなどの根菜類やひじきなどの海藻類）を有効的に摂り入れる。
⑤食事をゆっくりと食べる習慣をつける（早食い，ドカ食いは，満腹中枢の刺激を遅延させる）。
⑥肥満の是正，体脂肪の燃焼を考えて適度な運動を生活に取り入れる。急激な運動ではなく体脂肪を燃焼する有酸素運動を1日に30分間継続する（30分継続が無理な環境であるのであれば，少なくとも10分以上の運動3回，計30分以上を取り入れる）。

アルコール性

①アルコールが起因する場合は，禁酒が最も望ましい（初期の場合は禁酒により，早いタイミングで改善する）。
②1日の飲酒量は日本酒1合を超えないと同時に週2～3回の休肝日を設ける。
③酒だけの摂取にならないように，過剰栄養の場合に準拠した食事構成とする（表5-20）。

胆　嚢　炎
(cholecystitis)

成因と病態生理

結石や腫瘍によって胆汁がうっ滞して濃縮が起こり，胆嚢壁を刺激したり，細菌感染などによって起こる炎症である。多くの場合（90%以上）胆石を伴う。細菌感染は，十二指腸や胆管から侵入してくる上行性感染が多く，その他に腸管から門脈・肝臓を経て胆嚢に達する血行性感染，門脈性感染などがある。これらの炎症部位によって，胆管炎と胆嚢炎に分けられる（表5－22）。

表5－22　胆道感染症

	胆管炎	胆嚢炎
胆石のみられる場所	胆管，特に胆管十二指腸付近	胆嚢内，特に胆嚢胆管付近
炎症部位	胆管内壁	胆嚢壁
感染症	上行性感染症	胆嚢内感染
症　状	急性胆管炎 胆管狭窄，胆汁うっ滞	急性・慢性胆嚢炎 胆汁うっ滞
合併症	急性閉塞性化膿性胆管炎（敗血症などを引き起こす重篤な疾患）や肝腫瘍	変形，穿孔，腹膜炎

症状は，急性胆嚢炎では右季肋部痛，背部痛および発熱などの激しい症状が出現し，黄疸がみられることもある。慢性胆嚢炎では嘔吐，不快感，右季肋部痛，背部痛，発熱およびさまざまな胃腸症状などがみられる。治療は，急性胆嚢炎では抗菌薬で治癒するのがほとんどであるが，進行する場合や穿孔（せんこう）などがみられた場合には外科的治療（胆道ドレナージ）を行う。慢性胆嚢炎では，炎症性因子の対策，胆汁うっ滞の除去および胆石の処置が原則である。主に薬物療法などの内科的治療を行うが，狭窄や閉塞などの病変がみられた場合には外科的療法が必要である。

栄養評価

多くの場合が，胆石を伴っているので，胆石症のアセスメントに準ずるところが多く，直接ビリルビン（D-Bil），白血球（WBC）数およびC反応性タンパク（CRP）の上昇を認める。さらに胆道系酵素であるALPやγ-GTPも上昇する。慢性疾患の場合は，腹痛が長期間持続していたかにより，栄養状態を確認する。摂取量が減っていないか，体重，身体計測値，総タンパク（TP）およびアルブミン（Alb）などの評価を行う。また，急性期で絶食期（末梢静脈栄養）や流動食期が長期間持続した場合にも同様に，栄養状態の悪化がないか確認する。

栄養補給

栄養食事療法の原則は，胆汁うっ滞の除去，胆嚢収縮を抑制することである。急性疾患では，胆嚢収縮抑制と疼痛，嘔吐，発熱などによって，食事を摂取することが困難であることから絶食で静脈栄養法を行う。治療後に症状が軽減すれば，脂質0gに近い糖質中心の流動食から開始し，徐々に脂質の少ないものや軟らかいものへと食事のレベルを上げていく。慢性疾患では，発作の誘発を避けること，胆汁が十分に腸管へ分泌されていないことを考えて脂質制限を行う。高脂肪食は，胆嚢収縮を促進するだけでなく，不十分な胆汁分泌のために，脂肪を消化・吸収できず，他の栄養素の消化・吸収をも妨げる。脂質を制限し，高コレステロール血症の場合はコレステロール制限や食物繊維の積極的摂取を行う。

胆嚢炎の栄養基準量を表5-23に示す。

表5-23　胆嚢炎の栄養基準量　（1日当たり）

エネルギー(kcal/kg)	脂質（g）	コレステロール(mg)	食物繊維(g/kcal)
30～35	20～30	300以下	10/1,000

食事の進め方

急性疾患の絶食後は，重湯，具なしスープ，くず湯，果汁など脂質の少ない流動食にする。症状がない場合は，三～五分粥，豆腐，白身魚や食物繊維の少ない野菜などを中心に煮物や蒸し料理などにする。その後，次第に鶏卵，豆腐，脂質を含む魚，低脂肪牛乳などを摂取していく。同時に硬さもましていく。

栄養指導

発作を起こさないように食生活全般から注意させる。

①高脂肪食，難消化性の食品（イカ，タコ，貝類，高繊維の野菜など），香辛料およびアルコールなどは控えるか，量を制限する。
②便秘の誘発が要因となるため，排便習慣や適量の食物繊維を摂取する習慣をつけるよう指導する。
③過労も要因の1つなので，十分に睡眠をとるなど，生活習慣を見直す。

胆　　石
(cholelithiasis)

成因と病態生理

胆嚢あるいは胆管に石状のものが析出し，激しい痛みを生じる。肝臓の胆管内にできるものを肝内結石，胆管にできるものを胆管結石という。その成分で大きく次の3つに分けられる。

①コレステロール胆石：胆石の約70%，胆汁中にその成分であるコレステロールが析出したもの。40～50歳代の肥満女性に多くみられる。

②ビリルビンカルシウム胆石：胆石の約20%，非抱合型ビリルビンが析出したもの。高齢者に多い。

③黒色石：胆石の約10%，ビリルビン代謝産物の重合体。

症状は右季肋部の強い疼痛（胆石発作），黄疸および発熱の3大主徴を生じ，また，さまざまな合併症を引き起こす（表5-24）。

表5-24　胆石症が引き起こす合併症

場所	合併症	進展する疾患
胆　嚢	胆嚢穿孔 胆石嵌頓 胆嚢炎（最も多い），胆嚢癌	→腹膜炎 →胆嚢水腫 　Mirizzi 症候群
胆　管	胆汁うっ滞，胆管炎	→急性閉塞性化膿性胆管炎，敗血症
膵　臓	急性膵炎	
肝　臓	閉塞性黄疸 肝腫瘍	→肝硬変
十二指腸	胆嚢十二指腸瘻 乳頭部結石嵌頓	→胆石イレウス →急性閉塞性化膿性胆管炎

発作は高脂肪食，暴飲暴食，便秘およびストレスなどが引き金となる。エコー検査は有用で，胆石によるシャドーを認める。治療は薬剤による胆石溶解療法，体外から衝撃波を与える胆石破砕療法，外科的な腹腔鏡下胆嚢摘出術がある。

栄 養 評 価

直接ビリルビン（D-Bil），白血球数（WBC）およびC反応性タンパク（CRP）の上昇を認める。さらに胆道系酵素であるALPやγ-GTPも上昇する。発作時より改善が認められず，絶食期（末梢静脈栄養）や流動食期が長期間持続した場合には，栄養状態の悪化がないか確認する。摂取エネルギー量あるいはエネルギー投与量からエネルギー出納の評価を行うとともに体重，身体計測値，総タンパク（TP）およびアルブミン（Alb）などを確認する。

栄養補給

胆石発作（疼痛）がみられる場合は，絶食で末梢静脈栄養法とする。消化管が働くと胆嚢収縮が起こるため経管栄養は適さない。胆石が除去あるいは破壊された後は，胆嚢収縮抑制（消化管の安静）と胆石の生成を予防することが栄養食事療法の原則である。食事は，糖質を中心に少しずつ増していく。胆石発作は便秘が引き金となることが多いので，水溶性と不溶性食物繊維を十分に摂る。また，胆石の予防として，肥満や脂質異常症を改善する。体重減少を目的としたエネルギー制限を行い，コレステロール制限や食物繊維の積極的摂取も併せて行う。

表5-25に胆石の栄養基準量を示す。

表5-25　胆石の栄養基準量　（1日当たり）

エネルギー（kcal/kg）	コレステロール（mg）	食物繊維（g/kcal）
20〜30	300以下	10/1,000

食事の進め方

絶食直後は，重湯，具なしスープ，くず湯，果汁など脂質の少ない流動食にするが，胆石が破壊できれば一般的な普通の食事に近づけていく。このときは，胆石の再発予防のために栄養食事療法を行う。魚類，肉類，卵類，乳類の量を決めて，野菜類を毎食含む献立にする。アルコールや間食の禁止が難しい場合でも，量を決めて過飲・過食を防ぐ。

栄養指導

栄養指導は，発症後に行うことがほとんどであり，胆石の再発予防に対するアドバイスを行う。

①肥満や脂質異常症（高コレステロール血症，高トリグリセリド血症）を伴うので，それらの改善に向けて指導する。
②発作の引き金となる便秘の予防のため，食物繊維の摂取方法などについても説明する。
③脂質の過剰摂取，暴飲暴食などに注意するよう，食生活全般についてもアドバイスする。

急性膵炎
(acute pancreatitis)

成因と病態生理

アルコールの多飲，胆石症，脂質異常症，薬剤および自己免疫疾患などを原因として，膵酵素が活性化され，膵臓組織を自己消化する病態である。30～50歳代の男性に多い。発熱を伴う腹痛と背部痛を生じ，重症急性膵炎ではショック，呼吸困難，精神神経症状，重症感染症，出血傾向および高血糖などがみられる。

治療は抗トリプシン作用をもつプロテアーゼ阻害薬などを用いる抗膵酵素療法を行い，輸液によって水分と電解質の補正を行う。重症急性膵炎では，持続血液濾過透析などの血液浄化法，抗菌薬の持続動注法，腸内殺菌法などが行われる。自己免疫性膵炎ではステロイド剤が有効である。急性膵炎の20%が慢性膵炎に移行する。

栄養評価

アミラーゼ，リパーゼおよびエラスターゼの膵酵素の上昇によって病態を把握する。これらが正常範囲になれば経口摂取開始の目安になる。炎症は白血球数(WBC)やC反応性タンパク(CRP)によって把握する。急性膵炎の場合は，発症から治療開始までの期間が比較的短いために，発症時（入院時）の低栄養は少ない。しかし，治療期間が延び末梢静脈栄養法の期間が長くなると，低栄養に陥る可能性が高いため，体重減少，身体計測，エネルギー出納，窒素出納などから栄養状態を把握する。炎症が続く場合は，間接カロリメトリーでエネルギー消費量を測定するとよい。また，発症の原因を見つけ出すために，食事の摂り方や内容などを中心に過去の食生活調査を行い評価する。

栄養補給

膵外分泌の直接刺激を避けるために，膵臓の安静（消化管の安静）が原則である。急性期には絶食として静脈栄養法とする。治療後，膵酵素や炎症マーカーの正常化を確認できれば，経口摂取によって栄養補給を行う。食事は脂質を避け，糖質中心の流動食から開始して，徐々に食事の硬さ，量，脂質量を増す。主食は，重湯から全粥まで数段階に分けて与える。脂質も開始時0g/日から最終段階を30g/日として段階に分けて増していく。便の状態を観察し，下痢や脂肪便がみられるようなら脂質制限を厳しくする必要がある。

食事摂取不足の場合は，経腸栄養剤（総合栄養食品）を併用する。このときは脂質を含まない消化態栄養剤である成分栄養剤を用いる。膵臓の安静を保ちつつ，経管栄養を行う場合は，トライツ靱帯を越えた空腸上部にチューブを設置するPEJ（percutaneous endoscopic jejunostomy）によって経管栄養を行う。

表5 - 26に膵炎の栄養基準量を示す。

表5 - 26　膵炎の栄養基準量　（1日当たり）

	エネルギー（kcal/kg）	たんぱく質（g/kg）	脂　質（g）	
急性期	絶　食			経静脈栄養
回復期（Ⅰ） （Ⅱ）	20〜25 25〜30	0.8〜1.0 1.0〜1.2	10	経静脈栄養併用
安定期・慢性期	30〜35	1.0〜1.2	初期は20〜30以下	

食事の進め方

絶食後，次の順で，量，硬さ，脂質量を増していく。

①脂質なし：重湯，具なしスープ，くず湯，果汁など

②脂質5g程度：三分粥，野菜煮物（特に軟らかく煮たもの），豆腐スープ，いもペースト，果汁，スキムミルクなど

③脂質10g程度：五分粥，白身魚の煮物や蒸し物，ささみ団子煮，豆腐汁，野菜の煮物，野菜のお浸し（軟煮），低脂肪牛乳など

④脂質15g程度：全粥，煮魚や蒸し魚，脂身の少ない肉（鶏もも皮なしなど）の煮物や蒸し物，鶏卵1個，豆腐汁，野菜の煮物，野菜のお浸し，低脂肪牛乳など

栄養指導

完治するまでは脂質制限（〜30g/日）と食事の硬さに注意する。

①脂質30g/日の食事は，脂質を多く含む食品や脂質を多く使う料理を控えれば守ることができる。

②再発防止のために，発症前の問題点（アルコールの量，脂質摂取量，暴飲暴食など）を把握し，患者本人が改善するようにアドバイスする。

③体重管理や便の状態を観察することなど自己モニタリングも指導する。

慢性膵炎
(chronic pancreatitis)

成因と病態生理

膵炎の状態が6カ月以上続いた状態をいう。急性膵炎からの移行，アルコール多飲および胆石症などによって起こる。男性に多い。膵臓の石灰化，主膵管の不規則な拡張および実質萎縮など炎症の持続による不可逆性病変が観察される。上腹部痛を繰り返し，末期（非代償期）には消化・吸収不全による脂肪便，低栄養および二次性糖尿病に至る。

治療の原則は原因の除去で，安定した代償期には禁酒と栄養食事療法によって改善させる。非代償期には消化酵素薬やタンパク質分解酵素を内服させる。

表5-27　膵臓の内分泌・外分泌

内分泌		外分泌	
インスリン	末梢でのグルコース取り込み促進，肝臓でのグリコーゲン合成促進	アミラーゼ	糖質分解酵素
		トリプシン，キモトリプシン	タンパク質分解酵素
グルカゴン	糖新生亢進	リパーゼ	脂質分解酵素
		重炭酸イオン	pH 調整

栄養評価

膵外分泌機能は，セクレチン試験で膵酵素分泌量を評価する。また，膵酵素（アミラーゼ，リパーゼ），炎症マーカー（CRP）から膵炎の病態を把握する。腹痛や下痢，脂肪便も栄養評価の情報であり，この評価から食事の内容（量，硬さおよび脂質量など）を決定する。

慢性膵炎は長期間の腹部痛，食欲の低下，食事摂取量の減少，さらに膵酵素分泌低下に伴う栄養素の消化・吸収低下によって体重減少がみられる。下痢や脂肪便がみられる場合は，食事を十分に摂取していても体重が減少する。この場合は同時に身体計測，エネルギー出納などから栄養状態のチェックを行う。脂質が十分に吸収されていないことからくる脂溶性ビタミン欠乏の可能性にも注意する。非代償期には，血糖値やHbA1cなど二次性糖尿病に関するアセスメントが必要になる。

栄養補給

炎症活動期，再燃時には急性膵炎の栄養食事療法に準ずる。経口摂取による栄養補給では，腹痛や便の状態，検査値から判断して食事の硬さや脂質量を設定する。エネルギーは，30～35kcal/kg/日，たんぱく質1.0～1.2g/kg/日，脂質は30g/日以下に設定する。食事開始までに体重減少があっても，高エネルギー・高たんぱく質にする必要はない。1回の食事量を多くすることは，かえって膵臓の安静につながらない。長期間の脂質制限が必要な場合は，膵リパーゼの加水分解を必要としない中鎖脂肪酸（MCT）を利用し，脂溶性ビタミンの補給に努める。非代償期で二次性糖尿病に至った場合は，糖尿病の栄養食事療法に準ずる。

慢性膵炎の栄養基準量を急性膵炎の項の表5-26に示した。

食事の進め方

アミラーゼやリパーゼなどの膵酵素の値，腹痛の有無，便の状態などから炎症の状態をアセスメントし，次のように食事レベルを変える必要がある。

①炎症があると考えられるとき（脂質20g程度）：全粥，白身魚の煮魚や蒸し魚，ささみなどの脂身の少ない肉の煮物や蒸し物，豆腐煮物，鶏卵1個，いも類や野菜の煮物，ゆで野菜の和え物，低脂肪牛乳あるいはスキムミルクなどを献立にし，脂質量とともに調理後の硬さも考慮する。

②症状が安定しているとき（脂質30g程度）：ごはん，比較的脂質の少ない魚や肉類，豆腐1/4丁，鶏卵1個，いも類，野菜類，果物，低脂肪牛乳など，一般的な普通の食事でよい。極端に脂質が多い食品でなければ，食品の脂質量はあまり考えず，調味料や料理で使用する油脂類を控えればよい。

栄養指導

食事の内容と食事の摂り方の両方を指導する。

①脂質20g/日では，魚，肉類は脂肪の少ないものを選択し，豆腐や卵，牛乳の摂取量や頻度について指導する。

②油を使用しない調理法についても指導する。

③アルコールや香辛料などの刺激物は禁止する。

④1回の食事量が多かったり，間食することは膵臓を安静にできないので控えるようアドバイスする。

高　血　圧
(hypertension)

成因と病態生理

高血圧とは，大循環系における動脈の内圧が異常に上昇した状態をいい，慢性的に高値である状態を高血圧症という。日常最も多く遭遇する疾患で，現在約4,300万人，国民の３人に１人が罹患していると推測される。原因疾患（腎実質性高血圧，腎血管性高血圧，糖尿病腎症，原発性アルドステロン症，褐色細胞腫，クッシング症候群，甲状腺疾患，副甲状腺機能亢進症など）が明らかな二次性高血圧と，明確な原因が不明な本態性高血圧に分けられ，高血圧の約90％は後者である。正常血圧（120/80 mmHg 未満）を超えて血圧が高くなるほど，全心血管病，脳卒中，心筋梗塞，慢性腎臓病などの罹患リスクおよび死亡リスクが高くなる。また，腎障害，動脈硬化，網膜症などの危険因子となる。自覚症状は比較的少ない。

表５－28　降圧目標[1)]

	診察室血圧	家庭血圧
75歳未満の成人 脳血管障害患者 （両側頸動脈狭窄や脳主幹動脈閉塞なし） 冠動脈疾患患者 CKD 患者（蛋白尿陽性） 糖尿病患者 抗血栓薬服用中	<130/80 (mmHg)	<125/75 (mmHg)
75歳以上の高齢者 脳血管障害患者 （両側頸動脈狭窄や脳主幹動脈閉塞あり，または未評価） CKD 患者（蛋白尿陰性）	<140/90 (mmHg)	<135/85 (mmHg)

栄養評価

①食塩摂取量：可能なら24時間蓄尿から食塩摂取量を算出する。
　１日食塩摂取量(g)＝尿中 Na 濃度(mEq/L)×尿量(L)÷17
②血圧，体重，エネルギー摂取量などにより栄養状態を評価する。
③糖尿病，臓器障害，心血管病，脂質異常症，肥満，喫煙などのリスクを評価する。

栄養補給

①減塩：減塩調味料を利用する。含塩加工品・外食などを控える。
　食塩相当量(g)＝Na(mg)×2.54÷1,000
②エネルギー摂取：特に，肥満がある場合は減量を考慮したエネルギー設定とする。
③カリウム（K），マグネシウム（Mg），カルシウム（Ca），食物

繊維などを積極的に摂取する。

④コレステロール，飽和脂肪酸，アルコールなどの摂取を控える。

表5-29 高血圧の栄養基準量 （1日当たり）

エネルギー (kcal/kg)	たんぱく質 (g/kg)	脂質 (エネルギー比%)	食塩 (g)
25～35	1.0～1.2	20～25 P：M：S＝3：4：3 n-6：n-3＝4：1	6未満

栄養指導

以下に示す，日本高血圧学会の「高血圧治療ガイドライン2019」による生活習慣の修正が中心となり，すべての患者において徹底されなくてはならない（合併症があれば該当項目を参照）[1]。

①食塩制限：減塩目標は食塩6g/日未満とする。より少ない食塩摂取量がよいと思われるが，安全性のエビデンスがあるのは3.8g/日までである。一般医療施設における食塩摂取量評価は随時尿（クレアチニン補正）で行うのが実際的である。多くの包装食品はNa表示なので，換算式〔Na量(g)×2.5＝食塩量(g)〕が減塩指導では有用である。

②食塩以外の栄養素：野菜・果物を積極的に摂取し，コレステロールや飽和脂肪酸の摂取を控える。多価不飽和脂肪酸，低脂肪乳製品の積極的摂取も推奨される。

③適正体重の維持：BMI〔体重(kg)÷身長(m)^2〕25未満が目標であるが，目標に達しなくとも，4～5kgの減量で有意な降圧が得られる。腹囲も考慮する。

④運動：中等度の強さの有酸素運動を中心に定期的に（毎日30分，または180分/週以上を目標に）行う。心血管病のない高血圧患者が対象で，リスクの高い患者は事前にメディカルチェックを行い，対策を講じる。

⑤節酒：エタノール換算で男性20～30mL/日（日本酒1合，ビール中瓶1本相当）以下，女性10～20mL/日以下に制限する。

⑥禁煙：喫煙は心血管病の強力なリスクであり，一部で高血圧への影響も指摘されているので，喫煙（受動喫煙を含む）の防止に努める。

引用文献

1）日本高血圧学会高血圧治療ガイドライン作成委員会編：高血圧治療ガイドライン2019，日本高血圧学会，2019

妊娠高血圧症候群
(hypertensive disorders of pregnancy：HDP)

成因と病態生理

日本妊娠高血圧学会の定義（2018）は，「妊娠時に高血圧を認めた場合，妊娠高血圧症候群とする」として，表5-30に示す①～④病型に分類されるとしている。悪化・進展で，子癇発作（痙攣，ショック，意識不明），HELLP症候群，肺水腫，胎盤早期剥離，早産，低体重児出生，胎児死亡，出産後後遺症（高血圧，腎臓病）などが起こる。治療は安静，栄養食事療法が中心で，重症例では降圧薬投与を行うことが多い。帝王切開を行う場合もある。

表5-30　妊娠高血圧症候群

病型分類	①妊娠高血圧腎症，②妊娠高血圧，③加重型妊娠高血圧腎症，④高血圧合併妊娠
症候による亜分類	重症について*：上記①，②，③，④の病型において，収縮期血圧160mmHg以上か拡張期血圧110mmHg以上の場合　または，上記①，③において母体の臓器障害または子宮胎盤機能不全を認める場合
発症危険因子	初産婦，妊娠高血圧症候群や子癇の家族歴を有する妊婦，高齢（35～40歳以上）・若年（15歳以下）・肥満妊婦，多胎妊娠，糖尿病，本態性高血圧，慢性腎炎合併妊娠など

＊タンパク尿の多寡による重症分類は行わない。また，軽症の用語はハイリスクでないと誤解を招くため，原則使用しない。

栄養評価

①高血圧，タンパク尿をチェックする。タンパク質代謝異常〔アルブミンの低下〕，脂質代謝異常〔コレステロール，トリグリセリドの上昇〕，血清カルシウム（Ca）の低下も評価する。
②急激な体重増加は症状の悪化を促進するので妊娠期間中の体重変化は500g以下/週を基準に評価する。
③食事調査を行いエネルギー，たんぱく質，Ca，鉄，水分，食塩などの摂取状況を把握する。

栄養補給

①妊娠高血圧症候群発病後の指導については日本産科婦人科学会が1998年に公表した「妊娠中毒症の生活指導および栄養指導」（表5-31）（「妊娠中毒症」は2004年までの症名）に従って行う。基本的には，エネルギーの制限，減塩，高たんぱく質食である。
②動物性脂肪と糖質は制限し，高ビタミン食とする。

表 5－31　妊娠高血圧症候群の生活指導および栄養指導[1)]

1．生活指導
　＊安静　　＊ストレスを避ける
　[予防には軽度の運動，規則正しい生活が勧められる]
2．栄養指導（食事指導）
　a）エネルギー摂取（総カロリー）
　　非妊時 BMI24以下の妊婦：30kcal×適正体重（kg）+200kcal
　　非妊時 BMI24以上の妊婦：30kcal×適正体重（kg）
　　予防には妊娠中の適切な体重増加が勧められる
　　　BMI＜18では10～12kg増
　　　BMI18～24では7～10kg増
　　　BMI＞24では5～7kg増.
　b）食塩摂取
　　7～8g/日程度に制限する（極端な食塩制限は勧められない）。
　　[予防には10g/日以下が勧められる]
　c）水分摂取
　　1日尿量500mL以下や肺水腫では前日尿量に500mLを加える程度に制限するが，それ以外は制限しない。口渇を感じない程度の摂取が望ましい。
　d）たんぱく質摂取量
　　適正体重×1.0g/日［予防には適正体重×1.2～1.4g/日が望ましい］
　e）動物性脂肪と糖質は制限し，高ビタミン食とすることが望ましい。
　　[予防には食事摂取カルシウム（1日900mg）に加え，1～2g/日のカルシウム摂取が有効との報告もある。また，海藻中のカリウムや魚油，肝油（不飽和脂肪酸），マグネシウムを多く含む食品に高血圧予防効果があるとの報告もある。]
注）重症，軽症ともに基本的には同じ指導で差し支えない。混合型ではその基礎疾患の病態に応じた内容に変更することが勧められる。

③混合型ではその基礎疾患の病態に応じた内容に変更することが勧められる。

栄養指導

妊娠高血圧症候群の管理・指導の基本は安静と栄養食事療法であるが，妊婦によって身長，体重，肥満度，食生活の地域差，妊娠高血圧症候群の重症度などが違うので個々に対応すべきである。

●引用文献

1）日本産科婦人科学会周産期委員会，1998／中林正雄：妊娠中毒症の栄養管理指針．日産婦会誌 51：507-510，1999

虚血性心疾患
(ischemic heart disease)

成因と病態生理

虚血性心疾患は，心筋の酸素消費に対して冠動脈からの酸素供給が不足した状態によりもたらされる。狭心症と心筋梗塞に代表され，前者が一過性である（心筋の回復が期待できる）のに対し，後者では冠動脈硬化と血栓形成によって内腔が完全に閉塞して血流が遮断され，心筋が壊死に陥る。症状として，狭心症では胸部，特に，前胸部胸骨裏側に痛みを発生するが痛みは拡散する。不快感，胸やけ，肩こり様の症状がある。心筋梗塞では激しい胸痛，呼吸困難，冷汗，嘔吐などで，突然死に至る場合がある。原因の多くは冠動脈の粥状動脈硬化（アテローム硬化）による。

表5-32　虚血性心疾患の危険因子

1．加齢（男性：45歳以上，女性55歳以上）
2．家族歴として両親，祖父母，兄弟姉妹における突然死や若年発の虚血性心疾患の既往
3．喫煙
4．脂質異常症：高LDLコレステロール血症（140mg/dL以上），高トリグリセライド血症(150mg/dL以上)および低HDLコレステロール血症(40mg/dL未満)
5．収縮期血圧140mmHgあるいは拡張期血圧90mmHg以上
6．耐糖能異常/糖尿病
7．肥満：BMI 25以上またはウエスト周囲長が男性85cm以上，女性90cm以上
8．メタボリックシンドローム
9．CKD（慢性腎臓病）
10．精神的，肉体的ストレス

〔循環器の診断と治療に関するガイドライン（2011年度合同研究班報告）／虚血性心疾患の一次予防ガイドライン（2012年改訂版），日本循環器学会ほか〕

栄養評価

残存心機能により栄養状態は異なるが，体重（BMI，肥満度，増減），体脂肪量，筋肉量，浮腫などをみる。危険因子となる糖尿病，脂質異常症，高血圧，高尿酸血症，腎疾患などの有無，程度，コントロール状況などを，それぞれにあるいは総合的に評価する。

栄養補給

狭心症

疾患危険因子の糖尿病，脂質異常症，高血圧，肥満などに対応

したエネルギーや脂質コントロールおよび減塩が主体となる。必要に応じて腎疾患も考慮したものとする。

心筋梗塞

急性期は，非肥満であっても心負荷軽減のため，低エネルギーで少量食から始める。発症直後は絶食とし，全身状態をみながら流動食を少量ずつ投与し，軟飯食へ移行，ガスが発生しやすい食事を避け，乳糖不耐症などの確認をする。熱すぎたり冷たすぎる食事は避け，場合によってはカフェインなどの刺激的嗜好品も避ける。最終的には患者に適した治療食で対応するが，減塩したエネルギー・脂質コントロール食などの選択が一般的である。

また，穀類の摂取が必要であり，炭水化物はエネルギー比で50%以上とし，ビタミン・ミネラルは「日本人の食事摂取基準」の推奨量または目安量とする（野菜，きのこ，海藻類は350g/日以上）。コレステロール，血糖低下作用があり，便秘予防にもなる食物繊維を積極的に摂る。

表5-33に栄養基準量を示す。

表5-33　虚血性心疾患の栄養基準量　（1日当たり）

エネルギー (kcal/kg)	たんぱく質 (g/kg)	脂　質 (エネルギー比%)	コレステロール (mg)	食　塩 (g)	食物繊維 (g)
25〜35	1.0〜1.2	20〜30未満 P：M：S＝3：4：3 n-6：n-3＝4：1	300以下	6以下	成人男性 22以上 成人女性 18以上

栄養指導

食事摂取は，心拍，血圧の上昇，心筋の酸素必要量の増加など，負荷が生じるので一度に多量とならないようにする。

①肥満を避け心筋への負荷を軽減する。
②動物性脂肪を少なく，植物油や魚油を多くする。
③食塩を制限し正常血圧の維持を図る。
④禁酒，禁煙とする。
⑤ワルファリン服用では納豆，クロレラ，青汁，海藻類の摂取を控える。一部のCa拮抗薬服用ではグレープフルーツジュースを禁止とする。

うっ血性心不全
(congestive heart failure)

成因と病態生理

心不全とは，心臓のポンプ機能が低下し，心臓に戻ってくる血液を十分に拍出できない状態で，心臓病の最終段階の状態をさす。急性心不全（心筋梗塞などによる急激な悪化）と慢性心不全（高血圧症などによる徐々の悪化）に区別され，心臓弁膜症，心筋疾患，虚血性心疾患，不整脈，高血圧，糖尿病，腎臓病などが原因となる。症状としては，息切れ，呼吸困難，起座呼吸，浮腫が出現し，頻脈，頻呼吸，チアノーゼなどがみられる。

左心不全

大動脈へ血液を送る機能が低下し，肺にうっ血が生じ，呼吸困難（起座呼吸），低酸素状態で頻脈などをきたす。

右心不全

大静脈にうっ血が生じ，チアノーゼ，浮腫，腹水，肝・胃・腎のうっ血，肝腫大などをきたす。腹部臓器のうっ血で食欲不振，悪心などをきたす。

表 5－34　NYHA（New York Heart Association）の心機能分類

クラス	内　容
Ⅰ	身体活動に制限を要しない 日常活動で疲労，動悸，息切れ，狭心痛が起こらない
Ⅱ	身体活動に少し制限を要する 日常活動で疲労，動悸，息切れ，狭心痛が起こる
Ⅲ	身体活動に強い制限を要する 日常の軽い活動で疲労，動悸，息切れ，狭心痛が起こる
Ⅳ	身体活動を制限せざるをえない 安静でも狭心症，心不全の症状があり，少しでも活動すると苦痛が増強する

栄養評価

浮腫の確認（短期間の体重増加は浮腫であり，心不全の悪化と判断してよい）をする。日単位で体重が 2 kg 以上増加であれば急性増悪とみる。

適正体重比が80％以下であれば低栄養状態である。

栄養補給

エネルギーは適正体重維持量とするが，安静状態や運動量の制限から，必要エネルギー量の減少も考慮する。

低タンパク血症を起こすことが多く，浮腫を増強させやすい。

Naのコントロールは重要で，制限が必要である。重症時や希釈性低ナトリウム血症などでは浮腫，排泄量を観察し適正な水分量（1,000mL/日程度）とするが，まずはNaコントロールを優先させる。

利尿薬の影響で低カリウム血症を起こすこともあるので注意し，ビタミンは必要十分量摂る。

表5-35に栄養基準量を示す。

表5-35　うっ血性心不全の栄養基準量（1日当たり）

エネルギー(kcal/kg)	たんぱく質(g/kg)	脂質(エネルギー比%)	食塩(g)	水分(mL)	ミネラル
25～35	1.0～1.2	20～25	重症2 中等症3～5 軽症7以下	重症800～1,000	食事摂取基準

栄養指導

食欲不振や胃腸症状を伴うことが多いので工夫が必要である。

①心臓への負担を避けるため頻回・少量食がよい。減塩が基本であり，浮腫の有無などにもよるが，6g/日程度（NYHA分類のクラスⅠ，Ⅱ）を中心に，3～8g程度の範囲とする。日常的には練り製品，干物，漬物，類似の加工食品などは避ける。

②低タンパク血症になる場合もあるので，たんぱく質は十分に確保する。エネルギーは必要量(25kcal/kg/日以上)を確保する。

③胃内停滞時間の長い高脂肪食は避ける。

④発酵しやすい食品を控え，腸内細菌叢を整える。

⑤便秘は排便時の血圧上昇を招くので，野菜，果物などは調理の工夫により食べやすい形にして300～400g程度は摂る。

⑥可能な限り禁酒とし（アルコール性心筋症では禁酒），濃いコーヒーや茶類は控える。

⑦禁煙とする。

⑧糖尿病，脂質異常症などへの対応も必要となる。

動脈硬化症

(arteriosclerosis)

成因と病態生理

動脈硬化とは，動脈壁が肥厚や硬化をきたす動脈病変をいう。病理的には粥状（アテローム）硬化，中膜硬化，細動脈硬化の3つに分かれるが，狭義には粥状硬化を動脈硬化という。その結果，種々の臨床的な症状を伴う場合を動脈硬化症という。比較的大型の動脈に起こる粥状硬化は，血管内膜へ主として脂質（コレステロール）やそれを貪食した泡沫細胞が沈着，アテローム（粥腫）を形成し，それにより動脈内腔が狭くなり，アテロームの破綻によって血栓を形成，血流障害を引き起こす状態である。中膜硬化は，中膜の石灰化，線維化を生じる。細動脈硬化は，腎や脳にみられ，高血圧との関連が深い。

- 粥状硬化症：頸動脈狭窄症，アテローム血栓性脳梗塞，冠動脈疾患（狭心症，心筋梗塞，無症候性心筋虚血），四肢の閉塞性動脈硬化症
- 中膜硬化：胸部・腹部大動脈瘤
- 細動脈硬化症：脳ラクナ梗塞・出血，腎硬化症

動脈硬化を進める危険因子は，脂質異常症，糖尿病（耐糖能異常），肥満，高血圧症，高尿酸血症，加齢，喫煙，アルコール多飲，運動不足などである。

栄養評価

メタボリックシンドロームに表現される危険因子の重積が動脈硬化性疾患のリスクを高めるので，表5-36を基準に評価する。

表5-36　メタボリックシンドロームの診断基準

ウエスト周囲長	男性≧85cm，女性≧90cm（ウエスト周囲長が男85cm，女90cmを超えると内臓脂肪面積≧100cm²に相当）
血清脂質	TG≧150mg/dL，HDL-コレステロール<40mg/dL
血圧	収縮期血圧≧130mmHg，拡張期血圧≧85mmHg
血糖	空腹時血糖≧110mg/dL

＊ウエスト周囲長は必須，血清脂質，血圧，血糖のうち2項目以上で診断される。

さらに，喫煙状況，冠動脈疾患などの家族歴，運動量などを評価し，食事内容および摂取量も評価する。

栄養補給

脂質異常症，糖尿病，高血圧症，肥満などの病態に即したものとする。表5-37に栄養基準量を示す。

表5-37　動脈硬化症の栄養基準量　（1日当たり）

エネルギー(kcal/kg)	たんぱく質(g/kg)	脂質(エネルギー比%)	食塩(g)	食物繊維(g)	コレステロール(mg)
25～35	1.0～1.2	20～25	6未満	25以上	200未満

栄養指導

表5-38をリスク別脂質管理目標とし，加えて糖尿病，高血圧，肥満などをそれぞれ，あるいは総合的に是正する。

考え方としては，一次・二次予防にとらわれずに適正エネルギー摂取とし（肥満20～25kcal/kg/日，糖尿病25～30kcal/kg/日を目安），栄養素配分を適正にする。脂肪摂取は総量だけでなく飽和脂肪酸量を制限する。詳細は脂質異常症などの項に準ずる。

表5-38　リスク別脂質管理目標値（日本動脈硬化学会，2022）

<table>
<tr><th rowspan="2">治療方針の原則</th><th rowspan="2">管理区分</th><th colspan="4">脂質管理目標値（mg/dL）</th></tr>
<tr><th>LDL-C</th><th>non HDL-C</th><th>TG</th><th>HDL-C</th></tr>
<tr><td rowspan="3">一次予防
まず生活習慣の改善を行った後，薬物療法の適用を考慮する</td><td>低リスク</td><td>＜160</td><td>＜190</td><td rowspan="4">＜150
空腹時***
＜175
随時</td><td rowspan="4">≧40</td></tr>
<tr><td>中リスク</td><td>＜140</td><td>＜170</td></tr>
<tr><td>高リスク</td><td>＜120
＜100*</td><td>＜150
＜130*</td></tr>
<tr><td>二次予防
生活習慣の是正とともに薬物療法を考慮する</td><td>冠動脈疾患またはアテローム血栓性脳梗塞の既往</td><td>＜100
＜70**</td><td>＜130
＜100**</td></tr>
</table>

＊糖尿病において，PAD，細小血管症（網膜症，腎症，神経障害）合併時，または喫煙ありの場合に考慮する。

＊＊「急性冠症候群」，「家族性高コレステロール血症」，「糖尿病」，「冠動脈疾患とアテローム血栓性脳梗塞」の4病態のいずれかを合併する場合に考慮する。

＊＊＊10時間以上の絶食を「空腹時」とする。ただし，水やお茶などカロリーのない水分の摂取は可とする。それ以外の条件を「随時」とする。

●これらの値はあくまでも到達努力目標値であり，一次予防（低・中リスク）においてはLDL-C低下率20～30%以上も目標値となり得る。

脳血管疾患
(cerebrovascular disease : CVD)

成因と病態生理

広義には脳に関連した血管疾患のすべてをいうが，一般的には急激発症の脳卒中（cerebral apoplexy）をさし，脳梗塞，脳出血，くも膜下出血がその代表である。

脳梗塞は動脈硬化をきたした血管に血栓が生じる場合と，不整脈や弁膜症などにより心臓内で生じた血栓や頸動脈にできた粥状血栓の一部が剝がれ，脳血管を閉塞する塞栓の場合があり，ほとんどが急に発症し，詰まった血管が栄養供給する部分の脳の働きが障害される。片麻痺，言語障害，失語症，同名半盲，半側空間無視，失行・失認，認知症などの症状が出現し，これらは進行性である。

脳出血の場合，多くは高血圧により動脈が破綻して出血する。大きな血腫ができると周囲の脳を圧迫して意識障害をきたす。

くも膜下出血は，脳動脈瘤や動静脈奇形などが破綻して発症する。脳動脈瘤の原因は明確ではなく，また，比較的若年者に多い。激しい頭痛や嘔吐が特徴的であり，重症では意識障害を起こし，およそ半数は死亡する。

脳卒中患者の多くが介助を必要とする後遺症を残し，認知症や寝たきりを助長し，褥瘡を発生させ，日常生活動作を低下させる。また，嚥下障害を呈することも多く，誤嚥性肺炎につながるため，リハビリや嚥下障害への適切な対応は重要である。

栄養評価

意識障害，嚥下障害などの程度を把握する。

浮腫，脱水，下痢，嘔吐などの確認をする。

長期療養時（長期臥床状態）には褥瘡も評価する。

栄養補給

意識障害があったり嘔吐や誤嚥の危険がある場合は経口摂取をやめ，輸液，TPN（中心静脈栄養）管理を行い経過観察するが，軽症では食事摂取を可能な範囲で行う。経過ごとの栄養管理を表5‐39に示す。

経腸栄養時には下痢などへの対応が必要となる。また，褥瘡がある場合は，十分な栄養補給が必要となる。

誤嚥の有無を確認し，誤嚥があれば嚥下訓練と並行して嚥下食

表5－39　栄養管理経過概要

急性期：発症～1週間	亜急性期：～1カ月	慢性期：1カ月後～
血栓溶解・脳保護療法	リハビリテーション	①社会復帰 ②長期臥床療養
脳圧降下治療（脱水や過剰輸液に注意） 糖質・電解質輸液	経口摂取，経腸栄養（経口，経腸栄養不可の場合は経静脈栄養）	①経口摂取，経腸栄養 ②経口摂取，経腸栄養（褥瘡，嚥下障害などに対応）

を検討する。経鼻経管栄養，PEG（経皮内視鏡的造設）による胃瘻なども検討する。

慢性期では高血圧，糖尿病，脂質異常症などへの対応と同様となる。

栄養基準量は，「日本人の食事摂取基準」に準じる。

栄養指導

嚥下障害がある場合

①汁物などの液体，パサパサな料理，刻んだものと液体の混合物，付着性の強いもの，ゴマやひき肉状のものなどは誤嚥しやすいので避ける。

②ゼリー状，ムース状のもの，軟らかく均一な料理に，それらに適したとろみ剤を使った食事などとする。

③個人個人の状態に合った食事を工夫する。

嚥下が可能な場合

①再発予防のため，高血圧，糖尿病，脂質異常症，肥満などへの対応と同様となる。

②脱水や血液濃縮による閉塞性脳梗塞を起こしやすくなるので，水分摂取不足に注意する。

③高齢者は口渇を訴えないので注意が必要である。

④エネルギーは，25（～30）kcal/kg/日，たんぱく質は1.0～1.2 g/kg/日とし，食塩は6 g/日程度とする。

⑤ワルファリン服用では納豆，クロレラ，青汁，海藻類の摂取を控える。一部のCa拮抗薬服用ではグレープフルーツジュースを禁止する。

腎　炎
(nephritis)

成因と病態生理

腎炎には，糸球体腎炎，間質性腎炎，腎盂腎炎がある。本項では，多彩な栄養管理を必要とする糸球体腎炎について示す。

急性糸球体腎炎（acute glomerulonephritis : AGN）

小児期に多く，女子より男子に多くみられる疾患で，扁桃炎や咽頭炎などの上気道感染後10～14日を経て急激に発症する。A群β溶血性連鎖球菌や一部のウイルスに対する生体のアレルギー反応が関与する。血尿，浮腫，高血圧，タンパク尿，乏尿，全身倦怠感が一般症状としてみられる。

病期は，発病直後の乏尿，浮腫，高血圧を顕著に呈する急性期と，尿量が増加して各種症状が改善していく回復期および治癒期に分けられる。

慢性糸球体腎炎（chronic glomerulonephritis : CGN）

腎炎症状が1年以上持続する，糸球体に原発したびまん性疾患の総称である。急性糸球体腎炎から移行するものは少なく，多くは抗原・抗体反応物質の免疫機転の異常が関与する。

タンパク尿や顕微鏡的血尿など一部の症状しか示さない場合から，腎機能低下に陥っているものまで幅広い。

栄 養 評 価

急性糸球体腎炎は発症期間が比較的短期間で，栄養障害をきたすことは少ないが，食欲不振の頻度が高く，食事摂取状況の把握は必須である。また，抗ストレプトリジン-O抗体（ASLO）値，抗ストレプトキナーゼ抗体（ASK）値，血清補体価（CH_{50}）の推移と症状の変化を評価する。

慢性糸球体腎炎では，自・他覚症状や浮腫の程度，血圧を観察する。浮腫例では，除脂肪量を参考に体重を補正し，エネルギーの過不足を判定する。なかでも，たんぱく質制限時には，エネルギー不足をきたしやすく，経時的な体重変化を評価する。尿中尿素窒素（UUN）排泄量でたんぱく質摂取量，24時間蓄尿の尿中ナトリウム（Na）排泄量で食塩摂取量を推定する。糸球体濾過量（GFR），血清クレアチニン（Cr），BUNなどで腎障害の程度を把握する。血清Na，血清カリウム（K），血清リン（IP）で電解質バランスを評価する。必要なアセスメント項目を複数組み合わせて，全身状態を評価することが大切である。

栄養補給

急性糸球体腎炎の急性期の極期では厳重な腎庇護食が基本で，たんぱく質，食塩，水分は厳しく制限するが，食欲不振が強く，経静脈栄養が行われる機会も多い。回復期，治癒期では，食塩制限やたんぱく質制限を緩める。表5-40に栄養基準量を示す。

表5-40　急性糸球体腎炎の栄養基準量　（1日当たり）

	総エネルギー (kcal/kg)	たんぱく質 (g/kg)	食　塩 (g)	カリウム (mg)	水　分 (mL)
急性期	35*	0.5	0～3	5.5mEq/L以上のときは制限する	前日尿量＋不感蒸泄量
回復期および治癒期	35*	1.0	3～5	制限せず	制限せず

＊：高齢者，肥満者に対してはエネルギー減量を考慮する。

慢性糸球体腎炎では，日本腎臓学会が提示している糸球体濾過量（GFR）で分類したCKD病期ステージ分類の食事基準を参考とする。ステージG1とG2で高血圧を認めれば1日6g未満の食塩制限を行う。ステージG3以降は腎不全の項を参照。

- 好ましい食品：たんぱく質制限時には，無～低たんぱく質の治療用特殊食品がある。アミノ酸価の高い動物性食品がよい。
- 注意する食品：漬物などの高食塩食品や，食塩を多く含む加工食品に注意する。高カリウム血症時は，カリウム含有量が多い食品や塩化カリウムを使用した減塩食品に気をつける。栄養成分値が不明な食品は避ける。

栄養指導

①急性糸球体腎炎で利尿が始まった回復期および治癒期の初期には，積極的な水分摂取を指導する。また，厳格な食塩制限の必要性について指導する。

②慢性糸球体腎炎では，減塩指導が必要である。降圧薬のCa拮抗薬や免疫抑制剤のシクロスポリン服用時には，グレープフルーツジュース禁忌の指導を行う。たんぱく質制限を伴う場合，低たんぱく質などの治療用特殊食品の利用目的と使用方法，調理法や，腎臓病食品交換表や食品標準成分表の活用方法を指導する。高カリウム血症時は，カリウムを多く含む食品や，ゆでこぼしなどのカリウム減少法について指導する。

ネフローゼ症候群
(nephrotic syndrome : NS)

成因と病態生理

ネフローゼ症候群は，高度なタンパク尿と，それに伴う低タンパク血症および脂質異常症，浮腫が出現する疾患である。腎臓に原発する糸球体病変の一次性ネフローゼ，アミロイドーシス，全身性エリテマトーデス（SLE）や糖尿病，多発性骨髄腫など腎以外の疾患に続発した二次性ネフローゼに分類される。

顕著な症状は浮腫で，顔面と下肢にみられやすいが，高度になると腹腔や胸腔にも浮腫液が貯留し，全身倦怠感や食欲不振，下痢を引き起こす。

表5-41　ネフローゼ症候群の診断基準（成人）

1*	タンパク尿	3.5／日以上が持続する （随時尿において尿タンパク／尿クレアチニン比が3.5g/gCr以上の場合もこれに準ずる）
2*	低アルブミン血症	血清アルブミン値が3.0g/dL以下 血清総タンパク量6.0g/dL以下も参考になる
3	浮腫	あり
4	脂質異常症	（高LDLコレステロール血症）

＊1「タンパク尿」と2「低アルブミン血症」は診断の必須条件。

一次性ネフローゼの微小変化型は小児に多く，ステロイド剤が有効である。

一次性ネフローゼの膜性腎症とびまん性糸球体腎炎，硬化性腎症，二次性ネフローゼの糖尿病腎症は腎不全に進展しやすい。

栄養評価

循環血液量増加が浮腫を増悪させるため，厳格な食塩制限を行う。高度な浮腫による腹部症状などにより，食欲不振を認めやすいため，食事摂取状況は必ず把握する。身体所見は，浮腫，血圧の程度や改善の観察が重要である。また，免疫不全や感染症を生じやすいため，γ-グロブリンも血清総タンパク（TP）やアルブミン（Alb）と同レベルで確認する。血清脂質指標や血清糖代謝指標，尿所見の評価も必要である。さらに，腎障害の有無や程度，変化も栄養評価に重要である。腎炎の項を参照しながら，必要なアセスメント項目を複数組み合わせて，全身状態を評価する。

栄養補給

ネフローゼ症候群の栄養基準を表5-42に示す。低栄養状態の進行を防ぐためエネルギー不足に陥らない補給量とする。たんぱく質は微小変化型ネフローゼ症候群以外で0.8g/kg（適正体重）/日に制限する。なお，糸球体濾過量（GFR）が30mL/分/1.73m^{2}未満のステージG4以降に相当する場合は，さらにたんぱく質摂取量を0.6〜0.8g/kg（適正体重）/日でコントロールする（腎不全の項を参照）。食塩は浮腫の改善に制限が必要となる。カリウムは血清カリウム値が5.5mEq/L以上で制限を行う。水分は高度な難治性浮腫を認める場合に制限が必要となる。

表5-42　ネフローゼ症候群の栄養基準

	総エネルギー（kcal/kg/日）	たんぱく質（g/kg/日）	食塩（g/日）	カリウム（mg/日）	水分（mL/日）
微小変化型ネフローゼ症候群以外	35*	0.8	3〜6	血清カリウム値により増減	制限せず**
治療反応性良好なネフローゼ症候群	35*	1.0〜1.1	3〜6	血清カリウム値により増減	制限せず**

*適正体重　**高度な難治性浮腫を認める場合には水分制限を要する。

- 好ましい食品：たんぱく質制限時には，無〜低たんぱく質の治療用特殊食品がある。アミノ酸価の高い動物性食品がよい。コレステロール低下作用を有する食物繊維含有量が多い食品や大豆製品を選択する。
- 注意する食品：漬物などの高食塩食品や，食塩を多く含む加工食品に注意する。体内での脂肪合成を活発にさせる単純糖質を多く含む食品やコレステロールを多く含む食品を避ける。
  抗血小板凝固薬のジピリダモールや抗凝固薬のワルファリンカリウム服用時にはビタミンKを多く含む納豆やクロレラを制限する。降圧薬のCa拮抗薬や免疫抑制剤のシクロスポリン服用時には，グレープフルーツを禁忌とする。

栄養指導

食塩制限の指導は必須である。腎機能低下を認めていない時期でもたんぱく質摂取量が過剰にならないよう指導する。制限開始時には，腎炎の項の栄養指導を参照のこと。ステロイド剤使用時には，糖尿病出現を危惧し，単純糖質を多く含む菓子類などの摂取に注意を促す。

腎不全（CKD ステージ G 4～G 5）
(renal failure)

成因と病態生理

腎不全は急性腎不全（acute renal failure）と慢性腎不全（chronic renal failure）に分けられる。急性腎不全は，日または週の単位で急速に腎機能が低下し，体液の恒常性が維持できなくなり，窒素代謝産物（尿素，クレアチニン，尿酸など）の蓄積，電解質異常，代謝性アシドーシスなどをきたす病態である。原因によって，腎前性（腎以外の原因による腎血流量の減少），腎性（腎実質の障害），腎後性（尿路の閉塞）に分けられる。症状は病気の進行（乏尿・無尿期，利尿期，回復期）によって変化する。

慢性腎不全は，普通は数年から十数年の経過をたどり徐々に腎機能が低下し，尿毒症に陥るものである。いったん慢性腎不全に陥れば不可逆的で進行性に悪化し，透析療法や腎移植を必要とする状態に至ることが多い。慢性腎臓病（CKD）の病期分類では，ステージ G 4～G 5 に相当する。

血清クレアチニン(Cr) 値とクレアチニンクリアランス(Ccr) の関係（図 5 - 3）を示す。

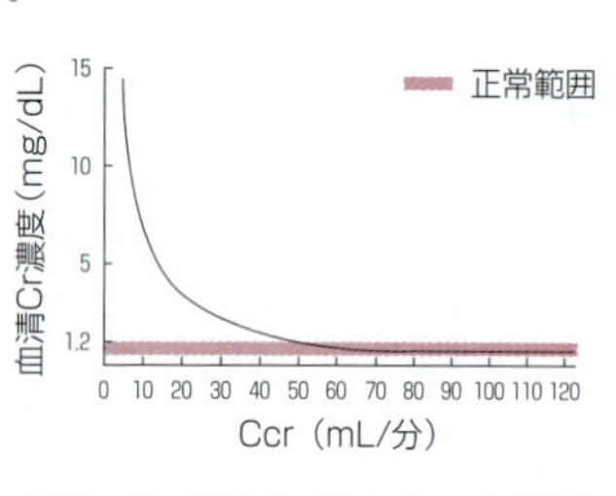

図 5 - 3　血清 Cr 値と Ccr の関係

慢性腎不全では，腎不全の進行とともに糸球体濾過量(GFR) が低下し，水・電解質異常，尿毒症物質の蓄積，エリスロポエチンやレニンの産生障害，ビタミン D_3 活性化の障害などが起こる。

栄養評価

急性腎不全は原因により症状，病態が刻々と変化する。一方，慢性腎不全は，長期にわたるエネルギー，たんぱく質，食塩などの厳格なコントロールが必要であり，疾病の状況に応じた適切な栄養補給と栄養状態について評価する。

血液・尿検査

- 血清 Cr：基準値0.5～1.3mg/dL
- Ccr：糸球体濾過量の測定。Ccr（mL/分）＝〔蓄尿中 Cr(mg/dL) ×尿量(mL/日)/血清 Cr (mg/dL)×1,440〕×〔1.73/体表面積 m^2〕

- 血清尿素窒素（BUN）：尿毒症の指標，基準値20mg/dL以下
- BUN/Cr比：たんぱく質摂取量の評価基準，基準値10
- 尿中尿素窒素からの推定たんぱく質摂取量の算出（Maroniの式）：たんぱく質摂取量（g/日）＝［1日尿中尿素窒素排泄量（g）＋0.031×体重（現体重kg）］×6.25
- 1日の推定食塩摂取量の算出式：1日食塩摂取量（g/日）＝蓄尿中Na濃度（mEq/L）×蓄尿量（L/日）÷17

身体計測

半年以内に10～15％以上の体重減少，上腕筋囲が標準の80％以下の減少は栄養障害の可能性が高い。

食事摂取状況

食事摂取状況は，エネルギー，たんぱく質，食塩，カリウム，リンの摂取量を評価する。

栄養補給

急性腎不全の栄養食事療法は，状況により弾力的に変える。急性期には食欲不振や経口摂取不可の頻度が高く，TPNによる管理が必要なことが多い。

急性腎不全の栄養基準は，表5-40に準じる。保存期慢性腎不全の栄養基準は表5-43のステージG4～G5に準じる。

表5-43　CKDステージによる食事療法基準　（1日当たり）

ステージ（GFR）	エネルギー（kcal/kg体重）	たんぱく質（g/kg体重）	食塩（g）	カリウム（mg）
ステージ1（GFR≧90）	25～35	過剰な摂取をしない	3以上6未満	制限なし
ステージ2（GFR60～89）		過剰な摂取をしない		制限なし
ステージ3a（GFR45～59）		0.8～1.0		制限なし
ステージ3b（GFR30～44）		0.6～0.8		2,000以下
ステージ4（GFR15～29）		0.6～0.8		1,500以下
ステージ5（GFR＜15）		0.6～0.8		1,500以下
5D（透析療養中）	表5-45（p197参照）			

注：エネルギーや栄養素は，適正な量を設定するために，合併する疾患（糖尿病，肥満など）のガイドラインなどを参照して病態に応じて調節する。性別，年齢，身体活動度などにより異なる。

注：体重は基本的に適正体重（BMI＝22）を用いる。

（日本腎臓学会編：慢性腎臓病に対する食事療法基準2014年版，日本腎臓学会誌，56：553-599，2014）

①エネルギー摂取量：エネルギー量は十分摂取する（25～35kcal/kg/日）。高齢者，女性，肥満症例で多すぎる場合は，個々に適正なエネルギー量とする。

②たんぱく質摂取量：ステージG4では0.6g/kg/日とするが，腎機能が安定していれば緩和することも可能である。厳しい低たんぱく質食（0.4～0.5/kg/日）実施時は，エネルギー摂取不足による体たんぱく質量減少の危険性に十分注意する必要がある。摂取たんぱく質はアミノ酸価の高い動物性たんぱく質を主体にする。

③食塩摂取量：食塩は3g以上6g未満/日とする。浮腫合併例では5g/日以下を目標とする。

④水分摂取量：ネフローゼ症候群合併例やステージG5では尿量＋不感蒸泄量とする。

⑤カリウム（K）・リン（P）摂取量：高カリウム血症，高リン血症を伴うときはK制限あるいはP制限とする。

⑥カルシウム（Ca）摂取量：低たんぱく質食では，摂取Ca量は少なくなる。通常の食品での補給は難しく，Ca製剤で補うことが望ましい。

栄養指導

低たんぱく質食事療法における栄養障害を防ぐためのポイントを示す。

①たんぱく質摂取量を腎機能低下抑制のための量まで減少させる。

②炭水化物や脂質から十分にエネルギーを摂取し，脂質エネルギー比は20～25%とする。エネルギーの高い低たんぱく質治療用特殊食品を取り入れる。

③食事全体のアミノ酸スコアを100に近づけるために，主食類はでんぷん製品あるいはたんぱく質調整食品を用いる。たんぱく質摂取源は，その60%以上を動物性食品とする。

モニタリング・再評価

患者の食欲・嗜好・病状の変化，薬物療法などにより摂取量が減少することがある。また体重減少や浮腫などを生じることがある。必ず定期的にモニタリングを行い，栄養評価と栄養ケア計画を立て直す。

栄養教育は，患者の実行内容をみながら，繰り返し指導することが重要である。

透析（CKD ステージ 5 D）
(dialysis)

成因と病態生理

急性腎不全による尿毒症では，急速な血清尿素窒素（BUN）の上昇や血中カリウム（K）の増加があるため，透析が第一の適応となる。慢性腎不全末期では，BUN 80mg/dL 以上，Cr 8 mg/dL 以上，eGFR15未満で，透析導入が考えられる。慢性腎不全において腎障害の進行阻止に限界が生じ，保存療法だけでは体のバランスを保てなくなったときには，適切な透析導入が必要である。透析導入基準については，表 5 - 44のように厚生労働省のガイド

表 5 －44　慢性腎不全透析導入基準

Ⅰ．臨床症状
①体液貯留（全身性浮腫，高度の低タンパク血症，肺水腫）
②体液異常（管理不能の電解質・酸-塩基平衡異常）
③消化器症状（悪心・嘔吐，食欲不振，下痢など）
④循環器症状（重篤な高血圧，心不全，心膜炎）
⑤神経症状（中枢・末梢神経障害，精神障害）
⑥血液異常（高度の貧血症状，出血傾向）
⑦視力障害（尿毒症性網膜症，糖尿病性網膜症）
これら①～⑦の小項目のうち 3 個以上のものを高度（30点），2 個を中等度（20点），1 個を軽度（10点）とする

Ⅱ．腎機能

血清クレアチニン（mg/dL）（クレアチニンクリアランス mL/分）	点数
8 以上（10未満）	30
5 ～ 8 未満（10～20未満）	20
3 ～ 5 未満（20～30未満）	10

Ⅲ．日常生活障害度
尿毒症状のため起床できないものを高度（30点），日常生活が著しく制限されるものを中等度（20点），通勤・通学あるいは家庭内労働が困難となった場合を軽度（10点）

Ⅰ．臨床症状
Ⅱ．腎機能
Ⅲ．日常生活
} 60点以上を透析導入とする

注：年少者（10歳未満），高齢者（65歳以上），全身性血管合併症のあるものについては10点を加算

（厚生省科学研究・腎不全医療研究班，1991より）

ラインが示されている。現実にはガイドラインのみで決定するのではなく，自覚症状や危険な合併症の出現なども基準となる。

透析導入の原疾患は糖尿病腎症39.0％，慢性糸球体腎炎27.8％，腎硬化症10.3％である（2017年末，日本透析医学会統計調査）。

血液透析（hemodialysis：HD）

透析膜を介して，末期腎不全患者の血液と透析液との間で，血液中の尿毒物質や水分の除去，および体内に不足する物質の補給を行う。透析は週2～3回，1回3～5時間行われる。

腹膜透析（peritoneal dialysis：PD）

腹膜内に透析液（1.5～2L）を注入し，腹膜を透析膜として浸透圧差を利用し，一定時間（2～8時間）放置した後排液して，老廃物の除去，電解質や水分の是正を行う。

症　状

透析中に多くみられる症状として，不均衡症候群（全身脱力感，頭痛，嘔気，血圧上昇・下降，痙攣など）があり，電解質や水分，pHや尿毒素の移動アンバランスによって起こる。長期透析患者の合併症としては，高血圧，脂質異常症，心不全，動脈硬化症，高カリウム血症，貧血，腎性骨異栄養症，透析アミロイドーシス，感染症などの合併症がある。

栄養評価

体重増加率〔ドライウェイト（DW）に対する割合〕の3～5％以内，心胸比50％以下，BUN/Cr比7～10，血清総タンパク（TP）6.0g/dL以上，血清アルブミン（Alb）濃度3.5～5.0g/dL，血清K値5.5mEq/L以下，血清リン値（IP）6.0mg/L以下を目標に栄養状態，摂取栄養量について評価する。

栄養補給

末期腎不全に対する維持透析患者の治療目標は，合併症を防止し可能な限り長期延命を図ることである。

血液透析と腹膜透析の栄養基準を表5-45に示す。

①エネルギー摂取量：適正体重を維持する量を患者ごとに設定する。目安は30～35kcal/kg/日である。糖尿病腎症の場合，個別に適正エネルギー量を設定する。腹膜透析では透析液からの吸収エネルギー分を差し引く。炭水化物の大部分は複合糖質でとり，脂質は脂質エネルギー比20～25％を目安とする。脂質の過剰摂取は脂質代謝異常を悪化させるだけでなく，動脈硬化性疾患予防のためにも好ましくない。

表5-45　透析患者の栄養基準（ステージ5D）

A．血液透析（週3回）

エネルギー (kcal/kg体重/日)	たんぱく質 (g/kg体重/日)	食塩 (g/日)	水分	カリウム (mg/日)	リン (mg/日)
30～35[*1*2]	0.9～1.2[*1]	6未満[*3]	できるだけ少なく	2,000以下	たんぱく質(g)×15以下

B．腹膜透析

エネルギー (kcal/kg体重/日)	たんぱく質 (g/kg体重/日)	食塩 (g/日)	水分	カリウム (mg/日)	リン (mg/日)
30～35[*1*2*4]	0.9～1.2[*1]	PD除水量（L）×7.5+尿量（L）×5	PD除水量+尿量	制限なし[*5]	たんぱく質(g)×15以下

PD：腹膜透析

＊1　体重は基本的に適正体重（BMI＝22）を用いる。

＊2　性別，年齢，合併症，身体活動度により異なる。

＊3　尿量，身体活動度，体格，栄養状態，透析間体重増加を考慮して適宜調整する。

＊4　腹膜吸収ブドウ糖からのエネルギー分を差し引く。

＊5　高カリウム血症を認める場合には血液透析同様に制限する。

（日本腎臓学会編：慢性腎臓病に対する食事療法基準2014年版，日本腎臓学会誌，56：553-599，2014）

②たんぱく質摂取量：窒素平衡の維持に配慮して，血液透析では0.9～1.2g/kg/日，腹膜透析では0.9～1.2g/kg/日とする。

③食塩・水分摂取量：血液透析では透析間体重増加が5％以内（透析1日あきでは3％）となるよう許容量が設定されている。

④カリウム，リン，カルシウム摂取量：たんぱく質摂取量が多くなるため，高カリウム血症の危険が高くなり，意図的なカリウム制限（2,000mg/日以下）が必要になる。リンも同様に摂取制限〔たんぱく質（g）×15mg/日以下〕が必要であり，カルシウムは異所性石灰化に注意しながら摂取量(600mg/日)に配慮する。

栄養指導

①透析患者の栄養状態を良好に維持するには，十分なエネルギーとたんぱく質，ビタミンの補給やミネラル，水分の適切な管理が重要である。

②具体的な1日の食品構成，食品選択法，メニューの組み立て方，調理技法などの紹介や実技を取り入れた継続指導により，エネルギーとたんぱく質の質と量の関係を把握させる。患者には，食品や調味料を計量することから始め，自分の食べたものと体重の増加，食塩量と実際の味などの関係を理解し確認させる。

糖尿病腎症
(diabetic nephropathy)

成因と病態生理

糖尿病の代謝異常に基づいて長期罹病の糖尿病患者に発症する。糸球体硬化を特徴とする腎症発症は血糖コントロールと関連があるとされる。糖尿病腎症は糖尿病の三大合併症（網膜症，神経障害，腎症）の1つである。

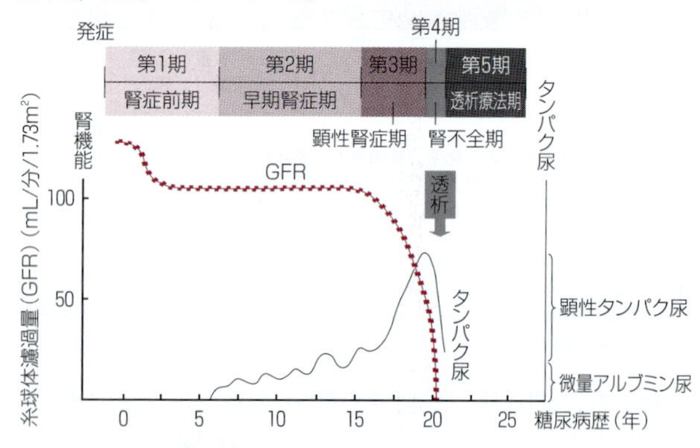

図5－4　2型糖尿病腎症の臨床経過

腎症は自覚症状に乏しく，見過ごされることもある。主要な病変は，腎糸球体毛細血管壁の基底膜およびメサンギウム領域に現れる。さらに，腎機能の低下により，尿中に排泄する水・電解質の量が減少する。体内に水とナトリウム（Na）が貯留した浮腫がみられ，見かけ上の体重増加を生じやすい。尿タンパクは，腎不全末期になっても減少しないことが多く，血漿タンパクが低値で全身の浮腫，胸水，うっ血肺が原因で透析導入になることも多い。

栄養評価

①尿検査：糖尿病腎症の早期診断には微量アルブミン（Alb）尿検査が重要である。診断基準は尿中Alb値30～299 mg/g・Crである。また，微量Alb尿は心血管病の危険因子としても重要である。尿検査では，ほかにタンパク尿（150 mg/日以上持続的に排泄），クレアチニンクリアランス（Ccr）を測定する。

②血液検査：血糖，HbA_{1c}，Cr，BUN，コレステロール，血清Albなどを検査する。ほかに血圧を測定する。

③身体計測：体重（体重変化の観察），皮下脂肪厚によりエネルギー不足を評価する。上腕筋囲の測定。

④食事摂取状況：エネルギー，たんぱく質，食塩の摂取量を把握する。低たんぱく質食開始後はエネルギー摂取不足に注意する。

栄養補給

治療食は，糖尿病のエネルギー中心の食事（第２期まで）からたんぱく質制限食（第３期から）へ移行する。糖尿病腎症の栄養食事療法は腎病変の進展状態に応じて行われ，それぞれの病期の特徴に合わせた栄養基準（表５-46）が示されている。

表５-46　糖尿病腎症の栄養基準量　（１日当たり）

病　期	総エネルギー[*2]（kcal/kg[*1]）	たんぱく質	食　塩（g）	カリウム（g）
第１期（腎症前期）	25～30	20％エネルギー以下	高血圧があれば６未満	制限せず
第２期（早期腎症期）	25～30	20％エネルギー以下	高血圧があれば６未満	制限せず
第３期（顕性腎症期）	25～30	0.8～1.0（g/kg[*1]）	６未満	制限せず（高カリウム血症があれば2.0未満）
第４期（腎不全期）	25～35	0.6～0.8（g/kg[*1]）	６未満	1.5未満
第５期（透析療法期）	（透析療法患者の栄養食事療法に準ずる）			

＊１：目標体重
＊２：「日本人の食事摂取基準」と同一とする。性別，年齢，身体活動レベルにより推定エネルギー必要量は異なる
（日本糖尿病学会：糖尿病治療ガイド2016-2017，p.84-85より作表）

栄養指導

①基本は血糖コントロールである。活動強度・量に見合ったエネルギー量を確保し，血糖コントロールを管理すると合併症の予防に効果的である。腎機能の低下を阻止するためにたんぱく質は過剰摂取とならないよう注意する。たんぱく質制限に応じて，でんぷん米や低たんぱくごはんなどの治療用特殊食品を利用する。

②栄養教育のポイントは身体計測値，血液検査データ，24時間蓄尿中の尿素や電解質排泄量と食事内容や摂取量を関連させて栄養評価し，患者が栄養食事療法を理解し，実践していけるよう繰り返し指導することが重要である。

糖尿病
(diabetes mellitus)

成因と病態生理

糖尿病の成因による分類

- 1型：膵ランゲルハンス島β細胞の破壊により，通常は絶対的インスリン欠乏に至る。
- 2型：インスリン分泌低下を主体とするものと，インスリン抵抗性を主体とするものがあり，インスリンの相対的不足を認める。
- その他の特定の機序，疾患によるもの：遺伝子異常が同定されたものと他の疾患に伴うもの（膵外分泌疾患，内分泌疾患，肝疾患など）。
- 妊娠糖尿病：妊娠中に発症，発見された耐糖能異常。明らかな糖尿病は含めない。

糖尿病の診断

次のいずれかに該当する場合を糖尿病型と判断する。①～③のいずれかと④が確認され場合は，糖尿病と診断してよい。

①早朝空腹時血糖値126 mg/dL 以上が確認された場合。

②75 g OGTT で2時間値200 mg/dL 以上が確認された場合。

③随時血糖値200 mg/dL 以上が確認された場合。

④HbA1c6.5%（NGSP 値）

さらに別の日に行った検査で，①～④のいずれかが再確認できれば糖尿病と診断する。ただし，④のみの反復検査では診断できない。また，①～③で糖尿病型を示し，かつ次のいずれかが認められる場合には，糖尿病と診断できる。

①口渇，多飲，多尿，体重減少など，典型的な症状がある場合。

②確実な糖尿病網膜症が認められた場合。

糖尿病型の場合は，再検査で糖尿病と診断が確定しない場合でも，生活指導を行いながら経過を観察する。

栄養評価

血糖コントロールの指標と評価

患者の代謝状態は HbA1c 値，空腹時血糖値，食後2時間値，随時血糖値などを勘案して総合的に判断することが望まれる（表5-47）。

表 5 - 47　血糖コントロール目標

目　標	HbA1c（NGSP 値）%
血糖正常化を目指す際の目標 ＊適切な食事療法や運動療法だけで達成可能な場合 ＊薬物療法中でも低血糖などの副作用なく達成可能な場合	6.0未満
合併症予防のための目標 ＊対応する血糖値としては，空腹時血糖値130 mg/dL 未満，食後 2 時間血糖値180mg/dL 未満をおおよその目安とする	7.0未満
治療強化が困難な際の目標 ＊年齢・心血管合併症の既往や低血糖などの理由で治療強化が難しい場合	8.0未満

治療目標は年齢，罹病期間，臓器障害，低血糖の危険性，サポート体制などを考慮して個別に設定する。　（日本糖尿病学会，2013より作表）

表 5 - 48　血糖以外のコントロールの目標値

BMI	22
血圧	130/80mmHg 未満
TG	150mg/dL 未満
HDL-コレステロール	40mg/dL 以上
LDL-コレステロール	120mg/dL 未満 （冠動脈疾患がある場合100mg/dL 未満）

血糖以外のコントロールの目標値

血圧，体重，血清脂質をコントロールすることで，糖尿病細小血管合併症（網膜症，腎症，神経障害），および動脈硬化性疾患の発症や進展を阻止することができる（表 5 - 48）。

栄養食事療法と栄養指導

①適正なエネルギー量の食事

- 必要エネルギー量は各ライフステージ（成長期，成人期，妊娠期，授乳期，高齢期）に応じて決定する。
- 性，年齢，身長，肥満度，身体活動量，血糖値，合併症の有無などを考慮し，エネルギー量を決定する。
- 1 日の適正エネルギー量の算出方法（表 5 - 49）
- 1 日の身体活動量の目安（表 5 - 50）

表5-49　摂取エネルギー量の算出（成人の場合）[1]

摂取エネルギー量＝目標体重（kg）×エネルギー係数（kcal/kg） 目標体重（kg）＝（身長m）^{2}×22（BMI） ただし，65歳以上の高齢者では，（身長m）^{2}×22〜25とし，病態に応じて判断する。身体活動レベル別のエネルギー係数は表5-50に示した。

表5-50　身体活動レベル（左欄）とエネルギー係数（右欄）[1]

身体活動レベル	エネルギー係数
軽労作（大部分が座位の静的活動）	25〜30kcal/kg 目標体重
普通労作（座位中心だが運動・家事，軽い運動を含む）	30〜35kcal/kg 目標体重
重い労作（力仕事，活発な運動習慣がある）	35〜　kcal/kg 目標体重

②栄養素のバランスがよい食事

- 炭水化物は指示エネルギー量の40〜60％とする。特に，血糖値を急激に上昇させない食品（レジスタントスターチや低GI食品）が勧められる。たんぱく質は20%以下とし，残りを脂質で摂取する。脂質は指示エネルギー量の25％以下とする。
- 食物繊維は血糖コントロールの改善に有効であり，目標摂取量として1日20g以上を目安とする。
- 食塩摂取量は男性7.5g/日未満，女性6.5g/日未満，高血圧合併患者は6g/日未満。
- ビタミン，ミネラルについては，不足しがちになるので，できるだけ多くの種類の食品を取るように指導する。

③規則的な食事間隔

- 3回の食事はほぼ均等に分割し，時間も一定の間隔をあける。規則的な食事間隔は食後血糖値の変動を少なくする。

④アルコール：栄養学的価値は低く，常習的になりやすいので禁酒が原則である。医師の許可がある場合でも25g/日までとする。

⑤間食：血糖コントロールを乱しやすいので，基本的には控えるべきである。

●引用文献

1）日本糖尿病学会：糖尿病診療ガイドライン2019，2019

脂質異常症
(dyslipidemia)

成因と病態生理

脂質異常症とは血液中のトリグリセリド (TG), LDL–コレステロール (低比重リポタンパク質コレステロール) のうちいずれかが高い状態, またはHDL–コレステロール (高比重リポタンパク質コレステロール) の低い状態を示す疾患である。脂質異常症は, 動脈硬化の危険因子である。自覚症状もなく, 健診などで血清脂質の異常を指摘されることが多い[1]。

診断基準[2]

空腹時採血でLDL–コレステロール, HDL–コレステロール, TGの1つでも異常であれば, 脂質異常症と判定される (表5-51)。

表5-51　脂質異常症の診断基準[2]

LDLコレステロール	140mg/dL以上	高LDLコレステロール血症
	120～139mg/dL	境界域高LDLコレステロール血症**
HDLコレステロール	40mg/dL未満	低HDLコレステロール血症
トリグリセライド	150mg/dL以上(空腹時採血)*	高トリグリセライド血症
	175mg/dL以上(随時採血)*	
Non-HDLコレステロール	170mg/dL以上	高non-HDLコレステロール血症
	150～169mg/dL	境界域高non-HDLコレステロール血症**

*　10時間以上の絶食を「空腹時」とする。ただし水やお茶などカロリーのない水分の摂取は可。空腹時であることが確認できない場合を「随時」とする。

**　スクリーニングで境界域高LDL-C血症, 境界域高non-HDL-C血症を示した場合は, 高リスク病態がないか検討し, 治療の必要性を考慮する。

●LDL-CはFriedewald式 (TC−HDL-C−TG/5) で計算する (ただし空腹時の場合のみ)。または直接法で求める。

●TGが400mg/dL以上や食後採血の場合はnon-HDL-C (TC−HDL-C) かLDL-C直接法を使用する。ただしスクリーニング時に高TG血症を伴わない場合はLDL-Cとの差が+30mg/dLより小さくなる可能性を念頭においてリスクを評価する。

●TGの基準値は空腹時採血と随時採血により異なる。

●HDL-Cは単独では薬物介入の対象とはならない。

表 5 - 52　脂質異常症の型分類と疾患[1]

<table>
<tr><th>型分類</th><th>上昇する
リポタンパク質</th><th>上昇する
脂　質</th><th>原発性疾患</th><th>二次性疾患</th></tr>
<tr><td>Ⅰ型</td><td>キロミクロン</td><td>TG</td><td colspan="2">リポタンパク質リパーゼ欠損症，SLE，アポタンパク質CⅡ欠損症など</td></tr>
<tr><td>Ⅱa 型</td><td>LDL</td><td>T-Cho</td><td rowspan="2">家族性高コレステロール血症，家族性複合型高脂血症</td><td rowspan="2">甲状腺機能低下症，ネフローゼ症候群，閉塞性黄疸，脂肪肝</td></tr>
<tr><td>Ⅱb 型</td><td>LDL，VLDL</td><td>T-Cho，TG</td></tr>
<tr><td>Ⅲ型</td><td>レムナント</td><td>T-Cho，TG</td><td>アポタンパク質E異常症</td><td>甲状腺機能低下症，ネフローゼ症候群，糖尿病，クッシング症候群</td></tr>
<tr><td>Ⅳ型</td><td>VLDL</td><td>TG，TC</td><td>家族性複合型高脂血症</td><td>飲酒，肥満，糖尿病，クッシング症候群，尿毒症</td></tr>
<tr><td>Ⅴ型</td><td>VLDL
キロミクロン</td><td>TG，TC</td><td></td><td>飲酒，糖尿病</td></tr>
</table>

表 5 - 53　動脈硬化性疾患予防のための主な生活習慣の改善[2]

- 禁煙は必須。受動喫煙を防止
- 定期的な体重測定。BMI<25の維持。BMI≧25では体重減少を図る
- 適切なエネルギー量と，栄養素をバランスよく摂取する
- 飽和脂肪酸やコレステロールを過剰摂取しない。トランス脂肪酸を控える
- 中等度以上の有酸素運動を，毎日合計30分以上を目標に実施する
- 有酸素運動の他にレジスタンス運動や柔軟運動を実施することが望ましい
- 日常生活で座位行動を減らし，活動的な生活を送るよう注意を促す
- アルコール摂取を控え（表 5 - 54），休肝日を設ける

分類と疾患[3]

Fredrickson の表現型を基本とする WHO 分類によりⅠ～Ⅴ型に区分される。また，脂質異常症をきたした原因により原発性と二次性に大別される（表 5 - 52）。

生活習慣の改善[2]

動脈硬化性疾患予防のための生活習慣の改善を行う（表 5 - 53）。

栄養食事療法

食事内容の改善・食行動の改善[2)]

動脈硬化性疾患予防のための食事を行う。改善可能な項目を身につけ，さらに体重のコントロールをモニターすることが重要である（表5-54）。

表5-54　動脈硬化性疾患予防のための食事（表5-53を除いて）[2)]

●総エネルギー摂取量（kcal/日）は，一般に目標体重（kg，(身長m)^2×年齢別数値)*×身体活動量（軽い労作で25〜30，普通の労作で30〜35，重い労作で35〜）とする
●肉の脂身，動物脂，加工肉，鶏卵の大量摂取を控える。魚の摂取を増やす
●未精製穀類，緑黄色野菜を含めた野菜，海藻，大豆製品等の摂取を増やす
●脂質エネルギー比率を20〜25%，飽和脂肪酸エネルギー比率を4.5%以上7%未満，コレステロール摂取量を200mg/日未満に抑える
●n-3系多価不飽和脂肪酸の摂取を増やす
●炭水化物エネルギー比を50〜60%とし，食物繊維は25g/日以上の摂取をめざす
●食塩の摂取は6g/日未満を目標にする
●アルコールの摂取を25g/日以下に抑える

*　18〜49歳：×18.5〜24.9kg/m^2，50〜64歳：×20.0〜24.9kg/m^2，65歳以上：×21.5〜24.9kg/m^2

栄養指導[3)]

①自覚症状がないことから動機づけは難しいが，動脈硬化の重要な危険因子であることを理解させる。
②病型によって栄養食事療法の内容が異なるので，病型を理解したうえで指導する。
③血液検査の結果など具体的な数値を示し，繰り返し指導する。
④糖尿病，脂肪肝，虚血性心疾患などを合併していることが多いため合併症の状態を確認しながら指導する。
⑤栄養食事療法と併せて，有酸素運動を1日30分以上行い，運動不足を解消する。

●引用文献

1）日本病態栄養学会編：病態栄養ガイドブック，p146，メディカルレビュー社，2008
2）日本動脈硬化学会編：動脈硬化性疾患予防ガイドライン（2022年版），日本動脈硬化学会，2022
3）日本動脈硬化学会編：高脂血症治療ガイド(2004年版)，pp26–32，南山堂，2004

肥 満 症

成因と病態生理

日本肥満学会では，肥満とは「脂肪組織に脂肪が過剰に蓄積した状態で，BMI 25以上のもの」，肥満症とは「肥満に起因ないし関連する健康障害を合併するか，その合併が予測される場合で，医学的に減量を必要とする病態をいい，疾患単位として取り扱う」と定義している。

表 5－55　肥満度分類[1)]

BMI	日本肥満学会基準	WHO 基準
BMI＜18.5	低体重	Underweight
18.5≦ BMI ＜25.0	普通体重	Nomal range
25.0≦ BMI ＜30.0	肥満（1度）	Preobese
30.0≦ BMI ＜35.0	肥満（2度）	Obese I
35.0≦ BMI ＜40.0	肥満（3度）	Obese II
40.0≦ BMI	肥満（4度）	Obese III

注）BMI 35以上を高度肥満と定義する。

肥満の分類

脂肪の分布状態により，内臓脂肪型肥満（上半身肥満，りんご型肥満）と皮下脂肪型肥満（下半身肥満，洋なし型肥満）に分類される。内臓脂肪型肥満は，糖尿病，高血圧，脂質異常症，動脈硬化性疾患などを合併する頻度が高い。

表 5－56　肥満症の診断基準に必須な健康障害[1)]

①耐糖能障害（2型糖尿病・耐糖能異常など）	②脂質代謝異常
③高血圧	④高尿酸血症・痛風
⑤冠動脈疾患	⑥脳梗塞・一過性脳虚血発作
⑦非アルコール性脂肪性肝疾患	
⑧月経異常・女性不妊	⑨閉塞性睡眠時無呼吸症候群・肥満低換気症候群
⑩運動器疾患（変形性関節症：膝関節・股関節・手指関節，変形性脊椎症）	
⑪肥満関連腎臓病	

メタボリックシンドロームと肥満

内臓脂肪が蓄積することにより，高血圧，脂質異常症，耐糖能異常などを引き起こし，最終的に動脈硬化性疾患を生じるのが，「メタボリックシンドローム」の概念である。これまで「状態としての肥満」としてとらえられていたが，「一疾患単位」として治療の対象となっている。

栄養食事療法と栄養指導

治療は栄養食事療法が基本となる。栄養食事療法のみでは，適応現象（体重減少の停滞）が起きるため，運動療法を併用する。

- 1日の摂取エネルギー量は，BMI 25以上35未満の肥満症では25kcal×目標体重（kg）以下とし，3～6か月で3％以上の体重減少を目指す。BMI 35以上の高度肥満症では20～25kcal×目標体重(kg)以下とし，現体重から5～10％の減少を目指す。
- 指示エネルギーの50～65％を炭水化物，13～20％をたんぱく質，20～30を脂質とし，栄養バランスを保つようにする。
- 糖質：極度の制限は，脂肪の分解によりケトン体が増加するため，80～100g/日の摂取が必要である。
- たんぱく質：必要量の確保は，体組織の崩壊を防ぎ，アミノ酸の供給に重要である。1.0～1.2g/kg目標体重の摂取が必要である。
- 脂質：必須脂肪酸確保のため，20g/日以上の摂取が必要である。

内臓脂肪型肥満

肥満治療の目的は，体重を減少させることにより，健康障害の発症・進展を防ぐことである。内臓脂肪面積≧100cm^{2}であれば内臓脂肪型肥満と判定する。脂肪細胞からアディポサイトカインの分泌異常を起こし動脈硬化性疾患を発症，促進する。

皮下脂肪型肥満

脂肪組織量の増加が健康障害の要因となっているため，内臓脂肪型肥満より，より多くの体重減少（3～6カ月で5～10％）が必要である。皮下脂肪の蓄積が大きいので，体重減少のスピードは内臓脂肪型肥満より遅い。

脂肪組織1gは約7.2kcalの熱源を含有するので，−7,200kcalで1kgを減少することになる。

迅速かつ大幅な体重減少が必要な肥満症は600kcal/日以下のVLCD療法（Very Low Calory Diet療法）の適応となる。VLCD療法は2週間，専門医の管理の下で入院治療を原則とし，最長でも3カ月が限度である。

引用文献

1）日本肥満学会編：肥満症診療ガイドライン2022，ライフサイエンス出版，2022

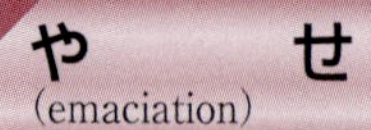

やせ
(emaciation)

成因と病態生理

適正体重に比べ著しく体重が低下した状態をやせといい，日本肥満学会ではBMI 18.5未満をやせ（低体重）としている。体脂肪および体タンパク質の喪失による体重減少があり，慢性的な低栄養状態を現す病態である。発展途上国における飢餓状態に伴う栄養不足や，わが国における高齢者の栄養不良，若い女性のやせが社会問題となっている。

やせには，通常体重が常に低い単純性やせと，表5－57に示すように何らかの原因によって体重が減少し続ける症候性やせに大別される。

表5－57　体重減少の原因[1)]

食事摂取量の低下	精神的影響（うつ病，神経性やせ症），悪性腫瘍，消化器疾患，膵疾患，肝胆道疾患，食道癌，膵癌），ダイエット
消化・吸収障害	吸収不良症候群，炎症性腸疾患（クローン病，潰瘍性大腸炎），膵炎，術後の消化吸収障害
基礎代謝亢進（消費量増大）	甲状腺機能亢進症，悪性腫瘍，慢性感染症（結核，AIDS），発熱
栄養素の利用障害	糖尿病，肝不全

栄養評価

体重変化を経時的に把握する。浮腫などによる見かけ上の体重維持や増加もありうるので臨床評価（SGAおよびODA）も併せて行う。体重の評価は表5－58に示すように軽度・中等度および高度栄養障害に分けて行う。

表5－58　体重の評価

	軽度栄養障害	中等度栄養障害	高度栄養障害
適正体重比	80～90％	70～79％	0～69％
平常時体重比	85～95％	75～84％	0～74％

健康なときに維持していた体重（平常時体重）との変化を比較する。体重が減少した期間や時期，食事摂取量や食欲の有無などをチェックするとともに，触診や血液生化学検査の結果から，浮

腫や脱水の有無についても評価する。

治　療

①症候性やせの場合，原因疾患に対する治療を行う。
②摂取エネルギー量を増やし体重増加を図る。
③重症の場合は経腸栄養や経静脈栄養を併用する。
④食欲亢進剤や消化剤を使用することもある。

栄養補給と栄養指導

栄養食事療法の基本は経口摂取量を増大させることである。

①表5-59に示すように十分な栄養補給ができるよう患者の嗜好を尊重して食事・間食指導を行う。

表5-59　やせの栄養基準量　（1日当たり）

エネルギー	消費エネルギーの20%程度増または35kcal/kg 適正体重
たんぱく質	1.2～1.5g/kg 適正体重あるいは1.2～1.5g/kg UBW
ビタミン，ミネラル	推奨量以上または目安量

UBW＝平常時体重

②腎機能をモニタリングしながら，十分なエネルギー量を確保するとともにたんぱく質食品を積極的に取り入れる。また，間食を増やす。
③油料理の頻度を多くすることにより摂取栄養量を増やす。
④精神的な要因により食欲が低下していることもあるため，ストレスのない楽しい食事環境をつくる。
⑤急激な栄養量の増加は脂肪肝をきたす原因となりやすいので，食事量の増加とともに，適度な運動を実施する。
⑥慢性の低栄養状態にある患者は，急速に栄養補給を行うことで低リン血症をきたし，痙攣や意識障害，多臓器不全など重篤な経過をとること（リフィーディング症候群）があるため，栄養食事療法開始時には電解質をモニタリングしながら段階的に栄養量を増やしていく。

●引用文献

1）奈良信雄，中村丁次：身体診察による栄養アセスメント，p63，第一出版，2006

痛風（高尿酸血症）
(gout)

病態と概要

痛風は，高尿酸血症が持続した結果生ずる結晶誘発性関節炎である。尿酸塩が関節内に析出し，関節炎のほかに痛風結節，尿路結石や腎障害が引き起こされる。痛風は肥満，高血圧，脂質異常症，耐糖能異常などを複合的に合併し，これら合併症の集積が予後に関係するといわれている。

高尿酸血症は，血漿中の尿酸溶解濃度である7.0mg/dLを超える状態をいう。尿酸はプリン体の最終代謝産物であり，体内において通常1日700mgが産生され，そのうち500mgは腎臓から（尿中），200mgは腸管から（便中）排泄されている。尿酸産生の過剰や尿酸排泄の低下があると尿酸値は上昇する。高尿酸血症は，尿酸産生過剰型（尿酸産生量の増加），尿酸排泄低下型（尿中尿酸排泄能の低下），両者の混在した混合型がある。

治　療

痛風の治療目的は図5-5に示す高尿酸血症の治療方針に基づいて，痛風関節炎の発症や腎障害，尿路結石を予防し，肥満，高血圧，糖尿病などの合併症に対する十分な生活指導を行う。

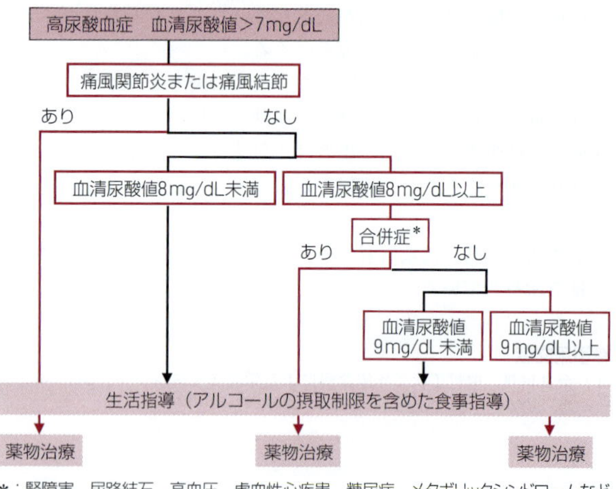

図5-5　高尿酸血症・痛風の治療指針[1)]

表5－60　食品のプリン体含量[1]　　（食品100g当たり）

きわめて多い（300mg～）	鶏レバー，マイワシ干物，イサキ白子，あんこう肝酒蒸し
多い（200～300mg）	豚レバー，牛レバー，カツオ，マイワシ，大正エビ，マアジ干物，サンマ干物
少ない（50～100mg）	ウナギ，ワカサギ，豚ロース，豚バラ，牛肩ロース，牛タン，マトン，ボンレスハム，プレスハム，ベーコン，ツミレ，ほうれんそう，カリフラワー
きわめて少ない（～50mg）	コンビーフ，魚肉ソーセージ，かまぼこ，焼きちくわ，さつま揚げ，カズノコ，スジコ，ウインナソーセージ，豆腐，牛乳，チーズ，バター，鶏卵，とうもろこし，じゃがいも，さつまいも，米飯，パン，うどん，そば，果物，キャベツ，トマト，にんじん，大根，白菜，海藻類

栄養食事療法

①摂取エネルギーの適正化（肥満の解消）

　1日必要量＝適正体重kg×25～30kcal

②プリン体の摂取制限：1日の摂取プリン体が400mgを超えないようにするのが望ましいが，厳密な低プリン体食を毎日続けることは難しい。そのため表5－60に示すようにプリン体のきわめて多い食品を避け，プリン体の多い食品は週1回程度の摂取にとどめるようにする。

③乳製品はむしろ血清尿酸値を低下させ，痛風のリスクも増加させないため，積極的に摂ることが望ましい。ショ糖や果糖の過剰摂取は避けたほうがよい。

栄養指導

①十分な水分摂取により尿量を増やし，尿中の尿酸濃度を低下させ，尿路での尿酸析出を防止する。1日1,200～2,000mLの水分を摂り，十分量の尿量を確保する。

②アルコールの摂取制限：禁酒が望ましいが，日本酒1合，ビール500mL，ウイスキー60mL程度のいずれかにとどめ，禁酒日を週2日以上設ける。

③適度な運動：食後1時間以降に毎日継続できるような軽い運動を行うことが望ましい。

④ストレスの解消

●引用文献

1）ガイドライン改訂委員会：高尿酸血症・痛風の治療ガイドライン（第3版），日本痛風・核酸代謝学会，2019

骨粗鬆症
(osteoporosis)

病態と概要

骨粗鬆症とは「骨強度の低下を特徴とし，骨折のリスクが増大した骨疾患」と定義されている。骨量は少年期から思春期にかけて獲得される最大骨量（peak bone mass）と成人期以降の骨密度の喪失に依存し，年齢とともに減少する。骨は常に骨吸収と骨形成を繰り返し（リモデリング），体内のミネラルバランスを保っている。しかし，そのバランスが崩れると骨量が減少し，骨粗鬆症を発症する。閉経後の女性や高齢の男性に好発し，椎体，前腕骨，大腿骨頸部などの骨折が生じやすい。特に，大腿骨頸部骨折は寝たきりの原因となるため，医療のみならず社会的にも重要な課題となっている。また，椎体骨折は頻度が高く，疼痛や脊柱の変形・姿勢異常とこれに伴う合併症（逆流性食道炎などの消化器疾患や心肺機能低下など）を引き起こす。骨粗鬆症はQOL，ADLの低下を招くため，骨粗鬆症とそれに伴う骨折を予防することが重要である。骨粗鬆症の危険因子を表5-61に示す。

表5-61　骨粗鬆症の危険因子[1)]

除去しえない危険因子	加齢，性（女性），人種（白人），家族歴，遅い初経，早期閉経，過去の骨折
除去しうる危険因子	Ca・ビタミンD・ビタミンKの不足，リン・食塩の過剰摂取，極端な食事制限（ダイエット），運動不足，日照不足，喫煙，過度の飲酒，多量のコーヒー

診　断

骨粗鬆症には，閉経後の女性や高齢者に多く発症する原発性骨粗鬆症と，ステロイド性骨粗鬆症などの特定の疾患や病態，薬物が原因となる続発性骨粗鬆症がある。

診断手順に基づき骨量測定，脊椎X線像，脆弱（ぜいじゃく）性骨折の有無などから骨粗鬆症の診断が行われ，続発性骨粗鬆症を除いたものが原発性骨粗鬆症とされる。

栄養補給

エネルギーおよびたんぱく質を過不足なく摂取したうえで，表5-62に示すようにカルシウム（Ca），ビタミンD，ビタミンKも十分に摂取する。

ほうれんそうやピーナッツに多く含まれるシュウ酸，穀類や豆

表5-62　骨粗鬆症予防のためのCa，ビタミンD，ビタミンK摂取目標量[1]
（1日当たり）

	目標量	エビデンスレベル
カルシウム	700〜800mg	グレード　B
ビタミンD	400〜800IU（10〜20μg）	グレード　B
ビタミンK	250〜300μg	グレード　C

＊：食事で十分に摂取できない場合は，1,000mgのサプリメントを用いる。

類に多いフィチン酸の過剰摂取はCaの吸収を阻害することが知られている。

ビタミンDは，日光により皮膚で産生されるが，その産生量は加齢とともに減少する。ビタミンDの欠乏条件下では腸管からのカルシウム吸収が不十分になることが知られている。ビタミンDは軽度の不足であっても骨粗鬆症の原因となることが知られており，不足のないように留意する。

ビタミンKは，オステオカルシンの活性化を通して骨の健康に関与しており，骨密度や骨折との関係も報告されていることから，納豆や緑黄色野菜の積極的な摂取が望まれる。

栄養基準量は「日本人の食事摂取基準」に準じる。

高齢者と骨粗鬆症

高齢者については骨折の直接原因となる転倒の予防が重要であり，筋力強化や，適切なエネルギー量およびたんぱく質の摂取に留意する。高齢者では腸管からのビタミンDの作用低下により，腸管でのカルシウム吸収が低下し，800mgでようやくCaバランスが正になる。体重減少は，骨粗鬆症の危険因子としてあげられるため，喫食不良による低栄養に気をつける。

栄養指導

①Caの十分な摂取を勧める（乳製品は乳糖の存在で吸収率高い）。
②Caの吸収率をよくするためビタミンDを含む食品を一緒に摂る。
③Caの吸収を悪化させるアルコールやカフェイン飲料を控える。
④Ca吸収を阻害するリン（炭酸飲料，練り製品）を過剰摂取しない。
⑤適度の運動（ウオーキング，水泳など）を行う。
⑥ビタミンD活性化のための日光浴を勧める。

●引用文献

1）折茂 肇，他：骨粗鬆症の予防と治療ガイドライン（2015年版），ライフサイエンス出版，2015

甲状腺疾患
(thyroiditis)

成因と病態生理

甲状腺疾患は，機能の亢進症と低下症に分類できる。甲状腺ホルモン（T_4，T_3）は，心拍数と心拍出量の増加による代謝促進，そのほかタンパク質，糖質および脂質の代謝作用に関与する。機能亢進症では血中T_4やT_3濃度が異常に増加した状態であり，機能低下症では，このホルモンが異常に低下する。

機能亢進症は，そのほとんどがバセドウ病である。発症は女性が9割で，20～40歳代と若くして発症することが多い。主な症状は多汗や眼球突出が特徴的で，ほかに代謝亢進による動悸，息切れ，易疲労，食欲亢進および体重減少などがある。治療は抗甲状腺薬療法，放射性ヨウ素療法および甲状腺亜全摘療法がある。

機能低下症は，その大半は，慢性甲状腺炎（橋本病）である。また，先天性の甲状腺形成不全をもつクレチン病（先天性甲状腺機能低下症）も機能低下症の1つである。症状は，代謝低下による寒がり，浮腫，皮膚の乾燥，易疲労，体重増加，腱反射遅延がみられ，クレチン病では精神神経発達障害や知能障害がみられる。治療は甲状腺ホルモン補充療法が用いられる。

栄養評価

甲状腺疾患の栄養評価を表5-63に示す。

機能亢進症ではエネルギー消費の増大から低栄養に陥っていないか，逆に機能低下症ではエネルギー消費の減少から肥満などの過栄養になっていないかを評価する。上記のように，栄養アセスメントや臨床検査値は，甲状腺機能亢進症と低下症とで相反するものが多い。

このほかに機能亢進症では血清アルブミン（Alb）および総タ

表5-63　甲状腺疾患の栄養評価

項　目	機能亢進症	機能低下症
基礎代謝量	増加	低下
体　重	低下	増加
血清T_4およびT_3	高値	低値
血清TSH	低値	高値
総コレステロール値	低下	増加

ンパク（TP）の低下，カルシウム（Ca）高値がみられる。

機能低下症ではクレアチンホスホキナーゼ（CPK），LDH，AST（GOT），ALT（GPT）高値がみられる。

栄養補給

機能亢進症では，体重を維持できるようにエネルギーは35～40 kcal/kg/日，たんぱく質は1.2～1.5g/kg/日と，高エネルギー高たんぱくに設定する。エネルギー代謝に関係するビタミン群はもちろん，他の栄養素もバランスよく摂れるようにする。多汗による脱水症状に注意して十分な水分補給を行う。ヨウ素は甲状腺ホルモンの材料であること，抗甲状腺薬の効果および放射性ヨウ素の甲状腺への取り込みを抑制してしまうために制限する。できれば0.2mg/日以下にする。

ヨウ素を多く含む食品には，海藻類（こんぶ，わかめ，ひじき，のりなど），海藻加工品（かんてん，海藻入り麺，和風だし調味料など），ヨウ素添加（強化）食品，貝類，青魚，大豆などがある。

機能低下症では一般的な食事で問題ない。肥満や高コレステロール血症がみられた場合にはエネルギー制限（25～30kcal/kg/日）を行い，貧血がみられた場合にはその栄養食事療法に準じる。

栄養基準量は「日本人の食事摂取基準」に準じる。

栄養指導

機能亢進症の体重低下防止としてエネルギー付加を行うが，過剰にならないよう注意して適正量を把握させる。

①薬物を使用して，甲状腺ホルモン濃度が正常値になってきた場合は通常の食事でよい。

②糖代謝異常による血糖上昇がないか日頃から注意しておく必要がある。

③ヨウ素制限を行う場合は，海藻を使用した加工食品を見落とすことがないよう，具体例をあげて説明する。

④機能低下症では，食欲低下や貧血がみられる場合があるので，指示どおりの栄養量が摂取できているか注意して，その摂取量を把握する。

クッシング症候群
(Cushing syndrome)

成因と病態生理

副腎皮質ホルモンであるグルココルチコイド（コルチゾール）の慢性的な過剰分泌によって起こる病態の総称である。グルココルチコイドの作用には表5-64に示すようなものがある。

原発性のほかに，自己免疫疾患やネフローゼ症候群などに対して，免疫抑制と抗炎症を目的に使用される薬物（ステロイドホルモン）の長期間使用による薬物性クッシング症候群が臨床で多くみられる。また，下垂体腫瘍による副腎皮質刺激ホルモン(ACTH)の過剰分泌が原因であるものをクッシング病という。

症状は中心性肥満，満月様顔貌，水牛様肩，赤色皮膚線条，浮腫，筋萎縮，月経異常，多毛，骨粗鬆症および精神異常など多岐にわたる。治療は外科的腫瘍摘出あるいは薬物療法によるコルチゾール産生抑制が行われる。

表5-64　グルココルチコイド（コルチゾール）の作用

免疫と炎症	多量投与で炎症反応抑制と免疫機能抑制 （サイトカイン産生抑制，リンパ節や胸腺の退縮によってリンパ球の産生抑制）
糖質代謝	各種アミノトランスフェラーゼなどの誘導によるグルコース産生 末梢細胞での糖質利用阻害 肝でのグリコーゲン合成の亢進
タンパク質代謝	筋タンパク質を分解（タンパク質異化亢進）し，生じたアミノ酸の糖新生利用
脂質代謝	脂質分解および脂質合成
電解質	多量投与でミネラルコルチコイド様の作用があり，ナトリウムの貯留とカリウムの排泄
水　分	水利尿作用
骨・軟骨	腸管からのカルシウム吸収の抑制 腎尿細管からの再吸収抑制による血中カルシウム低下
神経系	中枢神経細胞の興奮性を亢進

栄養評価

コルチゾールの分泌量を把握する以外に，さまざまな合併症に対するアセスメントが必要である。食欲亢進を伴う場合があるので，栄養摂取量を把握して体重増加などに注意する。合併症の高血圧症，耐糖能異常，脂質異常症，骨粗鬆症についてアセスメントする。

栄養補給

クッシング症候群だけの栄養食事療法は特に存在しない。しかし，さまざまな合併症がみられるために，それぞれの疾患の栄養食事療法に準ずる。

- 高血圧症：食塩の制限（6 g/日未満）を行う。肥満が存在すれば，減量を目的としてエネルギー制限（25～30 kcal/kg/日）を行う。
- 耐糖能異常：バランスよく適正エネルギー量（25～30 kcal/kg/日）を守る。
- 脂質異常症：適正エネルギーの摂取と，コレステロールの制限（200～300 mg/日以下），他に食物繊維の摂取を勧める。
- 骨粗鬆症：カルシウム摂取量を付加（700～800 mg/日）する。

栄養基準は「日本人の食事摂取基準」に準じる。

栄養指導

上記の合併症に対する栄養食事療法についてアドバイスする。特に肥満，耐糖能異常および脂質異常症などは明らかな症状がみられる前に予防できることが理想である。本症例はさまざまな合併症が現れる可能性が高いことを，患者に理解させておかなければならない。

①適正な食事摂取量とバランスをチェックする。
②カルシウムの摂取量を食事だけで日常的に増やすことが困難な場合は，強化食品やサプリメントなどの利用を考慮する。
③エネルギー制限を行う。
④コレステロールの多い食品を制限する。
⑤食物繊維を十分に摂取する。

肺　炎
(pneumonia)

成因と病態生理

肺炎は，肺に起こる炎症性病変であり，日本人死因の第3位である。特徴は病原微生物の侵入・感染により，肺胞に炎症が及び肺胞内の滲出(しんしゅつ)性病変を認める。病変の広がりによって気管支肺炎（気管支区域の領域に限定），大葉性肺炎（各肺葉に病変が広がる）に分けられる。

肺炎の成因は，ウイルス，細菌，真菌，その他の微生物，化学物質などがある。また，高齢者や嚥下障害では誤嚥性肺炎を発症する場合がある。

肺炎の一般的な症状は，咳，痰，悪寒，発熱，胸痛がみられ，進行すると呼吸困難，チアノーゼなどもみられる。

診断は，胸部X線写真で異常陰影を認める。

治療は，起因微生物に対応した化学療法を行う。細菌性肺炎では，感受性のある抗菌薬を用い，解熱鎮痛薬，去痰薬などを併用する。

栄養評価

高齢者では食欲不振に加え，発熱や呼吸困難によるエネルギー消費量の増大により容易に低栄養状態が引き起こされ，急速に免疫能が低下する。

栄養状態の指標は身体計測（体重，上腕三頭筋皮下脂肪厚等），血液生化学検査（総タンパク，血清アルブミン値等），免疫能検査（総リンパ球数等），食事摂取調査などを用いる。

高齢者の場合は誤嚥性肺炎が多く，この場合はVF（videofluoroscopic，嚥下造影）検査などにより，嚥下能力を評価する。また，糖尿病を合併していると感染免疫能が低下するため，血糖値に留意する。

栄養補給

感染症改善のため，良好な栄養状態を維持するのに十分なエネルギーおよびたんぱく質，ビタミン（特に消耗しやすいB_1，Cなど），ミネラルなどの栄養素を必要量確保する。特に，発熱時はエネルギー補給を十分行い，また発汗による脱水予防や分泌物の排泄促進のために，水分補給も十分行う。

通常の食事のみで必要栄養量が確保できない場合は，経腸栄養剤（総合栄養食品）を併用して経口的に摂取させる。

高齢者で咀嚼・嚥下機能低下がみられる場合は，食形態を調整し，嚥下障害のある場合には，食品の選択に留意し（表5－65），ゼラチンやとろみ剤などを利用し調製する。

糖尿病がある場合は，各人に応じた適正エネルギー量とする。

栄養基準量は，「日本人の食事摂取基準」に準じる。

表5－65　嚥下障害に適さない食品と適した食品

適さない食品	水分，パサつくもの，弾力の強いもの，口腔内にはりつくもの，粒が残るもの，繊維の多いもの，酸味の強いもの
適した食品	•適当な粘度があり口腔内でバラバラになりにくいもの •口腔や咽頭を通過するときに変形しやすいもの •密度が均一のもの •ベタつかず口腔内に付着しにくいもの

栄養指導

栄養状態を改善することが病気の進行を予防することにつながるため，食事や栄養剤などで必要栄養量が確保できるよう，栄養食事療法の目的や意義を十分説明する。

①食欲低下時には嗜好を取り入れ，できるだけ食べやすいものにする。

②少量で高エネルギー，高たんぱく質の食事とする。

③誤嚥防止のため各人の咀嚼・嚥下能力に応じた調理形態とし，食事をする際の姿勢にも留意する。また，食後2時間程度は上体を起こしておく。

④食事前後の口腔と咽頭の清潔保持にも心がける。

⑤発熱時は脱水に注意し，水分，電解質補給を十分に行う。

⑥注意する食品

- アルコールは薬の代謝・吸収に影響を与えるので控える。
- 炭酸飲料など，ガスが発生するものは腹部膨満感をきたすので避ける。

肺 結 核
(pulmonary tuberculosis)

成因と病態生理

結核は，抗酸菌属の結核菌による感染症である。全身のほとんどあらゆる臓器に結核感染が起こるが，約90％は肺結核である。飛沫感染により感染するが，発症は約10％で，90％は発症しない。つまり，体の免疫力が低下しているときに大量の菌を吸い込み，菌の増殖が著しい場合には症状が進展し，結核を発病する場合がある。

肺結核の症状は，咳，痰，微熱，寝汗，ときに血痰がみられる。一般的に病状の進行に伴い体重は減少し，全身性慢性消耗状態となる。

胸部X線写真で発見されることが多いが，痰や胃液からPCR法により結核菌の証明で確定診断となる。

治療には強力な化学療法が必要であり，抗結核薬の併用療法が行われる。イソニアジド，リファンピシン，ピラジナミド，エタンブトールまたはストレプトマイシンの4剤併用が推奨されている。化学療法が始まると，複数の抗結核薬を最低6カ月間，継続的に服薬する。これは病巣内の結核菌を確実に殺菌し，増殖を抑え，再発を防ぐためである。

最近，薬剤耐性をもつ結核菌の出現が問題となっている。

栄養評価

発熱，発汗，咳嗽(がいそう)，喀痰(かくたん)などによるエネルギー代謝の亢進により PEM（たんぱく質エネルギー栄養障害）をきたし，体重減少が生じやすい。

結核菌は，細胞性免疫によって抑制されるが，PEMは免疫能を低下させるため，さらに結核の悪化を招くことになる。特に，高齢者では栄養不良，免疫能低下などにより慢性化や再燃がみられるため，適切な栄養補給で栄養状態を良好に保つための栄養管理が重要となる。

低栄養の評価指標は，体重，健常時体重減少率（例：1カ月5％以上の減または6カ月で10％以上の減），総タンパク（例：6g/dL以下），血清アルブミン値（例：3g/dL以下），総リンパ球数（例：1,200以下）などがある。

また，食習慣・食事内容などによりエネルギー，たんぱく質など主要栄養素の過不足の状態を評価する。

エネルギー消費量の算出は安静時エネルギー消費量の実測やハリス-ベネディクト（Harris-Benedict）の式などを用いて行う。

栄養補給

栄養状態の改善が基本となるため，摂取エネルギーは不足しないように30～35kcal/kg/日程度を目安とし，たんぱく質，ビタミン，ミネラルも不足しないよう十分摂取する。食欲がないなど，経口摂取のみで栄養補給が困難な場合は経腸栄養，または静脈栄養を併用して必要栄養量を確保する。

特に栄養状態に問題がなければ，健常者と同様の食事管理とし，栄養バランスのとれた食事を心がける。

ただし，肥満がある場合は，適正体重を目標とするようエネルギー量を調整する。

糖尿病を合併している場合は，血糖の良好なコントロールが結核の病状を左右するため，食事はエネルギー量に配慮したものとする。しかし，エネルギーを制限しすぎることもよくないので注意する。

栄養基準量は，「日本人の食事摂取基準」に準じる。

栄養指導

発熱や呼吸困難などにより消費エネルギーが増大し，低栄養状態になりやすく疾患の回復に影響を与えるため，下記について注意する。

①食事が不規則になったり偏らないようにする。
②栄養食事療法の必要性を十分に理解させる。
③食欲がない場合は嗜好を考慮したり，少量でも栄養価が高く，且つ口あたりのよい食べやすい食事とする。
④糖尿病を合併している場合は，血糖をコントロールするための栄養教育を行う。
⑤発熱時や粘性痰の喀出困難を伴う場合は，水分補給を行う。

慢性閉塞性肺疾患
(chronic obstructive pulmonary disease : COPD)

成因と病態生理

慢性閉塞性肺疾患（COPD）は，肺気腫と慢性気管支炎のどちらか，または両方の併発により引き起こされる閉塞性換気障害である。COPDは「タバコ煙を主とする有害物質を長期に吸入暴露することで生じた肺の炎症性疾患である。呼吸機能検査で正常に復すことのない気流閉塞を示す。気流閉塞は末梢気道病変と気腫性病変がさまざまな割合で複合的に作用することにより起こり，通常は進行性である。臨床的には徐々に生じる労作時の呼吸困難や慢性の咳，痰を特徴とする」と定義されている。男性高齢者に多く，環境要因と先天的な遺伝素因により発症するが，長期間の喫煙が最大の要因である。

症状は慢性かつ反復性の喀痰と咳がみられ，細菌感染を合併すると膿性痰となる。また，労作時の息切れがみられ，重症化すればチアノーゼを呈する。診断は上記の臨床症状，胸部X線写真，呼吸機能検査（スパイロメトリーという，1秒率が70%未満でCOPDと診断），喀痰検査などによる。動脈血分析では動脈血酸素分圧（PaO_2）は低下し，高炭酸ガス血症をきたす。

治療は，禁煙指導，気管支拡張薬，去痰薬，ネブライザー吸入などにより気道のクリーニングを行う。また，腹式呼吸や呼吸筋の訓練を行い，慢性呼吸不全では酸素吸入を行う。

栄養評価

消費エネルギーの増加と栄養摂取の低下により，体重減少，栄養障害を呈することが多く，栄養状態を良好に保つことが大切である。体重，食事摂取状況，臨床症状の有無など複数の指標を用いて栄養評価を行う。日本呼吸器学会ガイドラインのCOPDに

表5-66　慢性閉塞性肺疾患（COPD）の栄養評価項目

必須の評価項目	適正体重比，BMI，食習慣，食事摂取時の臨床症状の有無
行うことが望ましい評価項目	食事調査（栄養摂取量の解析），安静時エネルギー消費量（REE） %上腕周囲長（%AC），%上腕三頭筋部皮下脂肪厚（%TSF），%上腕筋囲（%AMC），血清アルブミン
可能であれば行う評価項目	体成分分析（LBM，FMなど），RTP測定，血漿アミノ酸分析（BCAA/AAA），握力，呼吸筋力，免疫能

推奨される栄養評価項目は表5-66のとおりである。

摂食時の息切れ，腹部膨満感の有無，咀嚼・嚥下障害，食欲不振などの食事摂取を妨げる要因についても確認する。

栄養補給

体重減少のある患者では，呼吸不全への進行や死亡のリスクが高いため，BMI 20未満あるいは適正体重比90％未満の体重減少患者に対しては，積極的に栄養補給療法を実施する。

低栄養患者は，筋タンパク質分解による分岐鎖アミノ酸(BCAA)の利用亢進があり，筋タンパク質量の保持のために十分なたんぱく質を摂取し，アミノ酸製剤や成分栄養剤などでBCAAを積極的に補充する。また呼吸筋の機能維持に必要なリン（P），カリウム（K），カルシウム（Ca），マグネシウム（Mg）なども十分に補給する。必要栄養量の確保が困難な場合は，食事に併用して経腸栄養剤（総合栄養食品）で不足分を補う。

肺性心がみられる場合は，食塩の制限を行う。

脂質と炭水化物の摂取比率については，総エネルギーが適正であれば，栄養素間の比率は二酸化炭素の産生量には影響しないという研究成績もある。栄養基準量は，表5-67に示す。

表5-67　慢性閉塞性肺疾患(COPD)の栄養基準量　（1日当たり）

摂取エネルギー	炭水化物	脂質
REEの1.5～1.7倍を目標とする	総エネルギーの50％程度	総エネルギーの25～30％程度

栄養指導

栄養食事療法の目的は，栄養状態を改善して病気の進行を予防することである。

①栄養食事療法の目的や意義を十分説明する。

②筋タンパク質の保持には，十分なエネルギー，アミノ酸価の高いたんぱく質を確保し，BCAAの積極的な摂取を勧める。

③微量元素やビタミン類の補給が困難な場合は，サプリメントの利用も考慮する。

④骨粗鬆症の合併症のリスクが高いため，Caも十分摂取させる。

⑤食後腹部膨満感や呼吸困難を訴える場合は，1回当たりの食事量を少なくして，1日4～6回の分割食として，摂取エネルギー量を確保する。また，炭酸飲料など消化管でガスを発生する食品は避ける。

⑥水分は分泌物の排泄促進のために適宜摂取させる。

気管支喘息
(bronchial asthma)

成因と病態生理

気管支喘息は，気道が狭くなるために喘鳴（ぜんめい）（呼吸の音がゼイゼイ，ヒューヒューと聞こえること）と呼吸困難を引き起こす疾患である。気管支喘息は，アレルギー性疾患に分類され，気管支が慢性的に炎症を起こし，種々の刺激に対し過剰な収縮反応を引き起こす。アレルゲンに対する特異的なIgE抗体を証明できるものをアトピー型，証明できないものを非アトピー型という（表5-68）。

表5-68　気管支喘息の分類

アトピー型	発症時期：幼児期に多い 原因：Ｉ型アレルギーによる化学伝達物質の発生，細菌，ウイルス感染，ほこり，ダニ，花粉，カビ，食物，薬物などのアレルゲンや精神的要因などが誘因
非アトピー型	発症時期：40歳以上の成人に多い 病態生理：いまだ解明されていない

アトピー型喘息は，ハウスダスト，ダニ，花粉，食品などが原因で起こる喘息であり，10歳未満の小児に多い。

非アトピー型喘息はアレルゲンが証明されず，40歳以降の成人に多くみられる。

その他の喘息として，アスピリン喘息，運動誘発性喘息などもある。

診断は問診，喘鳴の聴取，呼吸機能検査，血清中の抗原特異的IgEの測定，皮膚反応テスト（パッチテストなど）による。

治療は，気管支拡張薬（β_2受容体刺激薬，キサンチン製剤）や，ステロイド剤などによる薬物療法，少量アレルゲンの持続漸増注射による減感作療法などが行われる。

栄養評価

食習慣や食事調査により，各栄養素が過不足なくバランスよく摂取されているか判定する。特に，小児の場合は身長・体重などの身体計測によって発育，成長の評価を行い，栄養補給量を検討する。エネルギー必要量は，基礎代謝量×身体活動レベル×ストレス係数で求め，発育期の子どもはこれにエネルギー蓄積量を加えて決定する。

食物アレルギーがある場合は，原因となるアレルゲンを特定する。

栄養補給

食物アレルギーの場合は，アレルゲンを除いた除去食や低アレルゲン食とするが，これにより栄養素の摂取不足が起こらないように注意する。

加工食品に使用される防腐剤や，発色剤に含まれる亜硝酸塩，保存料の安息香酸塩などの食品添加物は，喘息発作を誘発することがある。アスピリン喘息の場合は，サリチル酸化合物を含有するトマト，キュウリなどの野菜やメロンなどの果物が発作を誘発するので注意する。また，気管支収縮物質となるコリン，ヒスタミン，セロトニンを多く含有する食品(なす，さといも，タケノコ，くるみなど）の過剰摂取も避ける。

除去により不足する栄養素を補うために，除去した食品の代替となる食品を使用する。

脱水時には，水分補給や輸液を行う。

栄養基準量は，「日本人の食事摂取基準」に準じる。

栄養指導

発作時は経口摂取困難な場合が多いため，摂取しやすく口当たりのよい献立を心がける。また，安定期は必要エネルギー量を摂取し，かつ栄養バランスのよい食事をするよう指導する。

①食物アレルギーのある場合は，アレルゲンとなる食品を除去する（p.234，表5 - 76参照）。
②除去により栄養素の摂取不足が起こらないよう代替となる食品を用いる。
③個人に応じた除去食の覚え書き（除去すべき食品，代替食品，調理法など）を作成する。
④食品添加物のなかには，喘息発作を誘発するものもあるため，多用した食品は控える。
⑤アルコールで喘息が誘発する場合は，飲酒を控える。
⑥脱水予防のため，水分は適宜補給する。
⑦メニューが偏ったり画一的にならないよう，バラエティーに富んだ料理を考慮する。

睡眠時無呼吸症候群
(sleep apnea syndrome：SAS)

成因と病態生理

睡眠時無呼吸症候群（SAS）は，睡眠中に呼吸が止まる（無呼吸），喉の空気の流れが弱くなる状態（低呼吸）が1時間に何回も起こる状態をいう。一般的に，10秒以上の呼吸停止（無呼吸）が1時間当たり5回以上もしくは一晩7時間の睡眠中に30回以上ある場合を睡眠時無呼吸症候群という。

1時間当たりの回数を，無呼吸低呼吸指数といい，重症度を決めるときに使用される。5～15回を軽症，15～30回を中等症，30回以上を重症と分類される。

SASは，昼間の注意力散漫などの弊害のほか，無呼吸中に低酸素血症や高炭酸ガス血症を生じ，高血圧，狭心症，心筋梗塞などの原因の1つになると考えられている（表5-69）。

表5-69　SASにみられる症状

眠っているとき	起きているとき
いびきをかく	起床時，頭痛がする
呼吸が止まる	昼間眠くなる
呼吸再開時に大きないびきを伴う	しばしば居眠りをする
呼吸が乱れる	記憶力や集中力が低下する
息が苦しくて目が覚める	性欲が低下する
夜間，頻繁にトイレに行く	体を動かすときに息切れする

病型分類には，呼吸中枢に障害があり睡眠中に鈍麻（どんま）して発生する中枢型，睡眠中の上気道筋肉の弛緩により気道閉塞をきたす閉塞型，および両者の混合型とがある。閉塞型が最も多く重要である。男女比は5：1と男性に多く，中高年のいびきをかく肥満体型者に多いという特徴がある。

確定診断は，ポリソムノグラフィーによる終夜モニターによって行う。成人の閉塞型では肥満改善指導が重要となる。飲酒，睡眠薬，鎮痛薬の服用は症状を悪化させることが知られている。

栄養評価

SASの原因の多くは肥満であるとされ，肥満の状態を体重，BMI，上腕三頭筋部皮下脂肪厚，腹囲，体脂肪率などにより判定する。また食事調査により，食生活上の問題点についても評価する。

SAS 患者は高血圧，高血糖，脂質異常症が高率にみられ，心筋梗塞，狭心症，脳梗塞のリスク因子になることから，血圧，血糖値，LDL-コレステロール，HDL-コレステロール，中性脂肪(TG)などの検査値の評価も必要となる。

栄養補給

肥満を伴う場合は，適正体重を目標に減量する。摂取エネルギーは，適正体重当たり25～30kcal を基準に，性別，年齢，身体活動レベル，肥満度などを考慮しながら目標エネルギー量を決定する。また，PFC 比やビタミン，ミネラルなど各栄養素をバランスよく摂取するために，食品を組み合わせる。

高血圧，糖尿病，脂質異常症を合併している場合は，適正エネルギー量の摂取を主体に，食塩制限などそれぞれの疾患に応じた栄養食事療法を実施する。

アルコールは，SAS を悪化させるので制限が必要である。

栄養基準量は「日本人の食事摂取基準」に準じる。

栄養指導

肥満の場合は，まず体重を落とすことから始めるが，決して無理はしない。月に１～２kg 程度を目標に徐々に減量していく。

①油脂を多く含んだ食品や油を使った料理の摂りすぎに注意する。

②糖分の多い菓子などエネルギーの高い食品や料理について十分理解させ，摂りすぎないよう注意する。

③栄養バランスが乱れやすくなるため，毎食できるだけ主食，主菜，副菜を揃えて食べる。

④食事は１日３回とし，欠食しない。

⑤夜遅く食べない。エネルギーの高い食品は控えめにする。まとめ食いをしない。

⑥間食は決まった時間に決められた量を，夜食は控え，野菜をしっかり食べる。

⑦飲酒習慣のある場合は適量を守り，週に１～２日は休肝日を設ける。

⑧高血圧，糖尿病，脂質異常症がある場合は，それぞれの疾患に応じた栄養教育を行う。

鉄欠乏性貧血
(iron deficiency anemia：IDA)

成因と病態生理

ヘモグロビン（Hb）の構成成分である鉄の不足で，赤血球数（RBC）および血中Hb濃度が低下した状態である。血中Hb濃度は男性13g/dL未満，女性11g/dL未満で貧血と診断される。貧血のなかで最も多く，成人女性の約10%が鉄欠乏性貧血であるとされる。原因は次の3つに分けられる。

- 摂取量の不足：極端な食事制限，偏食，消化・吸収能の低下に伴う鉄吸収の低下。
- 排泄量の増加：月経過多，潰瘍や腫瘍などによる消化管出血。
- 需要の増加：成長，月経開始，妊娠，出産，授乳，運動。

Hb，RBC，ヘマトクリット（Ht），平均赤血球容積（MCV），血清鉄および血清フェリチンが低下し，小球性低色素性貧血を示す。症状は蒼白，易疲労感，めまい，息切れ，動悸，さじ状爪，口角炎，舌炎などがある。初期には貯蔵鉄の減少で，臨床所見が現れにくい。治療の原則は鉄の補給であり，一般的には経口投与（栄養食事療法または鉄剤投与）で十分に治療できる。

栄養評価

血液検査より貧血の状態を評価し，MCVの低下，平均赤血球色素量（MCH）および平均赤血球色素濃度（MCHC）の低下より小球性低色素性貧血であることを確認する。鉄欠乏性貧血の患者は極端な食事制限や偏食を認める場合が多い。そのためにBMI，身体計測値，総タンパク（TP）およびアルブミン（Alb）などから栄養状態を評価する。食事摂取量や食習慣に関する問診も重要であり，他疾患による低栄養から鉄欠乏性貧血を認める場合も同様である。さらに，食事の偏りが原因である鉄欠乏は同時にたんぱく質，ビタミンおよびミネラルなど他の栄養素も不足している可能性が高い。欠乏による身体徴候がみられないか注意する。

栄養補給

食事摂取量の不足や偏りによって，潜在的に多くの栄養素が不足している場合が多い。高エネルギー（35kcal/kg/日程度），高たんぱく質（1.5g/kg/日）を基本とする。鉄の付加（10～15mg/日）のため，鉄を多く含む食品（表5-70）を利用する。目標量が確保できない場合には，サプリメントの利用も考慮する。鉄強化食品ではゼリーなど1個で1～2 mg，特定保健用食品の飲料では4 mg程度が摂取できる。「日本人の食事摂取基準2025年版」の鉄の推奨量を表5-71に示す。

表5-70　鉄を多く含む食品

食品名	100g中の含有量(mg)	常用量	常用量中の含有量(mg)
鶏肝臓	9.0	60g	5.4
牛ヒレ肉	2.4	60g	1.4
カツオ	1.9	80g（5切れ）	1.5
絹ごし豆腐	0.8	150g（半パック）	1.2
納豆	3.3	40g（1パック）	1.3
こまつな	2.8	70g（小鉢1杯）	2.0
ほうれんそう	2.0	70g（小鉢1杯）	1.4
ひじき(鉄釜)	58.2	6g（小鉢1杯）	3.5

表5-71　鉄の推奨量　(mg/日)

年齢(歳)	男性	女性	年齢(歳)	男性	女性(月経あり)	年齢(歳)	男性	女性(月経あり)
6～11(月)	4.5	4.5	10～11	9.5	9.0(12.5)	30～49	7.5	6.0(10.5)
1～2	4.0	4.0	12～14	9.0	8.0(12.5)	50～64	7.0	6.0(10.5)
3～5	5.0	5.0	15～17	9.0	6.5(11.0)	65～74	7.0	6.0(－)
6～7	6.0	6.0	18～29	7.0	6.0(10.0)	75以上	6.5	5.5(－)
8～9	7.5	8.0						

妊婦付加量：初期+2.5，中期・後期+8.5，授乳婦付加量：+2.0

栄養指導

①ヘム鉄を多く含むレバー，肉類，魚介類などを多く取り入れる。

②鉄吸収率を高めるためにビタミンCを同時に摂取する。しかし，鉄欠乏性貧血の患者は，多くの場合，食事の摂り方に問題があり，他の栄養素（特に，たんぱく質，ビタミン，ミネラル）も不足している。

③鉄剤を服用している場合は，バランスのとれた正しい食事の摂り方を指導する。

④鉄補給は一時的な効果がみられてもやめずに，十分に体内鉄貯蔵量が増えるまで栄養食事療法あるいは鉄剤投与を続ける。

⑤妊娠時の鉄補給は，胎児の奇形出現率が高いとされるレチノールを多く含む食品（レバーなど）を勧めないように注意する。

巨赤芽球性貧血
(megaloblastic anemia)

成因と病態生理

ビタミンB_{12}および葉酸の欠乏によって，赤芽球の成熟が障害され，正常な赤血球が生成できないために起こる貧血である。ビタミンB_{12}の欠乏は次のことが原因となる。

- 菜食主義や極端な偏食など摂取量の不足
- 胃壁細胞から分泌される内因子（Castle因子）の分泌低下（内因子分泌の低下あるいは欠如は胃の萎縮性病変や胃切除後にみられる）
- 生体内のビタミンB_{12}結合タンパク質（トランスコバラミンⅡ）の先天的欠乏症

ビタミンB_{12}欠乏による場合は悪性貧血といい，貧血症状のほかに神経症状がみられる。

一方，葉酸欠乏は摂取量の不足以外に，先天的代謝酵素の欠損や抗癌剤（メトトレキサート）など，薬剤によって引き起こされる。病態は，倦怠感，動悸，息切れ，四肢の冷感などの自覚症状の他に消化器疾患，などの症状がみられる。治療はビタミンB_{12}と葉酸の補給が基本である。内因子が存在しないときはビタミンB_{12}を経口摂取しても吸収できないので，筋肉注射によって補給する。

栄養評価

平均赤血球容積（MCV）の上昇，平均赤血球色素量（MCH），平均赤血球色素濃度（MCHC）より大球性正色素性貧血であることを確認する。摂取量不足の患者は，菜食主義者や極端な偏食を認める場合が多いため，食事摂取量や食習慣に関する問診によって把握し，BMI，身体計測値，総タンパク(TP)，アルブミン(Alb)などから栄養状態を評価する。また，胃切除や薬物の副作用など食事摂取不足以外の原因の有無も確認する。

栄養補給

ビタミンB_{12}あるいは葉酸の補給が中心となる。内因子が存在しない場合は経口摂取の効果が期待できず，ビタミンB_{12}注射による補給が必要である。「日本人の食事摂取基準2025年版」ではビタミンB_{12}が目安量4.0μg/日(18歳以上)，葉酸が推奨量240μg/日(18歳以上)である。その他の栄養量はバランスよく適正量を摂

表5－72　ビタミンB_{12}を多く含む食品

食品名	100g中の含有量（μg）	常用量	常用量中の含有量（μg）
牛肝臓	52.8	60g	31.7
牛小腸	20.5	50g	10.3
鶏肝臓	44.4	60g	26.7
サバ	10.6	60g（1切れ）	6.4
アサリ	52.4	30g（殻付75g）	15.8

表5－73　葉酸を多く含む食品

食品名	100g中の含有量（μg）	常用量	常用量中の含有量（μg）
牛肝臓	1,000	60g	600
鶏肝臓	1,300	60g	780
納豆	120	40g（1パック）	48
アスパラガス	190	60g（中3本）	114
ほうれんそう	210	70g（小鉢1杯）	147
ブロッコリー	210	40g（付け合わせ）	84

取する。

栄養指導

栄養指導に際して，以下の点に留意する。

①摂取量の不足による欠乏症か，胃全摘出後や薬物の副作用による欠乏症かを把握する。

②菜食主義の患者には動物性食品の必要性を理解させる。

③胃全摘出後では，約5年後に欠乏症状が現れることを説明する。

④ビタミンB_{12}の投与により，急激な赤血球生成が行われ，鉄需要が高まるので鉄の摂取量にも注意する。

⑤葉酸は体内に貯蔵できる量が少なく継続的に摂取する必要があり，症状が改善されてすぐに以前の食生活に戻さないように注意する。

造血幹細胞移植
(hematopoietic stem cell transplantation)

成因と病態生理

自家造血幹細胞移植と同種造血幹細胞移植があり，後者が本人以外から移植されたものである。癌治療の手段として急性白血病，慢性骨髄性白血病，悪性リンパ腫および多発性骨髄腫が移植の適応となる。また，造血機能の回復を目的として骨髄異形成症候群と再生不良性貧血が適応となる。同種造血幹細胞移植後には，ドナーリンパ球により引き起こされる移植片対宿主病(graft-versus-host disease : GVHD)を生じることがある。癌を伴う治療は大きく3つに分けられる。

- 移植前処理：移植前に，大量の抗癌剤投与や全身放射線照射を行うことによって，宿主の造血細胞・免疫担当細胞を根絶する。
- 免疫抑制：移植後のGVHD予防のために，移植前から免疫抑制剤が投与される。前日からシクロスポリンなど，移植直後はメトトレキサートなどが投与される。
- 感染症対策：移植後の免疫抑制状態に対して，その間の細菌やウイルスなどによる感染症を予防する。

栄養評価

手術前には抗癌剤使用や放射線治療で食欲が低下し，嘔吐，下痢，便秘，口内炎および味覚異常などの栄養に関する症状が現れる。症状の有無と食事摂取量の調査を行って摂取栄養量を把握する。

表5-74　抗癌剤の副作用

摂取量に影響を及ぼすもの	食欲不振，悪心・嘔吐，腹痛，下痢，口内炎，腹部膨満感，口角炎，便秘，味覚（臭覚）異常
その他（皮膚症状や神経症状など）	脱毛，紅斑，浮腫，水疱，爪の異常，皮膚肥厚，動悸，発熱，頭痛，顔面麻痺，言語障害，運動失調，意識障害，ふらつき，四肢しびれ感

同時に体重，身体計測値，アルブミン(Alb)値などから総合的な栄養状態を評価する。副作用で浮腫がある場合，身体計測には注意が必要である。移植後直後には，静脈栄養法によって栄養補給される。電解質や水分などの投与量が適当であるかについて体重，尿量，BUNやクレアチニン(Cr)をアセスメントする。

他にも術後の状態を知るためにAlb値（RTPが望ましい）やC反応性タンパク（CRP）などを評価する。間接カロリメータなどを用いてエネルギー消費量を実測できれば理想的である。食事開始による，経口からのエネルギー摂取量（摂食量）を把握する。抗癌剤副作用による食欲低下や味覚異常によって摂食量低下の可能性もあり注意する。また，ステロイド剤使用の場合は食欲が増すために，エネルギー摂取オーバーによる高血糖や脂質異常の確認も必要である。

栄養補給

術前でも，副作用などにより十分なエネルギー摂取ができていない場合は静脈栄養法が必要である。投与エネルギー量は，ハリス-ベネディクト（Harris-Benedict）の式より算出した基礎エネルギー消費量（BEE）に，ストレス係数と活動係数を考慮して求める。術前後で栄養状態低下がみられることが多く，十分なエネルギー，たんぱく質が必要である。移植後，経口摂取が可能になっても免疫能が低下している場合は無菌食（低菌食）が必要である。また口内炎がみられる場合には，熱いものや香辛料を避け，食塩と酸味を薄くした軟食とする。

栄養基準量を表5-75に示す。

表5-75　造血幹細胞移植患者の栄養基準量　（1日当たり）

	エネルギー（kcal/kg）	たんぱく質（g/kg）	備　考
術前　移植前処理	35～40（ストレス係数1.4～）	1.5～	静脈栄養が必要になる場合がある
術後　造血幹細胞生着後	30～35（ストレス係数1.2～）	1.2～1.5	無菌食が必要になる場合がある

栄養指導

①食欲低下の場合，少量で品数を多くし，患者の嗜好を取り入れ，盛りつけを変えるなど食欲不振患者に対する食事とする。
②栄養補助食品が使用可能であれば，その量をアドバイスする。
③免疫力が低下しているときには家庭でも衛生面に注意し，生ものや長時間保存されているものなどは避け，調理後速やかに食べさせる。
④味覚異常が存在する場合は糖分や食塩を摂りすぎないように注意する。

食物アレルギー
(food allergy)

成因と病態生理

アレルギー反応は,大きく分けてⅠ～Ⅳ型の4群に分類される。食物アレルギーは，主にⅠ型反応が関与しており，IgE抗体が作用する即時型反応である。Ⅱ型およびⅣ型反応も関与すると考えられている。

卵白，牛乳，大豆，穀物，種実類，果物，魚介類など多種類の食物がアレルゲン（アレルギーを引き起こす抗原）になる。重篤なアレルギー症状を起こしやすい原材料が含まれている加工食品には，量に関係なく原材料名を表示する制度になっている（表5-76）。

表5-76　加工食品のアレルギー表示

表示義務（8品目）	卵，牛乳，小麦粉，ソバ，ピーナッツ，クルミ，エビ，カニ
表示推奨（20品目）	アーモンド，アワビ，イカ，イクラ，オレンジ，カシューナッツ，キウイフルーツ，牛肉，ゴマ，サケ，サバ，大豆，鶏肉，バナナ，豚肉，マカダミアナッツ，モモ，ヤマイモ，リンゴ，ゼラチン

2024年3月改正

＊ただし，店頭で計り売りされる惣菜やパンなど，その場で包装されるものについては，表示されないので注意する。

注意を要する食物アレルギー

- アナフィラキシー：食物アレルギーで全身性にアレルギー反応が起こり多臓器に症状が出ると，アナフィラキシーショックと呼ばれる重篤な状態に陥る。速やかに医療機関を受診する。
- 運動誘発性食物アレルギー：食物に対する即時型過敏反応の1つ。原因食物を摂取直後に運動することで急激に発症する。アレルゲン特異的IgE抗体が関与している。運動の直前に原因食品を気づかずに食べ急激に発症することが知られている。

診　断

診断およびアレルゲンの特定は容易ではない，次のような診断方法を組み合わせて用いる。

- 食事記録による臨床症状の把握
- 血液検査：血液中の特異IgE抗体の検出（RAST法：放射性アレ

ルゲン吸着試験法）
- 皮膚試験：皮膚プリックテスト，皮内テスト
- 食物負荷試験*：原因と推定される食品を負荷
- 除去負荷試験*：原因と推定される食品を一定期間除去し，症状の軽減または消失をみた後で，経口負荷を行う

（*：これらの試験は食物アレルギー専門医が行う。）

治　療

①除去食療法

原因となる食品（アレルゲン）が特定できればそれを除去する。アレルゲンの除去で症状の誘発を抑え，抗体の減少を図る方法である。

- 除去する範囲を，診察で決める。
- 除去により栄養不良にならないようにする。
- 加熱調理によりアレルギーを抑えることができるものもある。

②低アレルゲン化食品の利用

低アレルゲン化食品とは，抗原抗体反応が軽減するような処理をほどこした食品である。種々の処理方法の研究が行われている。

③薬物療法

抗アレルギー薬を用いる場合もある。

栄養評価

身体計測，生理生化学検査，食事調査などを組み合わせて総合的に評価する。身体計測値の経緯は重要な手がかりとなる。実際の食事摂取量の調査も必要である。

栄養補給

必要エネルギー量と栄養素量を，代替食品を利用し十分摂取する。除去食療法の成長への影響をできるだけ小さくとどめる。

栄養基準量は「日本人の食事摂取基準」に準じる。

栄養指導

①原因となる食品が特定できれば，摂取を禁止する。

②代替食品を利用した献立を提案し，成長期の栄養不良や成長遅延をきたさないようにする。

③除去の範囲を広げすぎると栄養学的・心理的問題も多くなるので注意する。

関節リウマチ
(rheumatoid arthritis：RA)

成因と病態生理

関節リウマチ（RA）とは全身性エリテマトーデス（SLE）とともに，自己免疫疾患のうち臓器非特異的疾患群に分類される全身性，炎症性疾患である。遺伝的素因と環境要因，免疫異常など多因子が関与すると考えられている。

初期症状は関節のこわばりや微熱である。発症から2～3年の間に慢性進行性の関節破壊が進む。30～50歳代女性での発症が多い。早期に発見し治療を開始することが望ましい。

診　断

診断は関節リウマチ診断基準（表5-77）に照合して診断する。検査項目としては，X線検査，リウマトイド因子の検査，抗CCP（cyclic citrullinated peptide）抗体検査，C反応性タンパク（CRP），赤沈などがある。リウマトイド因子は関節リウマチの患者の80～90%が陽性となる。

表5-77　関節リウマチの診断基準
下記のうち4項目以上を満たすと関節リウマチと診断する。

①朝のこわばりが1時間以上持続
②3カ所以上の関節炎（腫脹）
③手の関節炎（腫脹）
④左右対称の関節炎（腫脹）
⑤リウマトイド結節*（主にひじに出現）
⑥リウマチ因子（リウマトイド因子）陽性
⑦関節X線検査での特徴的変化

*リウマトイド結節：痛みを伴わない小さな瘤。

治　療

治療は，手術，治療薬などによる。消炎鎮痛薬と，抗リウマチ薬の投与で寛解をめざす。

RAの治療に用いられる薬剤には次のものがある。

- 非ステロイド性抗炎症薬（NSAIDs）：関節の痛みや腫れを抑える。
- ステロイド剤：総合的に症状を改善する。
- 抗リウマチ薬(disease modifying anti-rheumatic drugs：DMARDs)，免疫抑制剤：関節破壊の進行を遅らせる。抗リウマチ薬とはメトトレキサートやサイトカイン阻害薬など，リウマチの免疫異常を改善させる薬剤の総称である。

栄養評価

病期によって栄養状態の差が大きいので，個人の病状と栄養状態をよく把握する。栄養評価は身体計測，生理生化学検査，臨床診査，食事調査などを総合的に行う。

栄養補給

病状により食欲不振もみられるため，個別に対応する。

リウマチの活動期には発熱があり全身が消耗する。関節痛が強いときは全身と関節の休養を図る。エネルギー摂取量および栄養素摂取量の設定には，体格，消耗（ストレス），活動度などを十分勘案する。

ステロイド剤服用により肥満傾向がみられる場合は，エネルギーおよび脂肪の過剰摂取を避ける。免疫抑制剤の使用時は易感染性となる。

また，メトトレキサート使用時に，副作用（胃腸障害や口内炎など）予防のため，葉酸製剤を併用することが多い（メトトレキサートは葉酸の代謝阻害物質）。ただし，葉酸を過剰摂取するとメトトレキサートの効果が減弱する。通常の食品中の葉酸量ではそのような問題はない。

- 摂取エネルギー量：その患者の推定エネルギー必要量を基準とし，栄養評価の変動により増減する。
- 摂取たんぱく質量：摂取推奨量を満たすレベルとする。
- 摂取脂肪量：脂肪エネルギー比率を20～25％の範囲とする。

栄養基準量は「日本人の食事摂取基準」に準じる。

栄養指導

食物と関節リウマチとの特別な因果関係は認められていない。食事摂取基準に基づいた，偏らない食生活とする。

全身性エリテマトーデス
(systemic lupus erythematosus：SLE)

成因と病態生理

全身性エリテマトーデス（SLE），関節リウマチ（RA）ともに，自己免疫疾患のうち臓器非特異的(全身性)疾患群に分類される。

発症には遺伝的要因が関与するとされているが，環境要因も加わると考えられている。

本疾患では自己に対する抗体がつくられるが，特に核DNAに対する抗体が特徴的であり，それが免疫複合体をつくって炎症を起こし組織を壊し，多臓器に障害をきたす。

10～40歳代女性に好発する。症状は，皮疹，光線過敏症，口腔内潰瘍，関節炎，腎障害（ループス腎炎），神経障害，血液異常などさまざまである。

病状は光線に過敏で，日光曝露後に発症したり病状が悪化したりするため，患者は紫外線を避けるのが望ましいとされている。全身症状として発熱や易疲労がある。ループス腎炎からネフローゼ症候群，腎不全をきたすと予後は悪化する。

診 断

症状と検査所見より診断する。炎症の指標として赤沈，CRPが用いられるが，SLE活動期の指標としては抗DNA抗体価が適する。

ループス腎炎は膠原病の1つであるSLEの合併症で，SLE患者の約半数にみられる。発症数年後に腎糸球体の障害で起こる。糸球体病変の基本像は増殖と基底膜の肥厚である。ネフローゼ症候群，または慢性腎炎を発症し，重症では腎不全となる。

治 療

ステロイド剤，非ステロイド性抗炎症薬（NSAIDs），重症ではステロイド剤大量投与，免疫抑制剤など。

栄養評価

病状の変化と全身の栄養状態をよく把握する。栄養評価は身体計測，生理生化学検査，臨床診査，食事調査のそれぞれの項目を総合して行う。

ステロイド剤投与時は，ステロイド剤による骨粗鬆症に注意する。長期のステロイド療法では，糖尿病，高コレステロール血症などの合併症や，食欲亢進による肥満に注意が必要である。

栄養補給

成人の場合の必要栄養量は，現体重および適正体重に，体重1kg当たりのエネルギー摂取量として生活活動強度に応じて25～30kcalをあてはめる。体重50kgの成人女子ではおおよそ1,500kcal/日，たんぱく質摂取量50g/日，総脂質はエネルギー比率で20%以上25%未満，とする。

微量栄養素摂取量についても「日本人の食事摂取基準」に準じて過不足のないようにする。

ステロイド剤投与による骨粗鬆症に対してはステロイド剤の減量または中止が最もよい治療法であるが，病状によっては投与の継続が必要である。その際には，カルシウム（Ca），ビタミンDを食事および薬剤で十分に摂取する（Ca 1,000～1,500mg/日，活性型ビタミンDを0.5～1.0μg/日）。

栄養基準は「日本人の食事摂取基準」に準じる。

栄養指導

特に禁止する食物や，効果のある食物はない。全身症状として，発熱，易疲労，体重減少，食欲減退などがあるため，適切な栄養補給を心がけ栄養状態を悪化させないことが，患者のQOLの維持のためにも重要である。

①ステロイド服用時は，骨粗鬆症予防のためにも小魚，牛乳，木綿豆腐などCaと良質のたんぱく質の豊富な食品の摂取を勧める。またステロイド剤の免疫抑制作用により感染に弱くなるので，感染性の疾患に対する注意を要する。

②大部分のSLE患者は腎機能障害をきたす。腎機能の低下を認めた場合はたんぱく質と食塩の摂取量を，腎疾患の栄養食事療法の基準に準じてコントロールする必要がある。

アトピー性皮膚炎
(atopic dermatitis)

成因と病態生理

体質的素因が強い皮膚の湿疹で，即時型過敏反応をアトピーという。アレルギー反応はⅠ型からⅣ型までに分類されるが，アトピー性皮膚炎は主にⅠ型反応の関与による。さまざまな抗原に感作されやすく，IgE抗体産生が亢進している。寒冷，熱，外傷，精神的ストレスなどのストレスで反応が過剰に起こる場合が多い。乳児期および幼児期に発症する。痒みが強く，年齢が上がっても皮膚の炎症など慢性の症状を繰り返す。

アトピー体質とも表現されるように，アトピー性皮膚炎と同時に食物アレルギーや喘息傾向をもつ場合も多い。日常の生活や食事に関する注意事項を表5 - 78に示した。

治　療

治療には，原因・増悪因子の除去，スキンケア，薬物療法がある。スキンケアの基本は，皮膚を掻かない，清潔を保つ，保湿を心がけることなどである。

外用剤としてステロイド外用剤と免疫抑制外用剤がある。内服剤には抗アレルギー薬と抗ヒスタミン薬がある。

栄養評価

身体計測，生理生化学検査，臨床診査，食事調査のそれぞれの項目で行う。成長期の子どもの場合，成長の停滞がないか経過を把握する。食物アレルギーを伴う場合の除去食による成長阻害に気をつける。

栄養補給

必要なエネルギーおよび食事摂取基準量を満たすことと，成長発達の維持を考えた栄養管理とする。標準成長曲線を参考に成長の継続を確認する（図5 - 6）。学童期の6～7歳での身長・体重と食事摂取基準を参考に示す（表5 - 79）。

栄養指導

食物アレルギーが関与している場合もあるが，原因除去のため食生活が偏ることや，除去の範囲を広げすぎないことが大事である。過度に過敏にならない範囲で，表5 - 78に示すような注意事項を心がけるようアドバイスする。

表5-78　アトピー性皮膚炎の人のための注意事項

- アレルゲンをつきとめ，それらを避ける対策を考える
- 同じ動物性たんぱく質を多量に毎日食べることは避ける
- 食品添加物の摂取はできるだけ避ける
- 油脂類の摂取は適量にとどめ，過剰摂取を避ける
- 牛乳，乳製品がアレルゲンの場合はケーキ，クッキー，アイスクリームなどを避ける
- 食物は加熱調理してから食べる（加熱による抗原性の減弱を図る）
- ダニの繁殖や，除湿に心がけ室内のアレルゲンを増やさない
- ストレスを減らし，適度な休養と運動を心がける

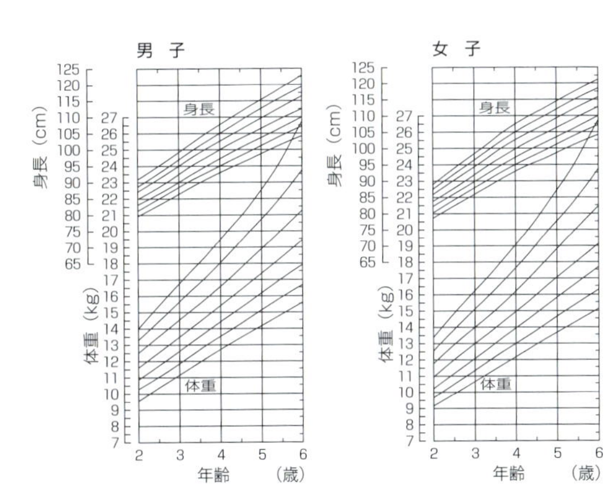

図5-6　幼児身体発育曲線

注）上から97，90，75，50，25，10，3％曲線を示した。
資料）厚生労働省：平成22年乳幼児身体発育調査

表5-79　成長期の身長・体重と代謝量の例（6～7歳の男女）

	男　児	女　児
参照身長　(cm)	119.5	118.3
参照体重　(kg)	22.2	21.9
体重1kg当たりの基礎代謝量（kcal/kg体重/日）	44.3	41.9
参照体重の場合の基礎代謝量基準値（kcal/日）	980	920
エネルギー（kcal/日）	1,550	1,450
たんぱく質（g/日）	30	30
脂質（%エネルギー）	20～30	20～30

（日本人の食事摂取基準2025年版）

摂食障害
(eating disorder)

成因と病態生理

摂食障害は，思春期の女性に多い病気で，やせを主徴とする神経性やせ症（anorexia nervosa：AN）と過食，嘔吐を繰り返す神経性過食症（bulimia nervosa：BN）に分けられる。

神経性やせ症（AN）

病型を特定する。

- 制限型：神経性やせ症のエピソード期間中，その人は規則的にむちゃ食い，または排出行動（つまり，自己誘発性嘔吐，または下痢，利尿薬または浣腸の誤った使用）を行ったことがない。
- むちゃ食い/排出型：神経性やせ症のエピソード期間中，その人は規則的にむちゃ食い，または排出行動を行ったことがある。診断基準を表5－80に示す。

表5－80　神経性やせ症の診断基準　（厚生省研究班，1990）

1．適正体重の－20%以上のやせ
2．食行動の異常（不食，大食，隠れ食いなど）
3．体重や体型についての歪んだ認識（体重増加に対する極端な恐怖など）
4．発症年齢：30歳以下
5．（女性ならば）無月経
6．やせの原因と考えられる器質性疾患がない

備考：1，2，3，5は既往歴を含む（たとえば，－20%以上のやせがかつてあれば，現在そうでなくても基準を満たすとする）
6項目すべてを満たさないものは疑診例として経過観察する。

神経性過食症（BN）

病型を特定する。

- 排出型：神経性過食症エピソード期間中，その人は定期的に自己誘発嘔吐をする。または下痢，利尿薬または浣腸の誤った使用をする。
- 非排出型：神経性過食症のエピソード期間中，その人は，絶食または過剰な運動など，ほかの不適切な代償行為を行ったことはあるが，定期的に自己誘発性嘔吐，または下痢，利尿薬また

は浣腸の誤った使用はしたことがない。

治療の指針

本症の治療は心理療法が中心である。多くの患者は食事，体重に関する問題だけではなく，対人関係等の悩みも深い。

特に，治療初期では食事を是正しようという意欲に欠けることも多いので，心理治療は対人関係への援助を中心にすることもある。

治療における働きかけを，食事と体重を中心にするか，対人関係を中心にするかは，患者の身体状態，心理状態，患者の希望によって柔軟に決定，変更する。

診断基準を表5-81に示す。

表5-81　神経性過食症の診断基準　(DSM-5, 2013)

1．むちゃ食いのエピソードの繰り返し。むちゃ食いのエピソードは以下の2つによって特徴づけられる。
　①他とはっきり区別される時間の間に（例：1日の何時でも2時間以内の間），ほとんどの人が同じような環境で食べる量よりも明らかに多い食物を食べること。
　②そのエピソードの間は，食べることを制御できないという感覚（例：食べるのを止めることができない。または何を，またはどれほど多く食べているかを制御できないという感じ）。
2．体重の増加を防ぐために不適切な代償行動を繰り返す。たとえば，自己誘発性嘔吐，下痢，利尿薬，浣腸，またはその他の薬剤の誤った使用，絶食，または過剰な運動。
3．むちゃ食いおよび不適切な代償行動はともに，平均して3カ月間にわたって少なくとも週1回起こっている。
4．自己評価は，体型および体重の影響を過剰に受けている。
5．障害は，神経性やせ症のエピソード期間中にのみ起こるものではない。

薬物療法

精神症状に対して抗うつ薬，抗不安薬，抗精神病薬などを補助的に使用する。選択的セロトニン再吸収阻害薬（SSRI）が神経性過食症に有効であることがある。

便秘に対しては規則正しい食生活を行うことで，便通が回復する。下剤は塩類下剤を中心に処方する。

栄養評価

身体症状では，体重測定，血圧測定，尿検査，心電図，血液生化学検査などで評価する。るいそう，無月経，低カリウム血症，貧血などにも注意を払う。

栄養補給

神経性やせ症の入院治療においては患者と話し合い，患者が安心して食べられる少量の食事から始め，その全量を摂ることを目的とする（1日1,000kcalくらいが目安だが，こだわる必要はない）。

食べられるようになったら食事量を漸増し，あらかじめ決めておいた目標体重に達したら退院とする方針が進められる。

補助栄養

やせが高度である，高度の電解質異常があるなどの身体的緊急性があるにもかかわらず，経口摂取が十分でない症例では，非経口栄養を行うことがある。非経口栄養には経鼻経管栄養と高カロリー輸液がある。

栄養指導

栄養学的な基礎知識を示し，食べてもむやみに体重が増加しないことや，増加しやすい食べ物などはない（正確には実生活上意識する必要はない）ことなどを保証し，実際に体験して自分で確認することを促すのが基本である。

患者の考え方が間違っているという一方的な指摘は控えるべきである。

①摂取エネルギーの維持に重点をおく。望ましい摂食行動を形成させることが大切。患者との信頼関係を築く。

②患者は自己嘔吐，腸管の消化・吸収能力や代謝の低下があるため，摂取エネルギーがすべて吸収されていないので注意する。

③正しい栄養の知識について繰り返し指導し，段階的に栄養量を増加させる。

うつ病
(depression)

成因と病態生理

うつ病は，気分障害に属し，抑うつ気分や意欲，興味の喪失を主症状とし，周期的な臨床経過をたどる。

神経伝達物質であるノルアドレナリン，セロトニン，遊離トリプトファン，GABA（γ-アミノ酪酸）などの減少やチロシン代謝回転の低下，下垂体-副腎系ホルモンの異常や睡眠脳波REM潜時の減少（コリン作動性神経系の過敏性）などがあげられている。

栄養評価

うつ病では，食欲不振から食物嫌悪やうつ病性昏迷などの重篤な食行動異常が出現し，その栄養管理が重要となる。

栄養補給

基本方針は，エネルギー：25～30kcal/kg/日，たんぱく質：15～20%エネルギー，脂質：20～25%エネルギーとする。

経口摂取が原則であるが，体重減少が著しく，生命の危険がある場合は，本人の合意を得て，経腸栄養または中心静脈栄養を行う。内科疾患の合併症を考慮しながら，嗜好を加味し，生理的に必要な目標量を設定する。主治医と連携し，精神療法の進行過程をみながら，心理的な負担のない内容とする。

喫食時には，食事をする部屋や環境，食行動の変化を見守り，必要に応じて食器や食事量および食形態の修正を行う。

栄養指導

栄養食事指導が，うつ病を含む精神疾患の治療過程において，精神科リハビリテーションの役割を担っており，なかでも料理教室はリハビリテーション治療では，きわめて効果的である。

①食事意欲の低下への対応：食事意欲が低下すると食事摂取量の判断が困難になることが多い。1人分の食べきれるサイズ，例えば，食パン1枚，クラッカー3枚，うどん1玉，魚1切，野菜ジュースなどの提案を行う。

②味覚異常や口渇への対応：薬の副作用，うつ病の症状などにより，何を食べてもまずい，などの訴えが多い。患者が好む料理や外食はおいしいと判断できる場合があり，対応策を検討する。

③病状が安定し調理が可能になれば，簡単な料理の工夫をアドバイスする。

ガラクトース血症
(galactosemia)

成因と病態生理

ガラクトース血症とは，ガラクトース代謝酵素の異常によりガラクトースが体内に蓄積してさまざまな症状が出る先天性代謝疾患である。欠損する酵素により症状は異なり，I～III型に分類されている。ガラクトースは母乳，牛乳，乳製品などに含まれる乳糖の成分である。

正常なガラクトース代謝では消化・吸収されたガラクトースは，まずガラクトキナーゼでガラクトース-1-リン酸となり，次にガラクトース-1-リン酸ウリジルトランスフェラーゼ（GALT）でUDPガラクトースとなり，UDPガラクトースエピメラーゼでUDPグルコース，さらにUDPグルコース-1-リン酸へと変換されグルコースの代謝経路である解糖系へ至る（図5-7）。

基質	酵素	生成物
ガラクトース＋ATP	①	ガラクトース-1-リン酸＋ADP
ガラクトース-1-リン酸＋UDPグルコース	②	UDPガラクトース＋グルコース-1-リン酸
UDPガラクトース	③	UDPグルコース
UDPグルコース	④	UTP＋グルコース-1-リン酸

酵素名①ガラクトキナーゼ，②ガラクトース-1-リン酸ウリジルトランスフェラーゼ（GALT），③UDPガラクトースエピメラーゼ，④ウリジン-2-リン酸グルコースピロフォスフォリラーゼ

欠損酵素	型
ガラクトキナーゼ（①）欠損	ガラクトース血症II型（白内障）
ガラクトース-1-リン酸ウリジルトランスフェラーゼGALT（②）欠損	ガラクトース血症I型（重症）
UDPガラクトースエピメラーゼ（③）欠損	ガラクトース血症III型

図5-7　ガラクトースの代謝とガラクトース血症の型

このような代謝系の酵素が欠損し，ガラクトースが蓄積するとさまざまな中毒症状が出る。主な症状としては食欲減退，嘔吐，黄疸，下痢などである。欠損する酵素によりI～III型に分類され，それぞれの型は異なる症状を呈する。ガラクトース血症I型（GALT欠損型）は最も重篤であり，全身の組織にガラクトース-1-リン酸が蓄積，多臓器障害となる。治療が遅れると，成長や精神発達が止まる。死亡する例もある。

また肝臓以外ではガラクトースはアルドースレダクターゼによる反応でガラクチトールを生成する。ガラクトース濃度が高まるとレンズ内で生じたガラクチトールが眼内浸透圧を高め，白内障を生じる原因となる。

1977年から，ガラクトース血症やメープルシロップ尿症，ホモシスチン尿症，フェニルケトン尿症などを含む6項目の新生児マススクリーニングが行われている（p.249，表5-84参照）。

- 常染色体潜性遺伝であり，I型発症頻度は92万人に1人である。

○血中に蓄積する物質→ガラクトース，ガラクトース-1-リン酸

○尿中に高濃度となる物質→ガラクトース，ガラクトース-1-リン酸

治　療

治療の基本は，食事に由来するガラクトースおよび乳糖の除去である。栄養食事療法には，ガラクトース除去（乳糖除去）特殊ミルクを利用し，通常では血中に蓄積しないガラクトースおよびガラクトース-1-リン酸の蓄積の回避を図る。

栄養補給

食事に由来するガラクトースすなわち乳糖を避けるため，乳および乳製品の摂取を避け，ガラクトース除去特殊ミルクを利用する。ただし，必要なエネルギーおよび他の栄養素は欠乏しないよう留意する。なお，牛乳に含まれる炭水化物量は約4.4%，ヒト乳汁では約7.2%であり，どちらもほとんどが乳糖である。

栄養評価

治療が遅れると成長が停止する。栄養状態の評価には第一は身体発育の経過観察が重要である，と同時に肝機能，精神運動発達，白内障の有無のチェックも必要である。なお，ガラクトース制限コントロールの評価は赤血球中ガラクトース，赤血球中ガラクトース-1-リン酸，尿中ガラクチトールを指標とする。

栄養指導

①乳糖を除去する。乳児期は母乳を避け，乳糖を含まない特殊な無乳糖ミルクを用いる。

②幼児期以降も乳糖を含まない食事とする。

③一般の加工食品とくに菓子類やパン類には乳糖を含むものが多いので，注意し，なるべく避ける。

④栄養食事療法は生涯必要なため，乳製品回避によるカルシウム不足にならないよう，食事に注意する。

メープルシロップ尿症
(maple syrup urine disease)

成因と病態生理

メープルシロップ尿症とは分岐鎖アミノ酸（バリン，ロイシン，イソロイシン）の代謝異常による疾患である。分岐鎖アミノ酸は，いずれも分子の構造が似ており，共通の代謝経路をもっている。分岐ケト酸脱水素酵素複合体が欠損すると，分岐鎖アミノ酸であるバリン，ロイシン，イソロイシンの代謝産物である分岐鎖ケト酸（ケトイソバレリン酸，α-ケトイソカプロン酸，α-ケト-β-メチルバレリン）が高濃度になり，さまざまな症状を引き起こす。尿のにおいがメープルシロップ臭となる。

重症型では，新生児期に神経症状や呼吸障害が発症し，早期に死亡する例もある。栄養食事療法開始前にすでに障害を認める例もあるが，軽症例では栄養食事療法が有効である。

- 常染色体潜性遺伝で，約50万人に１人の割合で出現する。

○血中に蓄積する物質→分岐鎖アミノ酸，分岐鎖ケト酸
○尿中に高濃度となる物質→分岐鎖アミノ酸，分岐鎖ケト酸

治療および栄養補給

乳児期には，メープルシロップ尿症用の特殊ミルク（メープルシロップ尿症治療剤，ロイシン・イソロイシン・バリン除去ミルク配合散）を用いる。表５-82に示す暫定量を目安として治療を開始する。空腹時血中分岐鎖アミノ酸がそれぞれ２～５mg%の間に維持されるように摂取分岐鎖アミノ酸量を定める。維持量は個体差があるので，治療開始後１カ月は隔日に血中分岐鎖アミノ酸量を測定する。1カ月以降も乳児期は週１～２回の測定が望ましい。治療開始１～２カ月は専門病院に入院し治療方針を確立する。

表５-82　メープルシロップ尿症の暫定的治療指針[1)]

	摂取分岐鎖アミノ酸量（mg/kg/日）		
	ロイシン	イソロイシン	バリン
０～３カ月	160～80	70～40	90～40
３～６カ月	100～70	70～50	70～50
６～12カ月	70～50	50～30	50～30

幼児期以降も，治療乳を使用し，エネルギー量の確保と分岐鎖アミノ酸摂取量の調整を行う。

摂取量の目安の一例を表５-83に示す。

表5－83　メープルシロップ尿症のための栄養素摂取目標量の目安（一例）[2]　（1日当たり）

	体　重	ロイシン（Leu）		たんぱく質		エネルギー
	(kg)	(mg)	(mg/kg)	(g)	(g/kg)	(kcal)
1歳5カ月	9.6	260	27.1	22.5	2.3	745
1歳11カ月	11.0	308	28.0	22.0	2.0	736
2歳1カ月	11.6	371	32.0	22.0	1.9	770
2歳4カ月	11.7	422	36.1	24.6	2.1	768
2歳6カ月	12.0	450	37.5	25.7	2.1	780
3歳2カ月	13.4	411	30.7	24.3	1.8	900

栄養評価

バリン，ロイシン，イソロイシンはいずれも必須アミノ酸である。それらの摂取制限のための栄養不良をきたしていないか，身長および体重の成長を記録し，成長の維持を見極める。

栄養指導

①治療用特殊ミルク（分岐鎖アミノ酸除去）を基本とする。ただし，分岐鎖アミノ酸はいずれも必須アミノ酸のため，必要最低限の量は一般のたんぱく質（普通のミルク，一般食品）の形で補給する。

②食品中の分岐鎖アミノ酸含量は，日本食品標準成分表に記載されている。また，『改訂2008 食事療法ガイドブック』（特殊ミルク共同安全開発委員会編集）[1]にはアミノ酸代謝異常症の栄養食事療法に関する資料や，ロイシン，フェニルアラニン，メチオニンの含量が掲載されている食品成分表が記載され参考になる。

表5－84　新生児マススクリーニング6疾患

糖代謝異常症	ガラクトース血症
アミノ酸代謝異常症	メープルシロップ尿症，ホモシスチン尿症，フェニルケトン尿症
内分泌疾患	先天性甲状腺機能低下症，先天性副腎過形成症

タンデムマス法による拡大マススクリーニングでは，さらに多くの代謝異常症の検査が可能となり，2014年に13疾患が追加され，現在では20以上の疾患が対象となっている。

●引用文献

1）特殊ミルク共同安全開発委員会編：改訂2008 食事療法ガイドブック―アミノ酸代謝異常症・有機酸代謝異常症のために，p117，母子愛育会，2008
2）食事療法ガイドブック―アミノ酸代謝異常症のために，p13，母子愛育会，2004

ホモシスチン尿症
(homocystinuria)

成因と病態生理

含硫アミノ酸であるメチオニンの代謝異常症である。新生児マススクリーニングでは，血中メチオニン濃度でスクリーニングされている。血中および尿中ホモシスチン，ホモシステインが増加する。

出生時には症状はなく，年齢とともに中枢神経障害，血管障害(血栓症など)，骨障害が出現する。血栓症は本症の死因となる。

- 常染色体潜性遺伝である。頻度は低く約90万人に1人の割合である。

○血中に蓄積する物質→メチオニン，ホモシスチン
○尿中に高濃度となる物質→メチオニン，ホモシスチン

治療および栄養補給

メチオニンの摂取を制限する。低メチオニンミルクを用い，血中ホモシスチン濃度を正常域に維持する栄養食事療法を行う。同時にベタインおよびビタミン B_6 反応型にはビタミン B_6 を投与する。

ビタミン B_6 反応型：ビタミン B_6 大量投与で効果がみられるので，生後6カ月以降に鑑別する。

表5-85の暫定的指針で示された摂取メチオニン・シスチン量を目安として栄養食事療法を開始し，空腹時血中メチオニン量が1.0mg%以下に保たれるよう摂取メチオニン量を決める。維持量は症例により個体差があるため，特に治療開始1カ月はできるだけ頻回に血中メチオニン値を測定する。

定期的に臨床症状，体重管理，精神発達，肝機能などを観察しながら，治療を継続する。

表5-85　ホモシスチン尿症の暫定的治療指針[1)]

	メチオニン (mg/kg/日)	シスチン (mg/kg/日)
0～6カ月	40	150
6カ月～1歳	20	150
1歳以後	10～15	150

表5-86　ホモシスチン尿症のための栄養素摂取目標量の目安[1)]
（ビタミン B_6 不反応型の一症例）　（1日当たり）

	体　重	メチオニン（Met）		たんぱく質		エネルギー	特殊治療乳	その他
	(kg)	(mg)	(mg/kg)	(g)	(g/kg)	(kcal)		
5カ月	8.3	158	19	25.1	3.0	786	S-26 100g	調製粉乳 65g
7カ月	8.9	136	15	24.2	2.7	772	S-26 100g	調製粉乳 45g
10カ月	9.7	147	15	23.4	2.4	946	S-26 110g	調製粉乳 10g
11カ月	10.2	150	14	23.0	2.2	1,000	S-26 110g	調製粉乳 10g

特殊治療乳：雪印メチオニン除去粉乳（S-26）

栄養評価

メチオニン摂取制限のため栄養不良をきたしていないか，身長および体重の伸びに注意し，成長の維持を見極める。

栄養指導

①治療開始1カ月以後も，週1回程度血中メチオニン値を測定しながら治療を続ける。特に治療開始後1～2カ月間は，専門病院に入院して治療方針を確立することが必要である。

②たんぱく源は乳児期は低メチオニンミルクを用いる。離乳後はたんぱく質にはメチオニンが含有されているためたんぱく質の摂取量をコントロールする。ただし，メチオニンは必須アミノ酸であるため，いずれの時期も最低必要量は満たす必要がある。不足分のメチオニンは自然たんぱく（牛乳や一般食品）の形で補給する。

●引用文献

1）特殊ミルク共同安全開発委員会編：改訂2008 食事療法ガイドブック―アミノ酸代謝異常症・有機酸代謝異常症のために，p16, 117, 母子愛育会，2008

フェニルケトン尿症
(phenylketonuria)

成因と病態生理

フェニルケトン尿症は，アミノ酸代謝異常症の代表的なものである。フェニルアラニン（Phe）が代謝される酵素が欠損しているため，フェニルピルビン酸やフェニル酢酸などのフェニルケトン体と総称される異常代謝産物が，血液中に蓄積し尿中へも現れる。

主症状は精神発達遅延，皮膚色素減少などである。新生児マススクリーニングで早期発見し，生後2～3カ月以内の早期に治療を開始する。

- 常染色体潜性遺伝であり，7～8万人に1人の割合で出現する。

○血中に蓄積する物質→フェニルアラニン

○尿中に高濃度となる物質→フェニルアラニン，フェニルピルビン酸

治療および栄養補給

フェニルケトン尿症の治療は，フェニルアラニン制限食が基本である。新生児マススクリーニングで発見されたら直ちにフェニルケトン尿症治療剤，フェニルアラニン除去ミルク配合散とする。通常，血中のフェニルアラニン濃度は1～3 mg/dLであり，そのレベルの維持が望ましい。血中フェニルアラニンの維持濃度を表5-87に示す。

幼少時ほど厳密なコントロールが必要である。離乳期以降もフェニルケトン尿症治療剤，フェニルアラニン除去ミルク配合散を使用する。

定期的に血中フェニルアラニン濃度の測定を行い，維持範囲の濃度を保つようにする。

異　型

典型的なフェニルケトン尿症は，フェニルアラニン水酸化酵素の欠損であるが，異なる理由で高フェニルアラニン血症をきたす異型のフェニルアラニン水酸化酵素の補酵素であるテトラヒドロビオプテリンの代謝異常による場合は，フェニルアラニン制限の治療効果はあまり上がらない。ビオプテリンの投与を行う。

栄養評価

フェニルアラニンの摂取制限のために栄養不良をきたしていな

表 5 - 87　血中フェニルアラニン値の維持濃度[1)]

乳児期～幼児期前半	2～4 mg/dL
幼児期後半～小学生前半	2～6 mg/dL
小学生後半	2～8 mg/dL
中学生	2～10mg/dL
それ以降	2～10mg/dL
妊娠中	2～6 mg/dL

表 5 - 88　たんぱく質およびフェニルアラニン摂取量の目安[1)]

年　齢	Phe 摂取量 (mg/kg/日)	治療用 ミルク量の目安 (g/日)	たんぱく質 摂取量 (g/kg/日)
0～3カ月	70～50	60～100	2
3～6カ月	60～40		
6～12カ月	50～30		
1～2歳	40～20	100～150	1.5～1.8
2～3歳	35～20		
3歳以降	35～15	120～150	
学童期後半以降	—	200～250	1.0～1.2

いか，身長および体重の伸びを記録し，成長の維持を見極める。

栄養指導

①通常のたんぱく質には約５％相当の Phe が含まれる。したがって，Phe の摂取を減ずるためにはたんぱく質摂取量も制限を受けることとなる。ただし，Phe の制限のため成長に必要なたんぱく質が不足してはならない。また，Phe は必須アミノ酸であるので最小必要量は食物から摂取しなければならない。それらのことを考慮し，たんぱく質摂取量の目安が示されている（表 5 - 88）。

②食品中の Phe 含量は，日本食品標準成分表に記載されている。また，特殊ミルク共同安全開発委員会編『改訂2008食事療法ガイドブック』[2)]に詳細なデータが紹介されている。

●引用文献

1）日本先天性代謝異常学会編集：新生児マススクリーニング対象疾患等診療ガイドライン2015，診断と治療社，2015
2）特殊ミルク共同安全開発委員会編：改訂2008　食事療法ガイドブック―アミノ酸代謝異常症・有機酸代謝異常症のために，p116，母子愛育会，2008，一部加筆

食道切除術
(esophagectomy)

手術の適応と病態

食道癌は，男性に多くわが国では扁平上皮癌が多い。食道裂孔ヘルニアは食道裂孔が開大し，胃の一部が胸腔内に脱出した状態で，滑脱型，傍食道型および混合型がある。食道アカラシアは，下部食道括約筋の弛緩不全と食道の蠕動運動が欠落し，異常な食道の拡張をきたす。

栄養評価

術前に摂取栄養量，食事形態，生活活動，自覚症状，皮膚所見，身体計測（体重減少率），血液検査〔アルブミン（Alb），トランスサイレチン（TTR），レチノール結合タンパク（RBP），トランスフェリン（Tf）〕の結果により栄養評価を行う。特に術後数日間は貧血が進行，白血病が増加する。C 反応性タンパク（CRP）の上昇は術後 2，3 日目をピークに認める。クレアチニン，AST(GOT)，ALT (GPT)，総ビリルビンなどは軽度上昇し，総タンパク (TP)，Alb は減少するが，通常大きな問題とはならない。

表 5 - 89　栄養療法の適応の基準

項目	基準	項目	基準
窒素バランス	負の値が 1 週間以上	血清トランスフェリン	200 mg/dL 以下
%標準体重	80%以下	総リンパ球数	1,000/mm³以下
クレアチニン/身長比	80%以下	PPD 皮内反応	直径 5 mm 以下
血清アルブミン	3.0 g/dL 以下		

少なくとも 1 つの項目に該当すれば，何らかの栄養療法の適応となる。多くの場合，いくつかの項目に該当し，単独の項目のみの低下はみられない。

術前の栄養管理

消化管手術の患者は，たんぱく質・エネルギー低栄養状態（PEM）にあることが多い。術前の低栄養は術後侵襲の回復遅延や縫合不全，感染症などの術後合併症を発生しやすい。術前に栄養状態を良好に補正する。必要エネルギー量を設定し，平常時よりやや高めとして，エネルギー量35～40 kcal/kg/日，たんぱく質 1.5 g/kg/日を目標とする。ビタミンや微量栄養素も病態に応じて組成，量や配分を設定する。

術後の栄養管理

食道癌手術後の場合，①咽頭の挙上障害，②頸部食道の屈曲と吻合部の狭窄などが原因となり誤嚥が生じやすい，③反回神経麻痺や胸部腹式呼吸の制限などによる喀出障害が重なり，嚥下性肺炎が発症しやすい。食事を工夫し嚥下訓練を行う必要がある。

術後（当日～5日）は侵襲による血糖管理が困難となるため，水，電解質の補充のみとする。安定すれば静脈栄養を試行する。飲水訓練より食事に移行する。術後食スケジュールは通常，6～10日目から始める。

栄養補給

- 術前では低栄養で経口摂取不可能な場合，中心静脈栄養（7～10日）で25～30kcal/kg 適正体重/日，アミノ酸1.0～1.5g/kg 適正体重/日を投与する。
- 術後では，一度エネルギーを落とし徐々に投与量を上げる。術後5日目で非たんぱくカロリーを30～35kcal/kg 適正体重/日，アミノ酸1.2～1.5g/kg 適正体重/日を投与する。引き続き経腸栄養，術後8日目で飲水，その後問題がなければ，9日目で流動開始，10日目から三分粥，12日目から五分粥，14日目から七分粥，18日目から全粥食と食事量を増やしていく（表5-90）。

表5-90　栄養食事基準　（1日当たり）

	流動	三分粥	五分粥	七分粥	全粥
エネルギー（kcal）	500	1,000	1,300	1,400	1,600
たんぱく質（g）	15	40	50	50	65
脂質（g）	15	25	30	35	50
炭水化物（g）	100	150	200	200	250

栄養指導

入院中の指導，特に術後の食事開始時は，

①流動であっても誤嚥防止のために，一口ずつ，ゆっくり噛むよう指導をする。
②食事摂取を把握し，頻回の食事回数とし必要栄養量を確保する。
③患者の食事摂取量に対する不安を取り除く。
④間食の摂取は，たんぱく質，脂質，炭水化物のバランスのよい食品を選択する。
⑤食事摂取量の評価のために，体重を記録する。
⑥嚥下性肺炎の予防上，食事の物性などについて配慮する指導を行う。

胃切除術
(gastrectomy)

手術の適応と病態

- 胃癌：胃の上皮性悪性腫瘍で，手術対象として最も多い。胃切除後はさまざまな機能的障害，器質的障害のため新たな愁訴が出現する。これを胃切除後症候群といい，小胃症状，下痢，ダンピング症候群，逆流性食道炎，骨代謝障害，貧血などが現れる。

栄養評価

術前，食物の通過障害のため栄養状態が低下し，頻回の嘔吐や下痢は脱水や電解質異常の原因となる。術中，術後合併症を発生しやすくなるため，術前に補正しておく。術前には血清アルブミン（Alb）が3.0g/dL以上であることが望ましい。また，体重オーバーについては急激な低下は困難であり，これらのリスク因子も評価する。術後は，栄養評価指数（PNI）を用いる。

表5-91 Buzbyの予後判定指数（prognostic nutritional index：PNI）

PNI＝158－(16.6×Alb)－(0.78×TSF)－(0.22×TFN)－(5.8×DH) Alb：血清アルブミン，TSF：上腕三頭筋部皮下脂肪厚，TFN：血清トランスフェリン， DH：PPD皮内反応（0：反応なし，1：0.5mm以下，2：0.5mm以上） 評価：PNI≧50：ハイリスク，40≦PNI＜50：中等度，PNI＜40：低リスク

術前の栄養管理

食欲不振，消化・吸収障害，消化管の通過障害などにより低栄養状態で経口摂取が不十分な場合は，経静脈的（中心静脈栄養・末梢静脈栄養）に栄養補給を行う。

術後の栄養管理

術後，2～3日は栄養輸液により管理し，排ガスを確認後，3～6日目程度で白湯や番茶を飲用させ，吐き気がなければ少量の流動食より開始する。患者の状態を観察しながら分粥食，全粥食へと順次食事を進める。

栄養補給

- 術前は，手術までの間，必要栄養量，エネルギー30～35kcal/kg適正体重/日，たんぱく質1.5g/kg適正体重/日を満たすため，食事以外にも経腸栄養剤（総合栄養食品）などを併用する。過剰体重には適正な栄養量とする。

- 術後は，水・電解質などの細胞外液の補給や補正を焦点に，静脈栄養にてエネルギー600～800kcal投与する。2日目以降，静脈栄養は1,200～1,800kcalと漸増させ，食事との併用により，食事量の増加とともに減量させる。
- 術後1日目は，胃亜全摘出術（術後2日目），胃全摘（術後5日目）では食事は流動食として500kcalから開始し，2，3日様子を見る。
- 術後2日目以降，消化管に異常がなければ，三・五・七分粥，全粥とアップさせる。
- 胃切除術後の必要栄養量はストレス係数1.2，活動係数1.2で算出する。退院後の活動係数は生活条件を考慮して検討する。栄養基準量は，表5-90食道切除術に準じる。

胃切除後症候群への対応

①小胃症状

胃の縮小あるいは欠損のため，食事量は減少する。食事量は4～5回の頻回食とする。

②下　痢

手術の際，迷走神経腹腔枝が切離されるため，空腸粘膜毛の萎縮をきたし，吸収障害に基づく脂肪性下痢の原因となる。

③ダンピング症候群

幽門胃切除，胃全摘ダンピング症候群がみられる。早期ダンピング症候群は食後20～30分後に，高浸透圧の食物移行のため腸粘膜が刺激されて起こる。後期ダンピング症候群は，食後2～3時間後に空腸への急激な糖質の移動でインスリン過剰分泌となり，低血糖が起こる。

④逆流性食道炎

胃全摘後では，逆流防止機能が失われ，腸液，胆汁，膵液などの消化液が逆流し，食道粘膜が刺激され炎症を生じる。

⑤骨代謝障害

摂取量の減少，脂肪の吸収不良に伴うビタミンDの生成量の減少，胃切除による減酸に伴う消化物のアルカリ化などのため，カルシウムの吸収障害が起こる。

⑥貧　血

胃切除後は胃酸の不足により鉄の吸収が障害され，鉄欠乏性貧血となる。胃全摘術後では5～6年後にビタミンB_{12}の枯渇から巨赤芽球性貧血（悪性貧血）が生じる。

栄養指導

①術前は，十分な食事摂取を促し，栄養状態の向上を図る。
②術後の食事は，経過をチェックし，少量で効率のよい食事内容を段階的に進める。退院後は，各自のペースに合わせ，徐々に術前の食事に戻す。
③食事はゆっくり，よく噛んで食べる。食物が消化管の中をスムーズに移動できるようにする。術後に生じやすい腸の癒着部分や吻合部分の通過障害を予防する。
④少量頻回食をすすめる。
⑤ダンピング症候群を防ぐ。食後は座るか，軽く散歩する。胃全摘後では，ダンピング症状が生じやすく，食後しばらく横になる。食事は高浸透圧になりやすい糖質は控えめにし，たんぱく質や脂質の割合を多くする。糖質を多く含むものは，ダンピングを起こしやすい。後期ダンピング症候群では，予防策として食間に少量の糖質を摂取させる。
⑥香辛料の極端な制限はしない。肝機能に問題がなければ少量の飲酒は可とする。

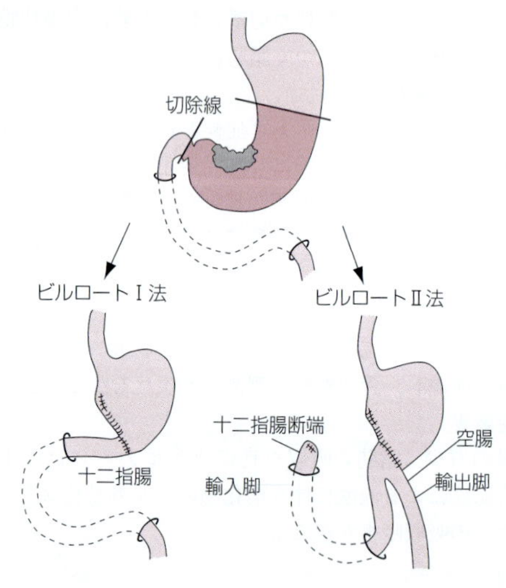

図5-8　胃部切除および亜全摘後の残胃と小腸の再建術：ビルロートⅠ法とビルロートⅡ法

短腸症候群（小腸切除）
(short-bowel syndrome)

手術の適応と病態

小腸の広範囲切除により小腸吸収面積が減少し，重篤な栄養障害が起こる。小腸軸捻転などにより，絞扼（こうやく）性イレウスを生じ，虚血性に陥った小腸を広範囲切除をする場合とクローン病のように小腸を徐々に頻回切除する場合がある。

栄養評価

食事摂取が困難となり，また，消化・吸収障害により水様便や脂肪下痢が多くみられ，低栄養状態により，低体重になりやすい。また浮腫，貧血や各種栄養素の欠乏症，低コレステロール血症より吸収不良症候群を疑う。

栄養障害

- 胃の塩酸分泌過多を生じ，腸内のpH低下が消化を妨げ，腸内容の通過時間が短縮する。
- 胆汁酸塩は，回腸において吸収され，肝を経て再循環するが，腸肝循環が遮断され，脂肪の吸収が障害される。
- 脂肪の吸収障害により，生成された脂肪酸が結腸粘膜に強い刺激を与え，高度の下痢と脂肪便となる。
- 水・電解質の欠乏が起こる。

栄養補給

短腸症候群Ⅰ期や小腸全摘の場合は，TPN（中心静脈栄養）が必要となる。また，広範囲切除により十分な栄養の維持が困難であったり，Ⅱ期の場合などは成分栄養剤を併用することになる。

成分栄養剤は脂肪を含有していないために，脂肪乳剤の点滴静注が必要である。消化が不要で易吸収性であり，低残渣である。

栄養指導

- Ⅰ期：栄養補給は，小腸広範囲切除の場合には，一部経口摂取で静脈栄養が中心となるが，術後3～4週で頻回の下痢がある。下痢は，水様便で，水分：電解質平衡の失調と低タンパク血症がともに著明で，感染の危険が大きい。
- Ⅱ期：術後数～12カ月で代償機能が働き始め，下痢がおさまる。消化・吸収障害による低栄養が問題となる。患者は次第に活動的になり，食欲も出てくる。栄養食事療法はこの時期に始める。
- Ⅲ期：残存腸管の能力に応じた代謝レベルに落ち着くのは，数年に及ぶことになる。

①糖質を主体に良質のたんぱく質を加え，消化・吸収を良くする。

- 下痢が頻回にある場合は，おさまった時期に経口摂取を再開，少量の重湯を加えた低張液やくず湯などの糖質食から始める。

②食事中の脂肪はできるだけ控える。

- 糖質，アミノ酸の投与で異常がなければ脂肪（MCT）剤などで少量ずつ加える。

③栄養バランスの良い食事で電解質，ビタミンの補給を十分行う。

- 下痢と吸収低下により Na，K，Ca，Mg，Fe，P などの喪失がみられ，また脂肪性下痢時には，脂溶性のビタミン D，K などの吸収障害を起こし，Ca 代謝，凝固系に影響を及ぼす。

④食事は少量ずつの頻回食とし，十分な栄養補給をする。

表 5－92　小腸大量切除後の代謝性合併症

貧血，胆汁酸の欠乏，骨障害，胆石症，脱水，下痢，D-乳酸アシドーシス，低カルシウム血症，低マグネシウム血症，肝障害（脂肪肝，線維化），シュウ酸腎結石，たんぱく栄養障害，微量元素欠乏，ビタミン欠乏（B_{12}，A，D，E，K）

大腸切除術
(large intestine)

術前術後の栄養管理

手術の適応と病態

大腸の疾患は，良性疾患と悪性疾患に分けられ，外科手術は悪性疾患が対象となる。大腸癌は結腸癌と直腸癌の総称。早期の癌では無症状のことが多い。進行性の右側結腸癌では下痢が多くみられ，腹痛，貧血が観察される。一方，左側結腸癌では内腔が狭くなるために便秘になりやすい。出血や腹痛もみられる。

潰瘍性大腸炎，クローン病などの炎症性疾患も手術対象となる。

栄養評価

大腸手術は高齢者に多く，合併症も多くみられるために，術前・術後の栄養状態の評価が重要になる。手術前の血清アルブミンが 3.0g/dL 以上が望ましく，体重減少率に注意する。また，術後は，栄養評価指数（PNI）を用いる。

術前・術後の栄養管理

大腸癌の外科手術は比較的侵襲は少ない，近年，高齢者や合併症を有する症例が増加傾向にある。術前の栄養管理は胃切除術に準じて行う。また，術後の栄養管理は，手術侵襲に対して白血球の増多，CRP の上昇が認められ，術後肺炎，縫合不全，創感染などの合併症がみられる場合は，静脈栄養を施行し，食事は，飲水から開始する。静脈栄養は，食事の増加とともに減量する。

栄養補給

大腸の手術（結腸切除術・直腸切除術・大腸全摘）を受けても，栄養素の消化および吸収の機能に特別な問題はない。術後，小腸の働きが不十分の場合は，腸閉塞症状が起こるために，食事開始が不可能となる場合がある。大腸の手術当日，絶食，2日目飲水練習，3日目流動食，4日目三分粥，5日目～7日目に全粥食へとステップアップする。静脈栄養は，食事摂取が不足している場合に適用する。栄養基準は食道切除術に準じる。

栄養指導

- 術前：経口摂取が可能であれば，病院食で対応し，体重減少や栄養不足状態であれば，栄養補助剤などで追加する。
- 術後（結腸切除術の場合）：結腸の長さが若干短くなっても，食物から栄養素や水分は十分吸収できる。食物の種類に制限は少なく，消化・吸収も問題ないが，小腸の働きが悪いため，排便のコントロールが難しく便秘となる場合があり，水分は十分摂取する。肛門切除の場合，下行・S 状結腸を使いストマが造設されるが，小腸が正常に機能している場合は栄養の消化・吸収に問題はない。ストマは，排便のタイミングを自由にコントロールできないため，ストマの意義や管理方法の説明が必要になる。いずれも，食事制限は必要ないが，歯の状態が悪く咀嚼が困難であれば，食事形態は刻み食などの工夫を行う。
- アルコールについて：肝臓，糖尿病などの代謝疾患がなければ，飲酒は問題ない。栄養バランスが悪くならないよう注意する。

表 5－93　食物繊維の腸管内における作用[1)]

作　用	効　果
胃内停滞時間の延長	不溶性＜可溶性
小腸通過時間の短縮	不溶性＞可溶性
消化管通過時間の短縮	不溶性＞可溶性
排便回数の増加と排便量の増加	不溶性＞可溶性
保水性	不溶性＜可溶性
拡散率の減少	不溶性＜可溶性
特定物質との吸着，排泄	不溶性＜可溶性

●引用文献

1）糸川嘉則，他：患者指導のための病気と栄養，南山堂，1995

熱　傷
(burn, scald)

成因と病態生理

熱傷とは，熱，放射線のほか化学的，電気的な接触によって起こる皮膚あるいは組織の傷害であり，火傷（かしょう），やけどともいう。傷害の程度により〔第1度：紅斑　第2度：水疱，びらん，潰瘍　第3度：壊死　第4度：炭化〕に分類されている。

また，熱傷の深度によって，表皮熱傷（epidermal burn），真皮浅層熱傷（superficial dermal burn），真皮深層熱傷（deep dermal burn），皮下熱傷（deep burn）に分けられる。上皮化の速度や瘢痕形成は，熱傷の深度によって異なり，深いものほど治癒は遅れ，瘢痕形成の程度も強い。受傷面積は，全身状態に大きく影響するため適切な算定が必要である。身体各部位の面積が，体表面積の9％，倍の18％に相当するとして，受傷面積の概算法として下記の「九の法則」（成人の場合。小児では頭部が大きいため「五の法則」が用いられる）。

9％：頭部，左上肢，右上肢

18％：体幹面積，後面，左下肢，右下肢　（陰部1％）

熱傷により，その受傷部より大量の体液を喪失することで，循環血液量が減少するために熱傷ショックを起こすことや広範囲の重症熱傷では，受傷部が感染し細菌性ショックとなる場合もある。エネルギー消費量が増大し，タンパク質異化が亢進するため，十分なエネルギーとたんぱく質を補給する。

表5-94　熱傷時のストレス係数

受傷体表面積	係　数	備　考
20％以下 21～40％以下 41～100％	1.0～1.5 1.5～1.8 1.8～2.0	熱傷範囲10％増すごとに0.2増

栄養評価

広範囲熱傷患者では，全身性の浮腫や大量の体液移動が起こるため体重の変化や血清アルブミン値など一般的な指標が使いにくい。臨床診査（SGA：主観的包括的アセスメント）により全身状態を評価するとともに，次式によりエネルギー必要量を算出する。

推定エネルギー必要量＝基礎代謝量×活動係数×ストレス係数

たんぱく質量の算出には，エネルギー：窒素比(C/N)を用い，エネルギー100～150kcal当たり窒素1gとして算出する。

たんぱく質量＝推定エネルギー必要量÷100～150kcal×6.25

栄養補給

①軽度熱傷では，特に栄養管理上の配慮は不要である。

②重度熱傷の場合には，経口摂取が困難なケースが多いことから，消化管機能を確認したうえで経腸栄養を優先する。

③患者の状態に応じて経静脈栄養（TPN，PPN）と経腸栄養を併用して栄養素量を確保する。

栄養基準量を表5-95に示す。

表5-95　熱傷の栄養基準量―必要量の算出（BEEによる算出）

エネルギー	BEE*1×活動係数×ストレス係数
たんぱく質*2	適正体重kg×ストレスの度合別血清アルブミン値のたんぱく質必要量

*1：間接熱量が測定できない場合は，ハリス-ベネディクトの式よりBEEを求める。

*2：重症熱傷では異化の亢進が他の病態に比べて著しく，急性期を越えた後も尿中窒素排泄量の増加は長期にわたり継続する。タンパク質異化をできる限り亢進させないためにも，窒素排泄量を考慮した窒素補給を行う（窒素1g＝タンパク質6.25g＝筋肉25g)。

栄養指導

①栄養指導にあたっては患者・家族に十分な説明と同意を得る。

②患者の体重の変動をチェックし，受傷前の体重の10%以内に抑える。

③安全で患者が安心して栄養補給ができる食品を選択（表5-96）し，栄養補給計画を立てる。

④経口摂取が困難な場合には，経腸栄養法あるいは経静脈栄養も考える。患者の残された機能を最大限に引き出して，経口摂取によるQOLを高めるようにする。多職種が協働して体重の管理と栄養摂取状況の把握をすることが重要である。

表5-96　好ましい食品と注意する食品

好ましい食品の形態	糖質を主とした食品および水分補給に重点をおく。プリン状（プリン，ババロア，ムース），ゼリー状（牛乳，ジュースのゼリー，有糖ヨーグルト），ポタージュ状（クリームスープ，シチュー），ネクター状，乳化状（アイスクリーム）
注意する食品	カフェインやタンニンを多く含む食品，刺激性の香辛料

嚥下障害
(difficulty of swallowing)

成因と病態生理

摂取した飲食物が口腔から咽頭，食道を通って胃の噴門に至るまでの過程を嚥下という。食塊の通過部位との関係で3相に分けられる。

第1相：口腔から咽頭まで。運動は随意的。

第2相：咽頭から食道の入り口まで。運動は反射的。

第3相：食道の蠕動運動により胃の噴門部まで。運動は反射的。

嚥下障害は，これら口腔，咽頭，食道で行われるべき随意運動や不随意的運動に，器質的障害や機能的障害が起こった結果生じる。飲食物の嚥下にあたって，咽頭部のつかえ感，通過感，不快感などを生じ嚥下動作がスムーズに行えない状態である。

問題点をあげると，①誤嚥性肺炎，②窒息の危険，③脱水症状，④低栄養状態，⑤食べる楽しみの喪失，となる。

表5-97　嚥下障害の種類

区　分	口腔・咽頭	食　道
器質的障害	舌炎，口内炎，歯周病，扁桃炎，咽頭炎，腫瘍，術後狭窄，外部からの圧迫など	食道炎，潰瘍，憩室，狭窄，腫瘍，裂孔ヘルニア，外部からの圧迫など
機能的障害	脳血管障害後遺症，脳腫瘍，頭部外傷，脳炎，多発性硬化症，パーキンソン病，末梢神経炎，重症筋無力症，筋ジストロフィー，筋炎など	食道無弛緩症（アカラシア），強皮症，筋炎，全身性エリテマトーデスなど

栄養評価

嚥下障害により，一般的には食事摂取量の長期的な低下があり低栄養状態を招く。また，飲食物の誤嚥により肺炎（誤嚥性肺炎）をきたすことも多くみられ，特に高齢者の場合には予後を左右することも少なくない。身体組成および臨床評価（SGA：主観的包括的アセスメント）を行い，全身状態を評価する。

摂食・嚥下障害の評価には，嚥下造影検査（VF）や嚥下内視鏡検査（VE）があり，スクリーニングテストとして，反復唾液飲みテスト，水飲みテスト，フードテストが行われる。

栄養補給

①意識レベルを含め嚥下状態，特に舌や咽頭の動き，消化管の機能を確認したうえで誤嚥しやすい食形態を避けて，嚥下しやすいテクスチャーに調製した嚥下食として，可能な限り，経口摂取を原則とする。

②患者の状態に応じて経静脈栄養（TPN，PPN）や経腸栄養を併用して栄養素量を確保する。

表5-98　好ましい食品と注意する食品

好ましい食品の形態	プリン状（プリン，ババロア，ムース），ゼリー状（牛乳，ジュースのゼリー，ヨーグルト），ポタージュ状（クリームスープ，シチュー），ネクター状，蒸し物（豆腐，茶碗蒸し：やまいも20%含），すり身（やまいも，マグロ，サケ），粥状，乳化状（アイスクリーム）
注意する食品	凝集性の低い食品（水・味噌汁・スープなど）はゼラチン，寒天，くず粉，片栗粉，トロメリン，トロミアップなど使用し，凝集性とすべりを高める 食塊の大きい食品，ひき肉，繊維質の多い野菜，ごま，ピーナッツ・大豆などの豆類，のり・わかめなど口腔内に付着しやすいもの

日本摂食嚥下リハビリテーション学会による嚥下調整食分類を資料編 p.336に掲載した。

栄養指導

栄養指導にあたっては家族に十分な説明と同意を得る。

①患者の栄養状態の評価を行う。

②体幹姿勢の保持による気道の確保，自助具などの利用で安全な食物摂取が可能となるよう指導する。

③安全で患者が安心して栄養補給ができるような食品を選択して，栄養補給計画を立てる。

④経口摂取による生命の維持ができない場合，多くは経腸栄養法との併用になる。患者の残された機能を最大限に引き出して，経口摂取によるQOLを高めるようにする。

多職種の協働による口腔ケア，リハビリテーションなども重要となる。

褥　　瘡
(bedsore)

成因と病態生理

褥瘡は，長時間の臥床により，骨の突出した部位の皮膚や軟部組織が強く圧迫された結果，循環障害を起こし壊死状態となったことをいう。物理的圧迫のほか，全身の栄養状態の低下，軟部組織の萎縮，免疫力の低下，細菌や真菌の感染，汗や糞尿による皮膚汚染などの悪条件が加わり増悪する。ガイドラインの序文には，「褥瘡局所治療を進める際には，褥瘡の発生原因を徹底して除去することがきわめて重要である。これを怠ると，たとえ適切な局所治療を行おうとも，褥瘡の改善は望めないことをまず銘記すべきである。本ガイドラインは，その背景を理解したうえで，褥瘡診療，とりわけ褥瘡の局所管理・治療に焦点を当てたものである」とある。

急性期とは，褥瘡が発生した直後から約1～3週間の局所病態が不安定な時期をいう。一方，慢性期とは，それ以降の局所病態が比較的安定した時期をいう。

急性期褥瘡の特徴と治療

①全身状態が不安定であり，多くの褥瘡発生要因が混在し，これらが複雑に関与している。
②局所に強い炎症反応を認める。
③発赤，紫斑，浮腫，水疱，びらん，浅い潰瘍など多彩な病態が短期間に出現する可能性がある。
④不可逆的な阻血性障害の深度判定が困難である。時間経過とともに創面が暗紫色から黒色に変化する場合には，損傷が真皮を越えて深部組織にまで及んだ深い褥瘡である可能性が高い。
⑤褥瘡部および褥瘡周辺の皮膚は脆弱になっており，外力が加わると容易に皮膚剥離や出血などが生じる。
⑥痛みを伴いやすい。

急性期の治療として，局所治療の前に褥瘡の発生原因を追及する。除圧不足か，ずれか，あるいは全身状態や栄養状態の悪化など，発生原因を徹底して除去する。特に，全身状態の安定化は，急性期の治療には不可欠である。局所治療の基本は，適度の湿潤環境を保ちつつ褥瘡部を保護することである。

慢性期褥瘡の特徴と治療

急性期褥瘡と同じく，発生原因を徹底して除去する。また，褥瘡の深度を確認し，真皮までの浅い褥瘡か，真皮を越えて深部組織まで侵襲しているかによって，治療形態が異なる。浅い褥瘡の場合には，新たな皮膚の再生によって治癒することができる。一方，深い褥瘡は，壊死に陥った組織が再生することはなく，瘢痕組織に変化することで治癒に至る。

栄養評価

患者の日常の栄養摂取状況を把握し，身体計測，臨床診査によって栄養状態を把握する。また，ODA により，栄養不足（たんぱく質の異化亢進），貧血，低アルブミン血症の有無を確認する。

表 5 - 99　褥瘡のレベルと栄養管理

区　分	栄養素	欠乏状態
炎症期（黒色期・黄色期）	炭水化物 たんぱく質	白血球機能低下 炎症期の遷延
増殖期（赤色期）	たんぱく質，亜鉛，銅，ビタミン A，C	線維芽細胞機能低下 コラーゲン合成能低下
成熟期（白色期）	カルシウム，亜鉛，ビタミン A，C	コラーゲン架橋形成不全 コラーゲン再構築不全 上皮形成不全

表 5 - 100　ブレーデンスケール（抜粋）

項　目	1	2	3	4
知覚の認知	全く反応なし	重度障害あり	軽度障害あり	障害なし
湿潤	常に湿潤	たいてい湿潤	時々湿潤	ほとんどなし
活動性 行動の範囲	臥床 寝たきりの状態である	座位可能 ほとんど歩けず，自力で体重を支えられない。椅子や車椅子への移乗に介助を要する	時々歩行可能 介助の有無にかかわらず時々歩くが，非常に短い距離に限られる。ほとんどの時間を床上で過ごす	歩行可能 起きている間は 1 日 2 回以上は部屋の外を歩く。また少なくとも 2 時間に 1 回は室内を歩く
可動性 体位を変えたり整えたりできる能力	全く体動なし 介助なしでは，体幹・四肢を少しも動かさない	非常に限られる 時々体幹・四肢を少し動かす。自力で動かしたり，または有効な（圧迫を除去するような）体動はしない	やや限られる 少しの動きではあるが，しばしば自力で体幹・四肢を動かす	自由に体動 介助なしで頻回かつ適切な（体位を変えるような）体動をする
栄養状態 普段の食事摂取状況	不良 決して全量摂取しない。めった	やや不良 めったに全量摂取しない。普段	良好 たいていは 1 日 3 回以上食事	非常に良好 毎食おおよそ食べる。通常は蛋

項　目	1	2	3	4
	に食事の1/3以上を食べない。蛋白質食品・乳製品は1日量の1/2以下である。水分摂取は不足している。消化態栄養剤（半消化態, 経腸栄養剤）の補充はない。あるいは, 絶食または, お茶, ジュース等なら摂取することもある。または，点滴を5日以上続けている	は食事の約1/2しか食べない。蛋白質食品・乳製品は1日量の3/4程度。時々消化態栄養剤（半消化態, 経腸栄養剤）を摂取。あるいは，1日必要摂取量以下の流動食や経管栄養を投与されている	し，1食につき半分以上は食べる。蛋白質食品・乳製品を1日量摂取。時々食事を拒否することもあるが，勧めれば通常補食する。あるいは，十分な栄養量の経管栄養や高カロリー輸液を受けている	白質食品・乳製品を1日量以上摂取する。時々間食（おやつ）を食べる。補食の必要はない
摩擦とずれ	**問題あり** 移動に中〜最大の介助を要する。シーツでこすれずに体を移動することは不可能。しばしば床上や椅子の上でずり落ち，全面介助で何度も元の位置に戻すことが必要。痙攣, 拘縮, 振戦で持続的に摩擦を生じる	**潜在的問題あり** 弱々しく動く。または最小限の介助が必要。移動時皮膚は，ある程度シーツや椅子，抑制帯，補助具などにこすれている可能性がある。たいがいの時間は，椅子や床上で比較的よい体位を保つことができる	**問題なし** 自力で椅子や床上を動き，移動中十分に体を支える筋力を備えている。いつでも，椅子や床上でよい体位を保つことができる	

（Braden, Bergstrom, 1988）

栄養指導

①栄養指導にあたっては患者，家族に十分な説明と同意を得る。

②必要なエネルギー量の算出にはハリス-ベネディクトの式を用い, この基礎エネルギー量に活動係数とストレス係数を乗じる。

③たんぱく質は，体重1kg当たり1.1〜1.2g/日とする。良質なたんぱく質源として，牛乳・乳製品や高たんぱく質栄養剤の併用も考慮し，安全で安心な栄養補給ができる食品を選択し，栄養補給計画を立てる。

④経口摂取が困難な場合は，経腸栄養や経静脈栄養も考え，残された機能を最大限に生かし，経口摂取によるQOLを高める。

第3章参考文献

- 佐藤 真：胃癌患者の栄養評価に関する臨床的研究─術前栄養状態の計量化による術後合併症発生予測指数の作成．日本外科学会雑誌 83：66-77, 1982
- 小野寺時夫：癌の臨床栄養．日本医師会雑誌 93(7)：1337-1342, 1985
- Gianotti L, Braga M, Nespori L, et al: A randomized controlled trial of preoperative oral supplementation with a specialized diet in patients with gastrointestinal cancer. Gastroenterology 122：1763-1770, 2002
- 細谷憲政，中村丁次：臨床栄養管理，第一出版，2001
- 平野勝康，大村健二：総説栄養パラメーターの種類．臨床検査 48(9)：946-947, 2004
- Buzby GP. Mullen JL, Mattehews DC, et al : Prognostic nutritional index in gastrointestinal surgery. Am J Surg 139：160-167, 1980
- 岩佐正人：食道癌患者の栄養評価に関する臨床的研究─特に栄養評価指数(nutritional assessment index：NAI) の有用性について．日本外科学会雑誌 1031-1041, 1983
- 小野寺時夫：StageⅣ．Ⅴ（Ⅴは大腸癌）消化器癌の非治療切除・姑息切除に対する TRN の適応と限界．日本外科学会雑誌 85：1001-1005, 1984
- Higashiguchi T. Yokoi Y. Noguchi T et al：The preoperative nutritional assessment of surgical patients with hepatic dysfunction. Jpn J Surg 25：113-118, 1995

第4章・第5章参考文献

- 奈良信雄：臨床栄養別冊 臨床検査値の読み方・考え方 Case Stydy，医歯薬出版，2004
- 中井利昭，他：検査値のみかた，中外医学社，2006
- 河野均也，西崎 統：臨床に役立つ 検査値の読み方・考え方（第2版），総合医学社，2001
- 坂田育弘編：救急看護必携 検査データの読み方，メディカ出版，2000
- 佐藤和人，他：エッセンシャル臨床栄養学（第3版），（第4版），医歯薬出版，2005，2007
- 奈良信雄：臨床検査ハンドブック（第4版），医歯薬出版，2008
- 前川芳明編：臨床検査ディクショナリー（改訂3版），メディカ出版，2004
- 河野均也，西崎 統，他：看護に役立つ検査値の読み方・考え方（第2版），総合医学社，2007
- 山本みどり，佐々木公子，他：臨床栄養ディクショナリー（改訂3版），メディカ出版，2006
- 渡辺明治，福井富穂，他：今日の病態栄養療法(改訂第2版)，南江堂，2008
- 日本高血圧学会：高血圧治療ガイドライン2019，2019
- 日本動脈硬化学会：動脈硬化性疾患予防ガイドライン2022年版，2022
- 島津 孝，下田妙子，他：エキスパート臨床栄養学・疾病編，化学同人，2006
- 本田佳子，池田裕美，他：トレーニングガイド栄養食事療法の実習（第7版）─栄養アセスメントと栄養ケア，医歯薬出版，2008
- 根本昌実，田嶼尚子：糖尿病の検査とその読み方─糖尿病の病型の診断に関する検査ならびに診療に関わる検査，プラクティス 21，650-655，2004
- 五十嵐雅彦：糖尿病の数値─新しい見かた─耐糖能の指標，プラクティス 24-25，2007
- 方波見卓行，田中 逸：糖尿病の数値－新しい見かた－血糖コントロール指標．プラクティス 24，518-524，2007
- 安東克之：高血圧─最近の考え方と栄養管理─食事療法のエビデンス，臨床栄養 107，165-170，2005

- 森本修三，本間清貴，他：高血圧―最近の考え方と栄養管理―糖尿病・腎障害を合併した高血圧患者の栄養管理の実際，臨床栄養 107，177-182，2005
- 三原千惠：脳血管疾患―特徴的な障害と栄養ケア―脳血管疾患の病態と治療，臨床栄養 113，290-297，2008
- 岩満裕子編：Nursing Mook 21 透析療法の理解とケア，学習研究社，2004
- 日本腎臓学会編：CKD 診療ガイド2012，東京医学社，2012
- 中尾俊之：慢性腎臓病―新しい概念と食事療法基準，栄養学雑誌 65(6)：39-42，2007
- 渡邉早苗，松崎政三，寺本房子編：Nブックス三訂 臨床栄養管理，建帛社，2012
- 船曳和彦：慢性腎臓病の食事療法，New Diet Therapy 24(1)：1-8，2008
- 渡邉早苗，寺本房子，笠原賀子，松崎政三編：腎疾患，新しい臨床栄養管理（第3版），pp102-112，医歯薬出版，2017
- 佐中 孜：慢性腎臓病（CKD）の概念を糖尿病性腎症の食事療法に生かす，日本栄養士会雑誌 51(9)：4-10，2008
- 中尾俊之，金澤良枝：腎臓病を有する患者の栄養管理，認定 NST ガイドブック（2008改訂版）．pp114-118，2008
- 日本病態栄養学会編：腎疾患（改訂第5版），認定病態栄養専門師のための病態栄養ガイドブック，pp247-273，2016
- 急速進行性糸球体腎炎診療指針作成合同委員会：急速進行性糸球体腎炎症候群の診療指針第2版．日腎会誌 53：509-55，2011
- 厚生労働省難治性疾患克服研究事業進行性腎障害に関する調査研究班難治性ネフローゼ症候群分科会：ネフローゼ症候群診療指針．日腎会誌 53(2)：78-122，2011
- 後藤昌義，瀧下修一：新しい臨床栄養学，南江堂，2006
- 聖隷三方原病院嚥下チーム：嚥下障害ポケットマニュアル，医歯薬出版，2003
- 日本呼吸器学会 COPD ガイドライン作成委員会編：COPD 診断と治療のためのガイドライン，メディカルレビュー社，2014
- 桑平一郎：COPD ハンドブック，中外医学社，2008
- 寺本房子，市川 寛：臨床栄養管理学各論，講談社サイエンティフィク，2005
- 鈴木 博，中村丁次：臨床栄養学Ⅱ，建帛社，2005
- 特殊ミルク共同安全開発委員会編：改訂2008 食事療法ガイドブック―アミノ酸代謝異常症・有機酸代謝異常症のために，母子愛育会，2008
- 特殊ミルク共同安全開発委員会編：タンデムマス導入にともなう新しいスクリーニング対象疾患の治療指針，母子愛育会，2007
- 特殊ミルク共同安全開発委員会：特殊ミルク情報第52号，母子愛育会，2016
- 日本糖尿病学会編：糖尿病治療ガイド2024，文光堂，2024
- 日本糖尿病学会：糖尿病診療ガイドライン2019，2019
- 武田英二，長谷部正晴：よくわかって役に立つ最新栄養予防・治療学，pp303-310，永井書店，2007
- 赤沼安夫，野田光彦：糖尿病．からだの科学（増刊），2005
- 中村丁次編：栄養食事療法必携，医歯薬出版，2007
- 治療 89(7)：2273-2279，2007
- 高久史麿監：図説病態内科講座14 内分泌･代謝3，メジカルビュー社，1995
- 岡庭 豊編：病気がみえる vol 3，メディックメディア，2006
- 中村丁次編：食事指導の ABC，日本医師会，2002
- 武田英二：臨床病態栄養学，文光堂，2006
- 飯田紀彦，奥優子編：ビジュアル臨床栄養百科，小学館，1996
- 中村丁次，板倉弘重：事例・症例に学ぶ栄養管理改訂版，南山堂，2014
- 宮澤節子，長浜幸子編：新編応用栄養学実習，学建書院，2017

資料編

栄養素を多く含む食品一覧

日本食品標準成分表2015年版（七訂）による

ミネラル

■ カリウムを多く含む食品

食品名	100g中カリウム量(mg)	1回使用量		食品名	100g中カリウム量(mg)	1回使用量	
		量(g)	含有量(mg)			量(g)	含有量(mg)
そば（生）	160	170	272	温室メロン	340	100	340
さといも	640	60	384	キウイフルーツ	290	100	290
じゃがいも	410	80	328	干しがき	670	40	268
豆乳（調製）	170	200	340	乾ししいたけ	2,100	5	105
だいず（乾）	1,900	10	190	干しひじき	6,400	5	320
ほうれんそう	690	80	552	さわら	490	80	392
こまつな	500	80	400	うるめいわし	440	80	352
かぼちゃ（西洋）	450	60	270	豚（ヒレ）	400	60	240
アボカド	720	100	720	ささ身	420	40	168
バナナ	360	100	360	加工乳（低脂肪）	190	200	380

いも類や豆類，緑黄色野菜，果実類，海藻類に多く含まれる。また，魚介類，肉類にも多い。

■ カルシウムを多く含む食品

食品名	100g中カルシウム量(mg)	1回使用量		食品名	100g中カルシウム量(mg)	1回使用量	
		量(g)	含有量(mg)			量(g)	含有量(mg)
インスタントラーメン	430	100	430	刻みこんぶ	940	10	94
がんもどき	270	50	135	まこんぶ(素干し)	710	10	71
凍り豆腐	630	20	126	干しえび	7,100	8	568
生揚げ	240	50	120	わかさぎ	450	80	360
木綿豆腐	86	100	86	まいわし(丸干し)	440	40	176
アーモンド(フライ)	210	30	63	ししゃも(生干し)	330	40	132
ごま	1,200	3	36	しらす干し(半乾燥品)	520	20	104
みずな	210	80	168	ヨーグルト(全脂無糖)	120	210	252
モロヘイヤ	260	60	156	加工乳（低脂肪）	130	200	260
こまつな	170	60	102	脱脂粉乳	1,100	20	220

魚介類，なかでも殻ごと食する干しえびに多く，乳製品もカルシウムの供給源として重要である。また，大豆製品，緑黄色野菜，こんぶにも多く含まれる。

■ マグネシウムを多く含む食品

食品名	100g中マグネシウム量(mg)	1回使用量		食品名	100g中マグネシウム量(mg)	1回使用量	
		量(g)	含有量(mg)			量(g)	含有量(mg)
干しそば（乾）	100	80	80	モロヘイヤ	46	80	37
めし（玄米）	49	150	74	あおのり(素干し)	1,400	3	42
糸引き納豆	100	40	40	干しひじき	640	5	32
木綿豆腐	130	100	130	まこんぶ(素干し)	510	5	26
あずき（乾）	120	30	36	なまこ	160	50	80
きな粉	260	10	26	かき（魚介類）	74	100	74
アーモンド(フライ)	270	30	81	するめ	170	40	68
カシューナッツ	240	30	72	うるめいわし(丸干し)	110	60	66
らっかせい(いり)	200	20	40	干しえび	520	10	52
ほうれんそう	69	80	55	さくらえび(素干し)	310	10	31

海藻類や干しえび，豆類，種実類に多く含まれる。また，穀類や緑黄色野菜も1回使用量が多いため供給源となる。

■リンを多く含む食品

食品名	100g中リン量(mg)	1回使用量		食品名	100g中リン量(mg)	1回使用量	
		量(g)	含有量(mg)			量(g)	含有量(mg)
干しそば(乾)	230	80	184	干しえび	990	10	99
凍り豆腐	820	20	176	豚(ヒレ)	220	60	138
わかさぎ	350	80	280	豚(もも・脂肪なし)	200	60	126
ししゃも(生干し)	430	60	258	若鶏(むね・皮なし)	220	60	120
うなぎ(かば焼)	300	80	240	鶏卵(卵黄)	570	15	86
まいわし(丸干し)	570	40	228	プロセスチーズ	730	30	219
するめ	1,100	20	220	ヨーグルト(全脂無糖)	100	210	210
かたくちいわし(みりん干し)	660	25	165	脱脂粉乳	1,000	20	200
かたくちいわし(煮干し)	1,500	10	150	ホットケーキ	160	100	170
たらこ	390	30	117	カスタードプリン	110	120	132

たんぱく質を含む食品には全般的にリンを含む。穀類ではそばに多く，骨ごと食する魚介類，卵では卵黄に多く含まれ，乳製品にも多い。

■鉄を多く含む食品

食品名	100g中鉄量(mg)	1回使用量		食品名	100g中鉄量(mg)	1回使用量	
		量(g)	含有量(mg)			量(g)	含有量(mg)
干しそば(乾)	2.6	80	2.1	かわのり(素干し)	61.3	5	3.1
オートミール	3.9	50	2.0	あおのり(素干し)	77.0	1	0.8
凍り豆腐	7.5	20	1.5	あさり(つくだ煮)	18.8	15	2.8
大豆(乾)	6.8	10	0.7	かき(魚介類)	1.9	100	1.9
ごま(乾)	9.6	3	0.3	うなぎ(きも)	4.6	20	0.9
なばな	2.9	80	2.3	かたくちいわし(煮干し)	18.0	5	0.9
こまつな	2.8	80	2.2	豚(肝臓)	13.0	60	7.8
なずな	2.4	80	1.9	鶏(肝臓)	9.0	60	5.4
きくらげ	35.2	3	1.1	輸入牛(ヒレ)	2.8	80	2.2
干しひじき(鉄釜)	58.2	6	3.5	鶏卵(卵黄)	6.0	15	0.9

きくらげ，海藻類に多く含まれるため，通常1回の使用量が少ない食品であるが効果的に鉄を摂取できる。1回の使用量をある程度確保できる魚介類，肉類の肝臓は多くの鉄を含むが，ビタミンAも多量に含むので，1度の摂取量と頻度に注意する。

■亜鉛を多く含む食品

食品名	100g中亜鉛量(mg)	1回使用量		食品名	100g中亜鉛量(mg)	1回使用量	
		量(g)	含有量(mg)			量(g)	含有量(mg)
干しそば(乾)	1.5	80	1.2	ほうれんそう	0.7	80	0.6
マカロニ・スパゲッティ(乾)	1.5	80	1.2	かき	13.2	100	13.2
小麦はいが	15.9	5	0.8	毛がに(ゆで)	3.8	100	3.8
ライ麦パン	1.3	60	0.8	うなぎ(かば焼)	2.7	80	2.2
凍り豆腐	5.2	20	1.0	しゃこ(ゆで)	3.3	60	2.0
そらまめ(乾)	4.6	20	0.9	からすみ	9.3	20	1.9
あずき(乾)	2.3	30	0.7	ほたてがい	2.7	70	1.9
大豆(乾)	3.1	10	0.3	豚(肝臓)	6.9	60	4.1
カシューナッツ-フライ	5.4	20	1.1	輸入牛(かたロース・脂身つき)	5.8	60	3.5
アーモンド(フライ)	4.4	20	0.9	和牛(もも・脂肪なし)	4.3	60	2.6

魚介類は全般的に含有量が多い食品であるが，なかでも貝類，かに類に多い。また，肉類にも多く含まれ，特に肝臓に多い。野菜類やきのこ類にも亜鉛が含まれるが，他の食品類に比べてその含有量は少ない。

■ 銅を多く含む食品

食品名	100g中銅量(mg)	1回使用量		食品名	100g中銅量(mg)	1回使用量	
		量(g)	含有量(mg)			量(g)	含有量(mg)
干しそば（乾）	0.34	80	0.27	しゃこ（ゆで）	3.46	60	2.08
きな粉	1.12	30	0.34	エスカルゴ（水煮缶詰）	3.07	40	1.23
糸引き納豆	0.61	40	0.24	かき（魚介類）	0.89	100	0.89
ヘーゼルナッツ	1.64	30	0.49	干しえび	5.17	8	0.41
カシューナッツ	1.89	20	0.38	するめ	0.99	40	0.40
甘ぐり	0.51	60	0.31	さくらえび(素干し)	3.34	10	0.33
アーモンド(フライ)	1.11	20	0.22	牛（肝臓）	5.30	60	3.18
モロヘイヤ	0.33	60	0.20	フォアグラ(ゆで)	1.85	60	1.11
アボカド	0.24	70	0.17	豚（肝臓）	0.99	60	0.59
ほたるいか（つくだ煮）	6.22	50	3.11	ピュアココア	3.80	10	0.38

さまざまな食品に銅は含有しているが，特に動物性食品の内臓に多く含まれ，野菜類と果物には含有量が少ない。

■ マンガンを多く含む食品

食品名	100g中マンガン量(mg)	1回使用量		食品名	100g中マンガン量(mg)	1回使用量	
		量(g)	含有量(mg)			量(g)	含有量(mg)
ヘーゼルナッツ	5.24	30	1.57	かき（魚介類）	0.38	100	0.38
くり（日本）	3.27	60	1.96	あおのり(素干し)	13.00	1	0.13
バターピーナッツ	2.81	30	0.84	焼きのり	3.72	5	0.19
凍り豆腐	4.32	10	0.43	干しひじき	0.82	5	0.04
大豆（国産）	2.51	30	0.75	パインアップル（缶詰）	1.58	100	1.58
挽きわり納豆	1.00	40	0.40	バナナ	0.26	100	0.26
モロヘイヤ	1.32	80	1.06	玉露（茶）	71.00	5	3.55
れんこん	0.78	60	0.47	インスタントコーヒー	1.90	5	0.10
きくらげ（乾）	6.18	5	0.31	あられ	1.34	30	0.40
しじみ	2.78	50	1.39	シナモン	41.00	1	0.41

種実類や豆・大豆製品，海藻類，各種香辛料に多く含まれる。

脂溶性ビタミン

■ ビタミンA（レチノール活性当量）を多く含む食品

食品名	100g中レチノール量(μg)	1回使用量		食品名	100g中レチノール量(μg)	1回使用量	
		量(g)	含有量(μg)			量(g)	含有量(μg)
モロヘイヤ	840	60	504	あまのり（干し）	3,600	2	72
かぼちゃ（西洋）	330	80	264	やつめうなぎ	8,200	80	6,560
にんじん	760	30	228	あんこう（きも）	8,300	40	3,320
しゅんぎく	380	50	190	うなぎ（かば焼）	1,500	80	1,200
ほうれんそう	350	80	280	うなぎ（きも）	4,400	20	880
こまつな	260	80	208	鶏（肝臓）	14,000	60	8,400
たかな	190	80	152	豚（肝臓）	13,000	60	7,800
にら	290	60	174	鶏卵（卵黄）	480	15	72
チンゲンサイ	170	80	136	プロセスチーズ	260	20	52
大根（葉）	330	30	99	有塩バター	520	10	52

緑黄色野菜とうなぎ，各種の肝臓に多い。海藻類は生には多く含むものの，通常1回摂取量が少ない食品である。

■ビタミンDを多く含む食品

食品名	100g中ビタミンD量(μg)	1回使用量		食品名	100g中ビタミンD量(μg)	1回使用量	
		量(g)	含有量(μg)			量(g)	含有量(μg)
きくらげ（乾）	85.4	3	2.6	しらす干し（半乾燥品）	61.0	20	12.2
まいたけ	4.9	30	1.5	うなぎ（かば焼）	19.0	60	11.4
乾ししいたけ（乾）	12.7	3	0.4	くろまぐろ（脂身）	18.0	60	10.8
あんこう（きも）	110.0	40	44.0	まがれい	13.0	80	10.4
まいわし（丸干し）	50.0	70	35.0	あいなめ	9.0	100	9.0
身欠きにしん	50.0	60	30.0	イクラ	44.0	20	8.8
まいわし	32.0	70	22.4	めかじき	8.8	80	7.0
しろさけ	32.0	60	19.2	たちうお	14.0	60	8.4
さんま	14.9	80	11.9	すずき	10.0	80	8.0
いさき	15.0	100	15.0	かます	11.0	70	7.7

きくらげに多く含まれるが，他のきのこ類は1回摂取量が少ないため，摂取量が比較的多い魚介類で確保しやすい。

■α-トコフェロール（ビタミンE）を多く含む食品

食品名	100g中α-トコフェノール量(mg)	1回使用量		食品名	100g中α-トコフェノール量(mg)	1回使用量	
		量(g)	含有量(mg)			量(g)	含有量(mg)
インスタントラーメン	3.1	100	3.1	シルバー	3.1	80	2.5
即席カップめん（焼そば）	2.2	100	2.2	ぎんだら	4.6	80	3.7
ポップコーン	3.0	60	1.8	輸入牛（ばら・脂身つき）	1.1	60	0.7
アーモンド（乾）	30.3	20	6.1	鶏卵（全卵）	1.0	60	0.6
モロヘイヤ	6.5	80	5.2	ひまわり油	38.7	5	1.9
かぼちゃ（西洋）	4.9	60	2.9	ソフトタイプマーガリン	15.3	10	1.5
アボカド	3.3	100	3.3	サフラワー油	27.1	10	2.7
あゆ（養殖・焼き）	8.2	70	5.7	ポテトチップス	6.2	50	3.1
あんこう（きも）	13.8	40	5.5	芋かりんとう	4.5	50	2.3
うなぎ（かば焼）	4.9	80	3.9	マヨネーズ（全卵型）	14.7	10	1.5

油脂を使用した即席カップめんや菓子類，脂質の含有量が多い油脂類，種実類，魚介類に多く含まれている。ただし，油脂類では1回使用量に換算すると魚介類より摂取できるビタミンE量は少なくなりがちである。

■ビタミンKを多く含む食品

食品名	100g中ビタミンK量(μg)	1回使用量		食品名	100g中ビタミンK量(μg)	1回使用量	
		量(g)	含有量(μg)			量(g)	含有量(μg)
挽きわり納豆	930	40	372	みずな	120	80	96
糸引き納豆	600	40	240	たかな	120	80	96
モロヘイヤ	640	80	512	にら	180	50	90
あしたば	500	60	300	めキャベツ	150	60	90
ほうれんそう	270	80	216	大根（葉）	270	30	81
なばな	250	80	200	しゅんぎく	250	30	75
こまつな	210	80	168	あまのり（干し）	2,600	2	52
トウミョウ	210	50	105	若鶏（手羽・皮つき）	42	60	25
かぶ（葉）	340	30	102	抹茶	2,900	3	87
ブロッコリー	160	60	96	マヨネーズ（卵黄型）	140	15	21

納豆類と緑黄色野菜にビタミンKが多く含まれている。

水溶性ビタミン

■ビタミンB_1を多く含む食品

食品名	100g中ビタミンB_1量(mg)	1回使用量 量(g)	1回使用量 含有量(mg)	食品名	100g中ビタミンB_1量(mg)	1回使用量 量(g)	1回使用量 含有量(mg)
インスタントラーメン	1.46	100	1.46	うなぎ（かば焼）	0.75	80	0.60
即席カップめん（焼そば）	0.56	100	0.56	まだい（養殖）	0.32	80	0.26
干しそば（乾）	0.37	75	0.28	子持ちがれい	0.19	100	0.19
らっかせい（乾）	0.85	30	0.26	ぶり	0.23	80	0.18
ごま	0.95	3	0.03	かつお（春獲り）	0.13	100	0.13
大豆（乾）	0.71	30	0.21	やつめうなぎ(干し)	0.33	50	0.17
フライビーンズ	0.10	50	0.05	豚（ヒレ）	1.32	60	0.79
えだまめ	0.31	30	0.09	豚(もも・脂肪なし)	0.94	60	0.56
ひらたけ	0.40	30	0.12	豚（ロース・脂身つき）	0.70	60	0.42
あまのり（干し）	1.21	2	0.02	ロースハム（豚）	0.60	20	0.12

魚介類，肉類に多く含まれ，なかでも豚肉に多く含まれる。他に，種実類や豆類，揚げめんに多く含まれている。あまのりは100g当たりの含有量は多いものの，1回に食する量が少なく，ビタミンB_1を確保できる量は少ない。

■ビタミンB_2を多く含む食品

食品名	100g中ビタミンB_2量(mg)	1回使用量 量(g)	1回使用量 含有量(mg)	食品名	100g中ビタミンB_2量(mg)	1回使用量 量(g)	1回使用量 含有量(mg)
インスタントラーメン	1.67	100	1.67	まがれい	0.35	80	0.28
即席カップめん（焼そば）	0.72	100	0.72	さわら	0.35	80	0.28
糸引き納豆	0.56	40	0.22	ぶり（成魚）	0.36	60	0.22
大豆（乾）	0.26	10	0.03	豚（肝臓）	3.60	60	2.16
モロヘイヤ	0.42	60	0.25	牛（肝臓）	3.00	60	1.80
やつめうなぎ(干し)	1.69	50	0.85	鶏（肝臓）	1.80	60	1.08
うなぎ（かば焼）	0.74	80	0.59	脱脂粉乳	1.60	20	0.32
どじょう	1.09	40	0.44	普通牛乳	0.15	200	0.30
塩さば	0.59	60	0.35	鶏卵（全卵）	0.43	50	0.22
まいわし	0.39	80	0.31	うずら卵（全卵）	0.72	20	0.14

脂質の多い食品に多く含まれている。揚げ麺は1回の使用量で推奨量を摂取できるが，脂質に注意すべきである。大豆は糸引き納豆など発酵食品のほうが含有量が多い。動物性たんぱく質に比較的含まれ，なかでも肉類の肝臓に多い。

■ナイアシンを多く含む食品

食品名	100g中ナイアシン量(mg)	1回使用量 量(g)	1回使用量 含有量(mg)	食品名	100g中ナイアシン量(mg)	1回使用量 量(g)	1回使用量 含有量(mg)
めし（玄米）	2.9	150	4.4	かつお(なまり節)	35.0	60	21.0
めし（七分つき）	0.8	150	1.2	たらこ	49.5	40	19.8
干しいも	1.6	80	1.3	かつお（春獲り）	19.0	100	19.0
らっかせい（乾）	17.0	30	5.1	くろまぐろ(赤身)	14.2	100	14.2
ピーナッツバター	16.2	20	3.2	まさば	11.7	100	11.7
スイートコーン	2.3	200	4.6	若鶏(むね・皮なし)	12.1	60	7.3
かぼちゃ（西洋）	1.5	80	1.2	ささ身	11.8	40	4.7
アボカド	2.0	200	4.0	豚（肝臓）	14.0	60	8.4
ひらたけ	10.7	30	3.2	牛（肝臓）	13.5	60	8.1
はたけしめじ	5.3	30	1.6	ビール（淡色）	0.8	500	4.0

種実類に多く含まれるが1回摂取量があまり多くない食品のため，供給源としては，魚介類，肉類からが中心となる。

■ビタミンB₆を多く含む食品

食品名	100g中ビタミンB6量(mg)	1回使用量		食品名	100g中ビタミンB6量(mg)	1回使用量	
		量(g)	含有量(mg)			量(g)	含有量(mg)
そば（生）	0.15	170	0.26	さんま	0.51	80	0.41
小麦はいが	1.24	8	0.10	しろさけ	0.64	60	0.38
さつまいも	0.20	100	0.20	かたくちいわし	0.58	60	0.35
ピスタチオ（いり・味付け）	1.22	20	0.24	まさば	0.59	60	0.35
ひまわり種（フライ・味付け）	1.18	20	0.24	くろだい	0.42	70	0.29
バナナ	0.38	100	0.38	牛（肝臓）	0.89	60	0.53
にんにく	1.53	10	0.15	鶏（肝臓）	0.65	60	0.39
みなみまぐろ(赤身)	1.08	80	0.86	若鶏(むね・皮なし)	0.64	60	0.39
みなみまぐろ(脂身)	1.00	80	0.80	豚肉（そともも・脂肪なし）	0.39	60	0.23
かつお	0.76	60	0.46	豚（ヒレ）	0.54	60	0.32

小麦はいがや種実類，にんにくに多い。魚介類ではまぐろ，かつおに多く含まれている。1回摂取量が比較的多い魚介類，肉類から確保しやすい。

■ビタミンB₁₂を多く含む食品

食品名	100g中ビタミンB12量(μg)	1回使用量		食品名	100g中ビタミンB12量(μg)	1回使用量	
		量(g)	含有量(μg)			量(g)	含有量(μg)
あまのり（干し）	77.6	2	1.6	たらこ	18.1	40	7.2
さんま	15.4	80	12.3	まさば	12.9	60	7.7
まいわし	15.7	140	22.0	あゆ（天然）	10.3	60	6.2
あかがい	59.2	20	11.8	しろさけ	5.9	80	4.7
あさり	52.4	30	15.7	かたくちいわし（煮干し）	41.3	10	4.1
はまぐり	28.4	40	11.4	ほたてがい	11.4	20	2.3
しじみ	68.4	50	34.2	牛（肝臓）	52.8	60	31.7
かき（魚介類）	28.1	30	8.4	鶏（肝臓）	44.4	60	26.6
イクラ	47.3	20	9.5	豚（肝臓）	25.2	60	15.1
すじこ	53.9	15	8.1	乳牛（かた・脂身つき）	2.2	80	1.8

あまのりの100g含有量は多いが，1回使用量が少ない食品のため，通常量で確保できる量は少ない。魚介類に多く，特に青魚や貝類に多い。肉類では肝臓に多く含まれ，牛の肝臓は豚の肝臓の倍量を含む。

■葉酸を多く含む食品

食品名	100g中葉酸量(μg)	1回使用量		食品名	100g中葉酸量(μg)	1回使用量	
		量(g)	含有量(μg)			量(g)	含有量(μg)
大豆（乾）	260	40	104	いちご	90	100	90
糸引き納豆	120	40	48	バレンシアオレンジ	32	200	64
ほうれんそう	210	80	168	あまのり（干し）	1,200	2	24
モロヘイヤ	250	60	150	焼きのり	1,900	5	95
ブロッコリー	210	60	126	味付けのり	1,600	1	16
なばな	340	30	102	生うに	360	20	72
えだまめ	320	30	96	鶏（肝臓）	1,300	60	780
スイートコーン	95	100	95	牛（肝臓）	1,000	60	600
アスパラガス	190	30	57	豚（肝臓）	810	60	486
しゅんぎく	190	30	57	抹茶	1,200	3	36

葉酸は緑黄色野菜に多く，特にほうれんそう，モロヘイヤに多い。海藻類は100g当たりの含有量が多いものの1回使用量が少ない食品のため摂取できる葉酸量は少ない。また，各種肉類の肝臓にも多く含まれる。

■パントテン酸を多く含む食品

食品名	100g中パントテン酸量(mg)	1回使用量 量(g)	1回使用量 含有量(mg)	食品名	100g中パントテン酸量(mg)	1回使用量 量(g)	1回使用量 含有量(mg)
黒砂糖	1.38	10	0.14	うなぎ（きも）	2.95	20	0.59
挽きわり納豆	4.28	40	1.71	子持ちかれい	2.41	80	1.93
糸引き納豆	3.60	40	1.44	たらこ	3.68	30	1.10
らっかせい（乾）	2.56	30	0.77	すじこ	2.40	30	0.72
モロヘイヤ	1.83	80	1.46	牛（肝臓）	6.40	60	3.84
はたけしめじ	2.08	30	0.62	豚（肝臓）	7.19	60	4.31
ひらたけ	2.40	30	0.72	鶏（肝臓）	10.10	60	6.06
味付けのり	1.28	5	0.06	鶏卵（卵黄）	4.33	15	0.65
うなぎ（生）	2.17	80	1.74	脱脂粉乳	4.17	20	0.83

魚介類や肉類の肝臓に多く含まれる。また，豆製品では納豆に多い。

■ビタミンCを多く含む食品

食品名	100g中ビタミンC量(mg)	1回使用量 量(g)	1回使用量 含有量(mg)	食品名	100g中ビタミンC量(mg)	1回使用量 量(g)	1回使用量 含有量(mg)
なばな	130	80	104	いちご	62	200	124
めキャベツ	160	50	80	ネーブルオレンジ	60	200	120
ブロッコリー	120	60	72	グァバ	220	50	110
かぶ（葉）	82	50	41	甘がき	70	150	105
モロヘイヤ	65	60	39	バレンシアオレンジ	40	200	80
からしな	64	50	32	はっさく	40	200	80
ほうれんそう(冬採り)	60	50	30	いよかん	35	200	70
青ピーマン	76	40	30	キウイフルーツ	69	100	69
なずな	110	20	22	パパイヤ	50	100	50
カリフラワー	81	60	49	ロースハム（豚）	50	40	20

緑黄色野菜と果物に多く含まれる。

脂　質

■コレステロールを多く含む食品

食品名	100g中コレステロール量(mg)	1回使用量 量(g)	1回使用量 含有量(mg)	食品名	100g中コレステロール量(mg)	1回使用量 量(g)	1回使用量 含有量(mg)
やつめうなぎ(干し)	480	120	576	鶏（肝臓）	370	60	222
するめいか	250	150	375	牛（肝臓）	240	60	144
するめ	980	30	294	若鶏(手羽・皮つき)	110	60	66
あかいか	280	80	224	鶏卵（全卵）	420	50	210
うなぎ(かば焼き)	230	80	184	鶏卵（卵黄）	1,400	15	210
からふとししゃも(生干し)	290	50	145	うずら卵（全卵）	470	15	71
イクラ	480	20	96	プロセスチーズ	78	25	20
たらこ	350	20	70	有塩バター	210	10	21
かずのこ（塩蔵・水戻し）	230	30	69	カスタードプリン	140	120	168
しらす干し（微乾燥品）	240	20	48	シュークリーム	230	60	138

イクラやたらこ，かずのこ，鶏卵など各種卵に多く含まれる。したがって，卵を使用した菓子類にも多い。また，うなぎ，いかに多く，1回使用量が比較的多い肉類からも相当量のコレステロールが摂取される。

■ リノール酸を多く含む食品

食品名	100g中 リノール酸量 (g)	食品名	100g中 リノール酸量 (g)
サフラワー油（高リノール酸）	70.0	大豆油	50.0
ひまわり油（高リノール酸）	58.0	ごま油	41.0
綿実油	54.0	調合油	34.0
とうもろこし油	51.0	いりごま	23.0

■ オレイン酸を多く含む食品

食品名	100g中 オレイン酸量 (g)	食品名	100g中 オレイン酸量 (g)
ひまわり油（高オレイン酸）	80.0	ヘーゼルナッツ	54.0
オリーブ油	73.0	ショートニング	35.0
サフラワー油(高オレイン酸)	73.0	牛脂	41.0
なたね油	58.0	調合油	40.0

■ エイコサペンタエン酸（EPA）を多く含む食品

食品名	100g中 EPA量 (g)	食品名	100g中 EPA量 (g)
あんこう（きも）	2.3	イクラ	1.6
さば（開き干し）	2.2	しめさば	1.6
すじこ	2.1	やつめうなぎ	1.5
いわし缶詰（かば焼）	1.8	まいわし（生干し）	1.4

■ ドコサヘキサエン酸（DHA）を多く含む食品

食品名	100g中 DHA量 (g)	食品名	100g中 DHA量 (g)
あんこう（きも）	3.6	しめさば	2.6
くろまぐろ（脂身）	3.2	すじこ	2.4
さば（開き干し）	3.1	たいへいようさば	2.3
みなみまぐろ（脂身）	2.7	イクラ	2.0

食物繊維

■ 食物繊維を多く含む食品

食品名	100g中 食物繊維量 (g)	1回使用量		食品名	100g中 食物繊維量 (g)	1回使用量	
		量 (g)	含有量 (g)			量 (g)	含有量 (g)
干しそば（乾）	3.7	80	3.0	オクラ	5.0	30	1.5
ライ麦パン	5.6	50	2.8	スイートコーン	3.0	100	3.0
しらたき	2.9	60	1.7	ごぼう	5.7	50	2.9
さつまいも	2.8	70	2.0	切り干し大根	21.3	10	2.1
あずき（乾）	17.8	20	3.6	かんぴょう（乾）	30.1	5	1.5
おから	11.5	30	3.5	干しがき	14.0	40	5.6
糸引き納豆	6.7	40	2.7	乾ししいたけ(乾)	41.0	3	1.2
アーモンド（乾）	10.1	20	2.0	きくらげ（乾）	57.4	2	1.1
モロヘイヤ	5.9	60	3.5	まこんぶ(素干し)	27.1	10	2.7
ブロッコリー	4.4	60	2.6	干しひじき	51.8	5	2.6

豆類，種実類，干し野菜やドライフルーツ海藻類に多く含まれる。使用量が多いふすまが入ったそば，いも類，ごぼうなどの根菜類も食物繊維の供給源である。

食塩相当量

■ 食塩相当量を多く含む食品

食品名	100g中食塩相当量(g)	1回使用量		食品名	100g中食塩相当量(g)	1回使用量	
		量(g)	含有量(g)			量(g)	含有量(g)
インスタントラーメン	6.4	100	6.4	焼き竹輪	2.1	30	0.6
食パン	1.3	60	0.8	蒸しかまぼこ	2.5	20	0.5
梅干し	22.1	10	2.2	ロースハム（豚）	2.5	40	1.0
はくさい塩漬	2.3	50	1.2	焼き豚	2.4	30	0.7
福神漬	5.1	20	1.0	プロセスチーズ	2.8	20	0.6
たくあん漬	4.3	15	0.6	ポテトチップス	1.0	50	0.5
たらこ	4.6	40	1.8	オイルスプレークラッカー	1.5	20	0.3
あさり(つくだ煮)	7.4	20	1.5	固形コンソメ	43.2	4	1.7
しらす干し(半乾燥品)	6.6	15	1.0	食塩	99.1	1.5	1.5
まあじ(開き干し)	1.7	60	1.0	こいくちしょうゆ	14.5	10	1.5

漬物，つくだ煮，魚介肉加工品，調味料に食塩相当量が多い。また，塩を使用した菓子類にも含まれる。

●主な調味料の食塩含有量と計量法（計量スプーンの場合），ナトリウム量からの食塩相当量の算出法

〈主な調味料の食塩含有量〉

※計量スプーンには，大さじ（15cc），小さじ（5cc），ミニスプーン（1cc）などが市販されている。

調味料名	ミニスプーン（1cc）	小さじ1（5cc）	食塩含有量（小さじ1杯当たり）
食塩	1g	6g	6g
しょうゆ	0.2g	6g	0.5~0.9g
みそ	0.2g	6g	0.4~0.8g
トマトケチャップ	—	5g	0.2g
トマトピューレー	—	5g	微量
ウスターソース	—	6g	0.4g
とんかつソース	—	6g	0.4g
マヨネーズ	—	4g	0.1g
フレンチドレッシング	—	5g	0.2g
顆粒だし	—	4g	1.6~1.8g

〈計量スプーンを使った調味料の計量法〉

※固体と液体では，計量法が異なる。

	固体の場合（食塩，みそなど）	液体の場合（しょうゆ，ドレッシングなど）
大(小)さじ1	スプーンに山盛りにすくい，ヘラ（またはスプーンの柄）ですりきり，縁いっぱいに平らにする	盛り上がるまで満たす。1杯強を計量するときは，盛り上がりを大きくする
大(小)さじ1/2	スプーンの縁まで平ら（すりきり）に入れ，ヘラ（またはスプーンの柄）で半分量を取り除く	スプーンの2/3ほどの高さまで入れる

〈ナトリウム量からの食塩相当量の算出法〉

食塩相当量は，栄養成分値のナトリウム量を次式にあてはめて計算する。

食塩相当量（g）＝ナトリウム（mg）×2.54÷1,000

2015年4月施行の食品表示基準では，加工食品には「食塩相当量」を表記することとなった。

栄養成分（100g当たり）	
エネルギー	214kcal
たんぱく質	6.6g
脂質	2.3g
炭水化物	41.7g
食塩相当量	10.2g

■アルコール含有量

食品名	100g中アルコール量(g)	目安量		食品名	100g中アルコール量(g)	目安量	
		量(g)(目安量)	含有量(g)			量(g)(目安量)	含有量(g)
しょうちゅう(連続式蒸留)	29.0	180(1合)	52.2	ジン	40.0	30(シングル1杯)	12.0
しょうちゅう(単式蒸留)	20.5	180(1合)	36.9	ウオッカ	33.8	30(シングル1杯)	10.1
ビール(黒)	4.2	500(中瓶1本)	21.0	ラム	33.8	30(シングル1杯)	10.1
ビール(淡色)	3.7	500(中瓶1本)	18.5	ウイスキー	33.4	30(シングル1杯)	10.0
発泡酒	4.2	500(1缶)	21.0	ブランデー	33.4	30(シングル1杯)	10.0
清酒(吟醸酒)	12.5	180(1合)	22.5	紹興酒	14.1	50(グラス1杯)	7.1
清酒(純米酒)	12.3	180(1合)	22.1	ぶどう酒(赤)	9.3	60(グラス1杯)	5.6
清酒(本醸造)	12.3	180(1合)	22.1	ぶどう酒(白)	9.1	60(グラス1杯)	5.5
薬味酒	10.6	20(1杯)	21.2	ぶどう酒(ロゼ)	8.5	60(グラス1杯)	5.1
マオタイ酒	45.3	30(シングル1杯)	13.6	梅酒	10.2	30(シングル1杯)	3.1

■シュウ酸を多く含む食品*

食品名	100g中シュウ酸量(mg)	食品名	100g中シュウ酸量(mg)	食品名	100g中シュウ酸量(mg)
ほうれんそう	770	ブロッコリー	190	緑茶	60
ココア	623	なす	190	おくら	50
バナナ(未熟なもの)	500	ピーナッツ	187	大根	48
めキャベツ	360	パセリ	170	コーヒー	33
レタス	330	モロヘイヤ	163	カボチャ	22
小麦麦芽	269	チョコレート	117	いちご	10
さつまいも	240	紅茶	72	たけのこ	654

■アミノ酸価の高い食品*

食品名	アミノ酸価	食品名	アミノ酸価	食品名	アミノ酸価
小麦はいが	89	キウイフルーツ	88	サーロイン(脂身なし)	100
さといも	86	なめこ	82	鶏ひき肉	100
木綿豆腐	100	塩蔵わかめ(湯通し)	100	鶏卵	100
油揚げ	100	かれい	100	ヨーグルト(全脂無糖)	100
ピスタチオナッツ	83	さんま	100	プロセスチーズ	100
大豆もやし	86	しじみ	100	ラクトアイス(普通脂肪)	100
ブロッコリー	85	蒸しかまぼこ	100	人乳(母乳)	100

■プリン体の高い食品(少ない食品)*

食品名	100g中プリン体(mg)	食品名	100g中プリン体(mg)	食品名	100g中プリン体(mg)
鶏レバー	312.2	まいわし	210.4	(少ない食品)	
まいわし干物	305.7	大正えび	273.2	コンビーフ	47.0
いさき白子	305.5	まあじ干物	245.8	かまぼこ	7.9
あんこう肝酒蒸し	399.2	さんま干物	208.8	かずのこ	6.6
豚レバー	284.8	干ししいたけ	242.3	チーズ	5.7
牛レバー	219.8	煮干し	746.1	豆腐	31.1
かつお	211.4	かつおぶし	493.3	鶏卵	0.0

＊：高尿酸血症・痛風の治療ガイドライン第2版，2010より

薬と食品・嗜好品との相互作用

	食品・嗜好品など	医薬品	相互作用機構
食品との相互作用	赤身魚，青身魚（マグロ，トビウオ，イワシ，サンマ，サバなど），チーズ	イソニアジド	顔面紅潮，発汗，悪心，嘔吐などが起こることがある。魚肉中のヒスチジンがヒスタミンに変化するが，イソニアジドはヒスタミンの代謝酵素を阻害するため中毒症状を呈する。チーズは，代謝阻害により血圧上昇，動悸を引き起こす
	脂肪食	メナテトレノン，インドメタシン ファルネシル，イコサペント酸エチル，プロブコール	脂肪とミセルを形成し，リンパ液を経由して吸収が増大し，血中濃度が上昇する。冷汗，顔面蒼白，呼吸困難，血圧低下などを伴うショック症状を呈することがある
	たんぱく質を多く含む食品	レボドパを含む製剤	アミノ酸が腸管においてレボドパと競合し，その吸収を阻害するため薬効が減弱する
	食物繊維の多い食品	ジゴキシン，メチルジゴキシン	食物繊維がジゴキシンの吸収を妨げ，作用を減弱することがある
	粉ミルク	セフジニル	セフジニルが粉ミルク中の鉄と反応して，便や尿が赤色を呈することがある。鉄剤と併用するとセフジニルの吸収が1/10ほどに低下する
	Ca，Mg，Al，Feなどの金属イオンを多く含む食品（牛乳・乳製品など）	テトラサイクリン系抗菌薬（テトラサイクリン塩酸塩，デメチルクロルテトラサイクリン塩酸塩，ドキシサイクリン塩酸塩，ミノサイクリン塩酸塩），ニューキノロン系抗菌薬（ノルフロキサシン，オフロキサシン，エノキサシン，塩酸シプロフロキサシン，塩酸ロメフロキサシンなど）	金属イオンとキレートをつくるので抗菌薬の吸収が阻害され，薬効が減弱することがある。また，制酸薬に吸着されるという説もある
	ビタミンKを多く含む食品（納豆，ほうれんそう，ブロッコリー，クロレラなど）	ワルファリンカリウム	ビタミンKは血液凝固を促進するため，抗凝血薬であるワルファリンカリウムの作用を減弱する。特に納豆は少量摂取（10g）でも影響を及ぼす
	アルカリ性果汁	硫酸キニジンを含む製剤	果汁を摂りすぎると，硫酸キニジンの尿細管からの再吸収が促進され，体内に蓄積し，不整脈の治療を阻害する

	食品・嗜好品など	医薬品	相互作用機構
	高脂肪食	グリセオフルビン，エトレチナート，ジアゼパム	脂溶性の薬剤であるため，同時に服用すると吸収が増大し，血中濃度が高くなる
		腸溶性の製剤	牛乳と一緒に服用すると胃のpHが上がり，製剤が溶出して効果が減弱する。また，吐き気を催すことがある
	低塩食	炭酸リチウム	Naの腎尿細管再吸収に伴い，リチウムの再吸収が促進されることにより血中濃度が上昇し，中毒症状を惹起する
	チラミンを多く含む食品（チーズ,ワインなど）	イソニアジド，シメチジン	チラミンの代謝阻害により体内の濃度が上がり，頭痛，腰痛，血圧上昇などの症状を呈することがある
	セントジョーンズワート	抗HIV薬，ワルファリンカリウム，免疫抑制剤,経口避妊薬，ジゴキシン，テオフィリン，抗てんかん薬，抗不整脈薬など	薬の代謝促進あるいは吸収低下により血中濃度が下がり，作用が減弱する可能性がある
嗜好品との相互作用	コーヒー，コーラ	ニコチンガム	コーヒー，コーラなどにより口腔内が酸性となり，ニコチンの吸収が減弱し，血中濃度が下がる
	たばこ	テオフィリン，プロプラノロール，オランザピン	喫煙により，薬の代謝が促進され，血中濃度が低下し，作用が減弱することがある
	アルコール	インスリン，トルブタミド，グリベンクラミド	血糖降下作用が強く現れ，低血糖を起こすことがある
		ベンゾジアゼピン系睡眠薬，抗不安薬	トリアゾラムの作用が強くなり，ふらつきや記憶障害などを起こすことがある
		アセトアミノフェン	肝毒性誘発代謝物の生成が促進され，肝障害を起こす
		亜硝酸薬	血管拡張作用により，過度の血圧低下，めまい，ふらつきを起こすことがある
	カフェイン（コーヒー，紅茶など）	テオフィリン	カフェインの作用と重なり，頭痛などを起こす可能性がある
	グレープフルーツジュース	フェロジピン，ニソルジピン，ニフェジピンなど	Ca拮抗薬とともに作用が増強し，血圧低下，火照り，頭痛などの副作用症状を呈することがある
		シンバスタチン，アトルバスタチンカルシウム水和物	薬の血中濃度の増加とともに作用，副作用が増強する可能性がある
		トリアゾラム	血中濃度の上昇とともに睡眠作用が増強する可能性がある

薬とビタミンの相互作用

ビタミン名	薬効分類	医薬品一般名(主な商品名)	相互作用
ビタミンA	角化症・乾癬治療薬	エトレチナート(チガソン)	ビタミンA過剰症（頭痛，皮膚の落屑，脱毛，筋肉痛，妊娠中は胎児奇形など）と類似した副作用が生じることがある
	抗悪性腫瘍薬	トレチノイン(ベサノイド)	
	テトラサイクリン系抗生物質	テトラサイクリン(アクロマイシン)	頭蓋内高血圧による頭痛が生じる可能性が報告されている
	血液凝固抑制薬	ワルファリン(ワーファリン)	血液凝固抑制作用増大（出血傾向など）
ビタミンB_6	抗パーキンソン病薬	レボドパ(ドパストン)	ビタミンB_6がレボドパの分解を促進して，脳の中に入る量を減らして作用を弱める
	結核治療薬	イソニアジド(イスコチン)	イソニアジドの副作用である末梢神経炎はイソニアジドがビタミンB_6の作用を弱めることが原因で，ビタミンB_6を多く摂取すると副作用が緩和する
ビタミンB_{12}	消化性潰瘍治療薬	シメチジン(タガメット)	ビタミンB_{12}の吸収が減少する可能性がある
ビタミンC	貧血治療薬	鉄剤	鉄の吸収をビタミンCが高める
	利尿薬	アセタゾラミド(ダイアモックス)	大量のビタミンCを摂ると尿路結石ができる可能性がある
	抗不整脈薬	硫酸キニジン	大量のビタミンCを摂ることによって尿が酸性となり，これらの薬が尿の中に排泄されやすくなる。結果として作用時間が短くなったり，弱くなったりする可能性がある
	糖尿病性神経障害治療薬，抗不整脈薬	塩酸メキシチレン(メキシチール)	
	麻薬性鎮痛薬	塩酸ペチジン(オピスタン)	
ビタミンD	骨粗鬆症治療薬	アルファカルシドール（ワンアルファ）	高カルシウム血症（口の渇き，多飲，多尿，集中力障害，精神錯乱など）を起こしやすくなる
	強心薬	ジゴキシン ジギトキシン	ジゴキシンの毒性（ジギタリス中毒：嘔吐，下痢，徐脈，不整脈，頭痛，めまい，視覚障害など）増強の可能性がある
	抗てんかん薬	フェニトイン(アレビアチン)	ビタミンDの働きが弱まることがある
ビタミンE	血液凝固抑制薬	ワルファリン(ワーファリン)	ビタミンEにも血液を固まりにくくする作用があるので，ワルファリンの作用が強くなりすぎて出血しやすくなったり，出血したときに止まりにくくなった

ビタミン名	薬効分類	医薬品一般名(主な商品名)	相互作用
			りする可能性がある。そのほか，DHA（ドコサヘキサエン酸）やEPA（エイコサペンタエン酸）にも同じような働きがある
ビタミンK	血液凝固抑制薬	ワルファリン（ワーファリン）	ワルファリンの作用が弱まり，血栓ができやすくなって脳梗塞や心筋梗塞などを引き起こしやすくなる
葉酸	炎症性腸疾患治療薬，抗リウマチ薬，抗菌薬	サラゾスルファピリジン（サラゾピリン）	葉酸の吸収低下による葉酸の欠乏症状（貧血，妊娠中は胎児奇形，先天性疾患）のリスクを高める可能性がある
	抗てんかん薬	フェニトイン（アレビアチン）	フェニトインの抗痙攣作用が低下する可能性がある

（渡邊昌・和田攻総監修：「病気予防」百科，日本医療企画，2007より作成）

検査値一覧

1．一般的に利用される栄養パラメータと栄養アセスメント

項目		基準値	栄養アセスメント
栄養素等摂取量調査			エネルギーおよび各栄養素の充足率，偏りをチェックする
身体計測	身長・体重		
	適正体重比		70%以下は高度の栄養不良
	平常時体重比（%UBW）		－5%以上の減少が高度の栄養不良
	BMI	18.5～25	18.5以下低体重，25以上肥満傾向，30以上肥満
	皮下脂肪厚		
	上腕三頭筋部皮下脂肪厚（TSF）	男　8.3 女　15.8	基準値の80～90%は軽度，60～80%は中等度，60%以下は高度の栄養障害
	筋囲		
	上腕周囲長（AC）	男　27.4 女　25.8	基準値の80～90%は軽度，60～80%は中等度，60%以下は高度の栄養障害
	上腕筋囲（AMC）	男　24.8 女　21.0	
	体脂肪量		
	体脂肪・除脂肪体重	男　25%以下 女　30%以下	基準値の80～90%は軽度，60～80%は中等度，60%以下は高度の栄養障害
血液生化学検査	総タンパク（TP）	6.5～8.0g/dL	6g/dL以下は低栄養
	アルブミン（Alb）	3.5～5.0g/dL	3.1～3.4は軽度，2.1～3.0は中等度，2.0以下は高度の栄養障害
	トランスフェリン（Tf）	190～320mg/dL	151～200は軽度，101～150は中等度，100以下は高度の栄養障害
	トランスサイレチン（TTR）	22～40mg/dL	11～15は軽度，6～10は中等度，5以下は高度の栄養障害
	レチノール結合タンパク（RBP）	3～7mg/dL	
	総コレステロール（T-Cho）	120～219mg/dL	220mg/dL以上は高TC血症
	HDL-コレステロール	35～85mg/dL	
	LDL-コレステロール	60～139mg/dL	
	中性脂肪（TG）	50～149mg/dL	150mg/dL以上は高TG血症
尿生化学検査	クレアチニン（Cr）	1.0～1.5g/日	60%以下は高度の栄養障害
	窒素出納（NB）		負の場合は体タンパク質の消耗
	3-メチルヒスチジン（3-MeHis）	男　5.2mol/kg 女　4.0mol/kg	筋肉の異化や栄養状態改善の程度を知る
免疫能	末梢血リンパ球数（TLC）	2,000/mm³以上	栄養状態の悪化で免疫能は低下する
	遅延型皮内反応		800/mm³以下は高度の栄養状態不良
間接熱量測定	呼吸商（RQ）		0.7以下飢餓，1.2以上で脂肪合成
	基礎エネルギー消費量（BEE）		
	安静時エネルギー消費量（REE）		
筋力測定	握力		骨格筋量に比例する

2．血液生化学検査（1）(測定値が高値・低値を示す場合―原因と主な疾患)

測定項目		基準値	高値を示す場合	低値を示す場合
血液一般検査	赤血球数 (RBC)	男 400～540×10^4/μL 女 380～490×10^4/μL	真性多血症，二次性赤血球増加症，脱水	貧血：赤血球の産生障害（再生不良性貧血），赤血球の成熟障害（鉄欠乏性貧血，巨赤芽球性貧血），赤血球の破壊亢進（溶血性貧血），赤血球の喪失（失血），赤血球の体内分布異常（脾腫），白血病，悪性腫瘍，膠原病など
	ヘモグロビン(Hb)	男 14～18g/dL 女 12～16g/dL		
	ヘマトクリット(Ht)	男 38～52% 女 34～45%		
	血小板 (Plt)	男 13.1～36.2×10^4/μL 女 13.0～36.9×10^4/μL	腫瘍性に増加（本態性血小板血症，慢性骨髄性白血病，真性多血症），反応性に増加(出血，手術，悪性腫瘍)	血小板産生の低下（再生不良性貧血，白血病，悪性貧血），血小板破壊の亢進（特発性血小板減少性紫斑病），血小板の体内分布異常（肝硬変）
	白血球数 (WBC)	4,000～9,000/μL	急性感染症，外傷，熱傷，溶血，急性心筋梗塞，白血病，悪性腫瘍，ストレス	無顆粒球症，薬剤アレルギー，血液疾患（再生不良性貧血，白血病など），膠原病，肝硬変，抗癌薬投与，放射線障害，エイズ
血清タンパク質	総タンパク (TP)	6.5～8.0g/dL	[主に免疫グロブリン増加に依存] 血液濃縮，脱水症，多クローン性高γ-グロブリン血症（慢性肝炎，慢性感染症，膠原病など），単クローン性高γ-グロブリン血症（多発性骨髄腫，マクログロブリン血症）	[主にアルブミン減少に依存] 不足（摂取不足，消化吸収障害），体外喪失（ネフローゼ症候群，タンパク漏出性胃腸症），体腔内漏出（胸・腹水の貯留），合成障害（肝障害，無アルブミン血症），異化亢進（炎症性疾患，甲状腺機能亢進症，熱傷），血液希釈（水血症，妊娠）
	アルブミン (Alb)	3.5～5.0g/dL	脱水	摂取不足（低栄養，消化吸収障害），体外喪失（ネフローゼ症候群，タンパク漏出性胃腸症），体腔内漏出（胸・腹水の貯留），合成低下（肝硬変），代謝亢進（クッシング症候群，甲状腺機能亢進症）
血糖	血糖 (BS, BG, PG)	早朝空腹時 65～109mg/dL	糖尿病，内分泌疾患（末端肥大症，クッシング症候群，甲状腺機能亢進症など），妊娠，肥満，低栄養，肝障害，膵障害 500mg/dL以上で糖尿病性昏睡	インスリノーマ，インスリン・経口血糖降下剤投与時，内分泌疾患（下垂体不全など），反応性低血糖，重症の肝障害
	ヘモグロビンA1c (HbA1c)	4.7～6.2% (NGSP値)	管理不良の糖尿病，まれに異常ヘモグロビン症	[糖尿病の管理不良にもかかわらず低値を示す場合] 溶血性貧血（赤血球寿命の短縮），異常ヘモグロビン血症
	フルクトサミン	205～285μmol/L	管理不良の糖尿病	糖尿病腎症による低タンパク血症

血液生化学検査（2）

	測定項目	基準値	高値を示す場合	低値を示す場合
血清脂質	総コレステロール（T-Cho）	120～219 mg/dL	原発性：家族性高コレステロール血症 続発性：糖尿病，甲状腺機能低下症，閉塞性黄疸，胆汁性肝硬変，ネフローゼ症候群，脂肪肝	原発性：低β-リポタンパク質血症 続発性：肝実質障害，甲状腺機能亢進症，悪液質，栄養障害
	HDL-コレステロール（HDL−Cho）	35～80mg/dL	原発性：CETP 欠損症 続発性：ホルモン（エストロゲン，インスリン），アルコール多飲	原発性：アポ A-Ⅰ欠損症，LCAT 欠損症 続発性：肝硬変，腎不全，高 TG 血症，糖尿病，薬剤
	LDL-コレステロール（LDL−Cho）	60～139 mg/dL	原発性：家族性高コレステロール血症 続発性：糖尿病，甲状腺機能低下症，脂肪肝，妊娠	原発性：無・低β-リポタンパク質血症 続発性：肝硬変，甲状腺機能亢進症，栄養障害
	中性脂肪（TG）	50～149mg/dL	原発性：リポタンパク質リパーゼ欠損症，家族性高リポタンパク質血症 続発性：糖尿病，高尿酸血症，甲状腺機能低下症，腎疾患，胆汁うっ滞，急性膵炎，血液疾患，食事性（高脂肪食，高糖質食），薬物性	原発性：無β-リポタンパク質血症 続発性：甲状腺機能亢進症，肝障害，栄養障害，癌の末期，薬物性
非タンパク性窒素	尿素窒素（BUN）	8～20mg/dL	糸球体濾過障害（腎不全），尿細管再吸収増加（脱水），産生増加（高たんぱく質食，消化管出血，高熱，薬剤性）	食事（低たんぱく質食），劇症肝炎，妊娠
	クレアチニン（Cr）	男 0.8～1.3mg/dL 女 0.5～1.0mg/dL	糸球体濾過量低下（腎炎，糖尿病腎症，高血圧症，腎不全），脱水，うっ血性心不全，肝硬変，ショック，末端肥大症	筋肉量減少（筋ジストロフィー，長期臥床），尿中排泄量増加（妊娠，尿毒症）
	クレアチニンクリアランス（Ccr）	90～140mL/分/1.48m²	妊娠，糖尿病初期，激しい運動後，高たんぱく質食	各種腎疾患，尿路結石，尿路腫瘍，前立腺肥大，神経因性膀胱，腎以外の要因（心不全，肝不全，脱水，ショック，低たんぱく質食）
	尿酸（UA）	男 4.0～7.0mg/dL 女 3.0～5.5mg/dL	産生過剰（PRPP 合成酵素亢進症，産生過剰型痛風，レッシュ-ナイハン症候群，骨髄増殖性疾患，悪性リンパ腫，多血症，溶血性貧血） 排泄低下（排泄低下型痛風，腎不全，薬剤性，脱水）	産生低下（肝不全，キサンチン尿症，PNP 欠損症），排泄増加（ウィルソン病，重金属中毒）

免疫血清検査

測定項目	基準値	高値を示す場合	低値を示す場合
C 反応性タンパク（CRP）	0.3（～0.6）mg/dL 以下	急性・慢性感染症，膠原病，悪性腫瘍，血栓症，梗塞	

血液生化学検査（3）

血清酵素

測定項目	基準値	高値を示す場合	低値を示す場合
AST (GOT)	8 ~40 IU/L	軽度上昇（41~200IU）：脂肪肝，慢性肝炎，肝硬変，アルコール性肝障害，薬剤性肝障害，胆石発作，溶血，心筋梗塞，筋肉疾患 中等度上昇（201~500IU）：急性肝炎，慢性肝炎，アルコール性肝炎，心筋梗塞，筋ジストロフィー 高度上昇（501IU以上）：急性肝炎，劇症肝炎，ショック	絶対安静患者，人工透析患者
ALT (GPT)	4 ~40 IU/L	軽度上昇（41~200IU）：脂肪肝，非活動性慢性肝炎，肝硬変，アルコール性肝障害，胆石発作，薬剤性肝障害，腎梗塞 中等度上昇（201~500IU）：急性肝炎，慢性活動性肝炎 高度上昇（501IU以上）：急性肝炎，劇症肝炎，ショック	絶対安静患者，人工透析患者
γ-グルタミルトランスフェラーゼ (γ-GT) (γ-GTP)	男性10 ~50 IU/L 女性8 ~35 IU/L	軽度上昇（50~100IU）：慢性肝炎，肝硬変，肝細胞癌，急性肝炎，アルコール性肝障害 中等度上昇（100~300IU）：アルコール性肝障害，肝内・肝外の胆汁うっ滞，慢性肝炎，肝細胞癌，転移性肝癌 高度上昇（300IU以上）：アルコール性肝障害，肝内・肝外の胆汁うっ滞，転移性肝癌	先天性低γ-GT欠損症
アルカリホスファターゼ (ALP)	80 ~ 260 IU/L 3~10 K-AU (Kind-King法)	[黄疸を伴う場合（ビリルビン上昇）] 軽度上昇（基準上限の2倍まで）：急性肝炎，薬剤性肝障害（肝細胞障害型） 中等度上昇（基準上限の2~4倍）：アルコール性肝炎，薬剤性肝障害（胆汁うっ滞型） 高度上昇（基準上限の4倍以上）：閉塞性黄疸，胆道感染症，先天性胆道疾患，肝内胆汁うっ滞 [黄疸を伴わない場合（ビリルビン正常）] 軽度上昇（基準上限の2倍まで）：慢性肝炎，肝硬変，甲状腺機能亢進症，骨折，原発性肝癌，慢性腎不全 中等度上昇（基準上限の2~4倍）：副甲状腺機能亢進症，くる病，原発性肝癌 高度上昇（基準上限の4倍以上）：限局性肝病変，ベーチェット病，転移性骨腫瘍，ALP産生腫瘍	家族性低ホスファターゼ血症
乳酸脱水素酵素 (LDH)	120~245 IU/L	軽度上昇（基準上限の1.5倍まで）：うっ血性心不全，心嚢炎，亜急性心内膜炎，原発性心筋症，慢性肝炎，肝硬変，白血病，脳血管障害 中等度上昇（基準上限の1.5~2.5倍）：各種臓器癌，ホジキン病，リンパ性白血病，肺梗塞，皮膚筋炎，進行性筋ジストロフィー，甲状腺機能低下症 高度上昇（基準上限の2.5倍以上）：急性心筋梗塞，劇症・急性肝炎，急性骨髄性白血病，肝癌，悪性リンパ腫，悪性貧血	先天性LDH欠損症
コリンエステラーゼ (ChE)	181 ~440 IU/L	ネフローゼ症候群，甲状腺機能亢進症，糖尿病，脂肪肝，肥満，脂質異常症，遺伝性コリンエステラーゼ異常症	高度低下（80U以下）：肝硬変（非代償期），肝不全，有機リン剤中毒 軽度低下（80~180U）：急性肝炎，慢性肝炎，肝硬変，肝癌，栄養障害，消耗性疾患

血液生化学検査（4）

測定項目		基準値	高値を示す場合	低値を示す場合
ビタミン	ビタミンA	65～276 IU/dL	脱毛，骨痛	夜盲症，角膜乾燥症
	レチノール結合タンパク（RBP）	2.5～8.0 mg/dL	腎不全，過栄養性脂肪肝	肝細胞障害，甲状腺機能亢進症
	ビタミンB_1	20～50 ng/mL		脚気
	ビタミンB_2	50～84 ng/mL		口角炎，舌炎
	ビタミンB_6	0.68～3.11 μg/dL		皮膚炎
	ビタミンB_{12}	249～938 pg/mL	慢性骨髄性白血病，真性多血症	悪性貧血
	ビタミンC	1.9～15.0 μg/mL		壊血病
	$1,25(OH)_2$ ビタミンD	20～60 pg/mL	原発性副甲状腺機能亢進症，ビタミンD依存症Ⅱ型	吸収不良症候群，慢性腎不全
	ビタミンE	0.75～1.41 mg/dL	脂質異常症	未熟児・新生児栄養失調症
電解質・ミネラル等	ナトリウム（Na）	136～147 mEq/L	尿崩症，クッシング症候群，脱水症，原発性アルドステロン症	心不全，ネフローゼ症候群，肝硬変，食塩欠乏，水中毒，続発性アルドステロン症
	クロール（Cl）	98～109 mEq/L	クロール過剰投与，脱水症	摂取不足，水分過剰投与，消化液喪失
	カリウム（K）	3.6～5.0 mEq/L	腎不全，アシドーシス，副腎不全，タンパク異化の亢進，アジソン病	下痢，嘔吐，アルカローシス，周期性四肢麻痺，原発性アルドステロン症
	カルシウム（Ca）	8.7～10.1 mg/dL	原発性副甲状腺機能亢進症，悪性腫瘍，ビタミンD摂取過剰症，骨粗鬆症	副甲状腺機能低下症，腎不全，高リン血症
	無機リン（IP）	2.4～4.3 mg/dL	副甲状腺機能低下症，腎不全，ビタミンD過剰摂取，ビタミンD摂取過剰による甲状腺機能亢進症	副甲状腺機能亢進症，ビタミンD欠乏症
	マグネシウム（Mg）	1.8～2.6 mg/dL	腎不全，甲状腺機能低下症	アルコール中毒，アルコール性肝硬変
	鉄（Fe）	男 54～200 μg/dL 女 48～154 μg/dL	ヘモジデローシス，ヘモクロマトーシス	鉄欠乏性貧血，大量出血

3．尿検査（異常を示す場合―原因と主な疾患）

測定項目	基準値	異常を示す場合
pH	pH 6前後の弱酸性（pH 5～7.5）	酸性尿：アシドーシス，飢餓，発熱，脱水 アルカリ尿：アルカローシス，尿路感染症
比重	1.007～1.025	低比重：［尿量減少を伴う］腎障害 ［尿量増加を伴う］尿崩症，心因性多飲，腎不全利尿期，利尿剤投与 高比重：［尿量減少を伴う］脱水，腎前性腎不全 ［尿量増加を伴う］糖尿病，造影剤使用
尿タンパク	−～±	種々の腎疾患，糖尿病腎症，尿路感染症，尿路系の異常，腫瘍など
尿糖	−	［高血糖を伴う］糖尿病，胃切，甲状腺機能亢進症，膵炎，肝疾患 ［高血糖を伴わない］腎性糖尿，妊娠
ケトン体	−	飢餓，運動，糖尿病などの糖代謝異常，嘔吐，下痢，高脂肪食，甲状腺機能亢進症
ビリルビン	−	肝炎，肝硬変，アルコール性肝障害，肝内胆汁うっ滞，閉塞性黄疸
ウロビリノーゲン	±	（＋）：肝炎，肝硬変，アルコール性肝障害，溶血性貧血，便秘 （−）：肝内胆汁うっ滞，閉塞性黄疸，腎不全，抗生物質投与

測定項目	基準値	異常を示す場合
潜血反応	—	腎前性(出血性素因, 白血病), 腎性(間質性腎炎, 糸球体腎炎, 腫瘍, 腎結石), 腎後性(腎盂・尿管・膀胱・前立腺の腫瘍, 結石, 炎症)
尿沈渣	赤血球：<2個/毎視野 白血球：<4個/毎視野 上皮細胞：扁平上皮少数 円柱：1視野に陰性(−) 結晶：少量 細菌：<4個/毎視野	赤血球：糸球体腎炎, 結石, 腫瘍, 炎症など 白血球：尿路系の炎症など 上皮細胞：尿路系の炎症 円柱：腎炎など 細菌：感染症

4．内分泌検査（測定値が高値・低値を示す場合—原因と主な疾患）

測定項目	基準値	高値を示す場合	低値を示す場合
副腎皮質刺激ホルモン	9～52 pg/mL	クッシング症候群, 異所性ACTH産生腫瘍, 異所性CRH産生腫瘍, 妊娠, 分娩, アジソン病, ネルソン症候群, 先天性副腎皮質過形成	副腎皮質腫瘍によるクッシング症候群, 結節性過形成, ステロイド剤の長期使用, 視床下部・下垂体障害（下垂体腺腫, 視床下部周囲の腫瘍）
甲状腺刺激ホルモン	0.3～5 μU/mL	原発性甲状腺機能低下症（バセドウ病の治療中・治療後, 慢性甲状腺炎, クレチン病), 甲状腺ホルモン不応症, 下垂体TSH産生腫瘍	甲状腺機能亢進症(バセドウ病, 橋本病, 亜急性甲状腺炎, プランマー病), 下垂体性・視床下部性甲状腺機能低下症
インスリン	8～11 μU/mL	軽度上昇（11～50μU/mL)：肥満, クッシング症候群, 末端肥大症, 肝疾患, 尿毒症, インスリノーマ, 腎不全 高度上昇（50μU/mL以上)：肥満, インスリン受容体異常症, インスリン抗体, 異常インスリン症	1型糖尿病, 飢餓, 膵癌, 膵炎, 副腎不全, 下垂体機能低下, ACTH単独欠損症
グルカゴン	41～200 pg/mL	軽度上昇（201～500pg/mL)：急性膵炎, ショック-ストレス, 飢餓, 糖尿病, 糖尿病性ケトアシドーシス, 糖質コルチコイド投与, 末端肥大症, クッシング症候群 高度上昇（500pg/mL以上)：グルカゴノーマ, ショック-ストレス, 糖尿病性ケトアシドーシス	慢性膵炎, インスリン過剰時, 下垂体機能低下症, 副腎皮質機能低下症, 糖尿病母胎児, 突発性グルカゴン低下症
アルドステロン **レニン**	30～200 pg/mL 0.5～3.0 ngAI/mL・hr	［血漿レニン活性高値の場合］ 腎血管性高血圧, レニン産生腫瘍, 悪性高血圧症, 褐色細胞腫, 膠原病, バーター症候群, 循環血漿量の減少, 浮腫性疾患, 21-水酸化酵素欠損症（単純性男性化型) ［血漿レニン活性低値の場合］ 原発性アルドステロン症, 特発性アルドステロン症, 糖質コルチコイド反応性高アルドステロン症, DOC産生腫瘍	［血漿レニン活性高値の場合］ アジソン病, 選択的低アルドステロン症の一部, 21-水酸化酵素欠損症（塩類喪失型), 3β-水酸化ステロイド脱水素酵素欠損症 ［血漿レニン活性低値の場合］ 11β-水酸化酵素欠損症, 17α-水酸化酵素欠損症, リドル症候群, 本態性高血圧症の一部, 偽性アルドステロン症, 選択的低アルドステロン症の一部

身体計測(anthopometric method)から求める体組成

◆体　　重

- 体重は栄養状態を判断するうえで，最も簡便に測定できる重要な情報源である。食事の影響を受けない排尿後の早朝空腹時に計測する。
- 体格指数（BMI）は身長と体重から求める国際的な体格の判定方法（計算方法）だが，その指数から肥満度，適正体重，適正体重比を算出できる。
- 「日本人の食事摂取基準2025年版」では，エネルギー摂取量の過不足の評価には，成人の場合，BMI または体重変化量を用いる。BMI については，表 2 - B に示した目標とする BMI の範囲を目安とする。
- 適正体重と測定時体重，平常時体重から栄養状態を判定することができる。
- 体重減少率は，平常時の体重と測定時の体重の比較を表したものであるが，どのくらいの期間に体重が減少したのかを評価する指標である。表に示した体重減少率の評価と比較検討する。
- 除脂肪体重は，筋肉量を評価する場合に用いられる。
- カウプ指数は乳幼児，ローレル指数は児童の肥満度に使用されていたが，最近ではあまり使われなくなっている。

表 1　体重の指標と計算式

体格指数（BMI）	体重(kg)/身長(m)^2
適正体重（kg）	身長(m)^2×22
肥満度（%）	{[体重(kg)]－[適正体重(kg)]}/適正体重(kg)×100%
肥満度25%以上の場合の適正体重	[体重(kg)－適正体重(kg)]×0.25＋適正体重(kg)
適正体重比	測定時体重(kg)/適正体重(kg)×100
平常時体重比(%UBW)	測定時体重(kg)/平常時体重(kg)×100
体重減少率（%）	通常体重(kg)－測定時体重(kg)/平常時体重(kg)×100
除脂肪体重(kg)(LBM)	体重(kg)－体脂肪量(kg)
臍腹囲(メタボリックシンドローム)	臍腹囲　男性　85cm, 女性　90cm
カウプ指数	体重(g)/身長(cm)^2×10
ローレル指数	体重(kg)/身長(m)^3×10

表2－A　BMIの数値と肥満の目安

BMI＜18.5	低体重
18.5≦BMI＜25	普通体重
25≦BMI＜30	肥満（1度）
30≦BMI＜35	肥満（2度）
35≦BMI＜40	肥満（3度）
40≦BMI	肥満（4度）

表2－B　目標とするBMIの範囲

（kg/m²）

年齢（歳）	目標とするBMI
18～49	18.5～24.9
50～64	20.0～24.9
65～74	21.5～24.9
75以上	21.5～24.9

（日本人の食事摂取基準2025年版）

表3　体重減少率の評価

期　間	明らかな体重減少	重症の体重減少
1週間	1～2％	2％以上
1カ月	5％	5％以上
3カ月	7.5％	7.5％以上
6カ月	10％	10％以上

表4　適正体重比の栄養障害評価

	評　価
90％以上	正　常
80～90％	軽度の筋タンパクの消耗
70～80％	中度の筋タンパクの消耗
70％以下	高度の筋タンパクの消耗

表5　％UBWの栄養障害評価

	評　価
85～95％	軽度の栄養障害
75～85％	中等度の栄養障害
75％以下	高度の栄養障害

◆筋　　肉

表6　筋肉の指標

上腕周囲長（AC）	肩峰と尺骨の中点の上腕囲（cm）
上腕三頭筋部皮下脂肪厚（TSF）	肩峰と尺骨の中点の上腕三頭筋部皮下脂肪厚（mm）
上腕筋囲（AMC）	AC（cm）－TSF（mm）×π/10
上腕筋面積（AMA）	{AMC（cm）}²/4π
上腕筋囲比（％AMC）	AMC（cm）/基準値（cm）×100
上腕筋面積比（％TSF）	TSF（cm）/基準値（cm）×100

- 栄養状態において，皮下脂肪の減少よりも筋肉の減少のほうが判断しやすい。
- 筋肉の減少は，骨格筋だけでなく，低栄養状態にある場合など

の蓄積された筋タンパク質量などを知る。
- 筋肉の減少により，エネルギーレベルが低下すると活動量が減少し，さらなる骨格筋の減少を招くと予測できる。

表7　上腕筋囲：AMC基準値（cm）

	男 性	女 性
18〜24歳	23.23	19.90
25〜29歳	23.69	19.47
30〜34歳	24.41	19.90
35〜39歳	24.10	20.23
40〜44歳	24.36	21.09
45〜49歳	24.00	20.60
50〜54歳	23.82	20.78
55〜59歳	23.68	20.52
60〜64歳	23.35	20.56
65〜69歳	24.04	20.08
70〜74歳	23.57	20.28
75〜79歳	22.86	20.16
80〜84歳	21.80	19.96
85歳以上	21.43	19.25

表8　上腕三頭筋部皮下脂肪厚：TSF基準値（mm）

	男 性	女 性
18〜24歳	10.00	14.00
25〜29歳	11.00	14.00
30〜34歳	13.00	14.00
35〜39歳	12.00	15.00
40〜44歳	11.00	15.50
45〜49歳	10.17	16.00
50〜54歳	10.00	14.50
55〜59歳	9.00	16.00
60〜64歳	9.00	15.10
65〜69歳	10.00	20.00
70〜74歳	10.00	16.00
75〜79歳	9.25	14.00
80〜84歳	10.00	12.50
85歳以上	8.00	10.00

表9　AC，TSF，AMCの基準値

	TSF	AC	AMC
男 性	8.3mm	27.4cm	24.8cm
女 性	15.3mm	25.8cm	21.0cm

表10　AC，TSF，AMCでの評価

	AC，TSF，AMC（%）*
高度栄養障害	60以下
中等度栄養障害	60〜80
軽度栄養障害	80〜90
正 常	90以上

*：基準値と比較した%。

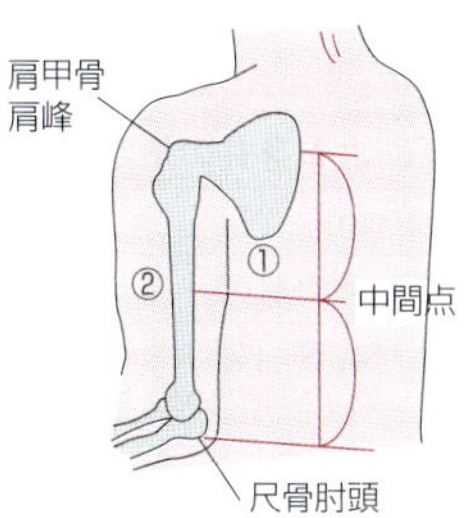

計測部位 ①：SSF（肩甲骨下部皮下脂肪厚），②AC，TSF
仰臥位で肘を直角に曲げ，肩峰と尺骨肘頭の中点を定める

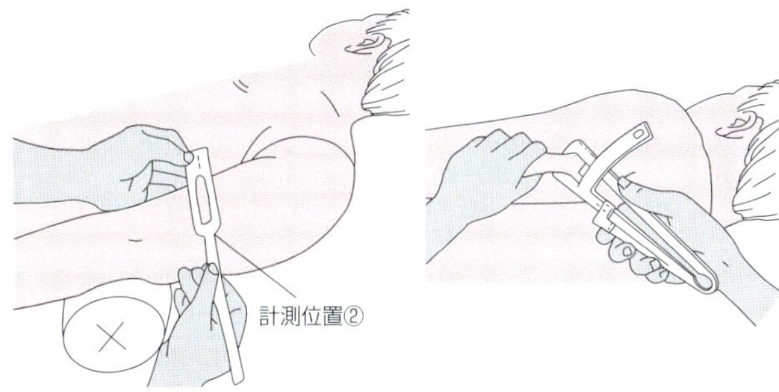

上腕周囲長（AC）
肘を伸ばした状態で皮膚を圧迫しないように輪を締めて計測する
（規定誤差：5 mm 以内）

上腕三頭筋部皮下脂肪厚（TSF）
皮下脂肪厚を筋層と離してつまみ，圧力線を一直線にして計測する
（規定誤差：4 mm 以内）

図1　AC，TSF の計測の方法

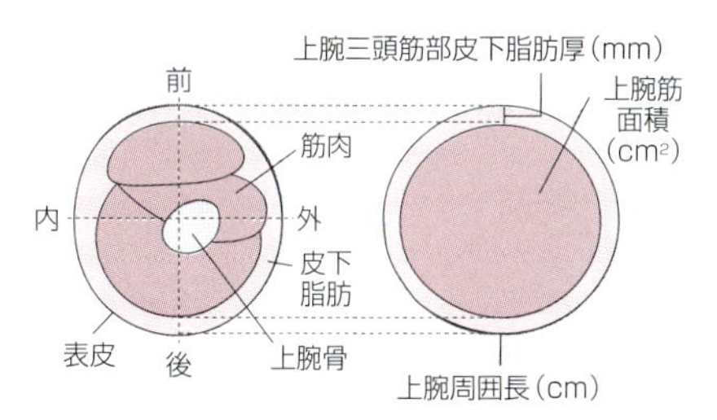

図2　上腕筋面積（AMA）

◆推定身長，体重

表11　指極，座高，膝高による身長の推定

指　極	身長(cm)＝指極(cm)
座　高	身長(cm)＝座高(cm)×11/6
膝　高	男性　身長(cm)＝64.19－[(0.04×年齢)＋［2.02×膝高(cm)] 女性　身長(cm)＝84.88－[(0.24×年齢)＋［1.83×膝高(cm)]

表12　寝たきり患者の身長・体重予測法　(膝高による予測式)

身　長 (cm)	男性*1 女性*1	膝高(cm)/0.301 膝高(cm)/0.297
	男性*2 女性*2	身長(cm)＝64.02＋[膝高(cm)×2.12]－[年齢(年)×0.07] 誤差±3.43(cm) 身長(cm)＝77.88＋[膝高(cm)×1.77]－[年齢(年)×0.10] 誤差±3.26(cm)
体　重 (kg)	男性*2 女性*2	体 重(kg)＝(1.01×膝 高)＋(AC×2.03)＋(TSF×0.46)＋(年齢×0.01)－49.37　誤差±5.01(kg) 体 重(kg)＝(1.24×膝 高)＋(AC×1.21)＋(TSF×0.33)＋(年齢×0.07)－44.43　誤差±5.11(kg)
	男性*3 女性*3	体重(kg)＝1.73AC＋0.98CC＋0.37SSF＋1.16KN－81.69 体重(kg)＝0.98AC＋1.27CC＋0.40SSF＋0.87KN－62.35

CC：ふくらはぎの中点の周囲（cm），SSF：肩甲骨下部皮下脂肪厚（mm），KN：膝までの高さ（cm）

＊1：東口らの鈴鹿総合病院計測データより

＊2：宮澤らの日本静脈経腸栄養学会会報より，2004

＊3：Grant らより

- 高齢者や重傷者が寝たきりで，身長や体重が実測できない場合の推定予測式があるが，実測値よりも多少の誤差を加味しなければならない。
- 日本人の式では，東口らか，宮澤らの推定式を利用することが多い。

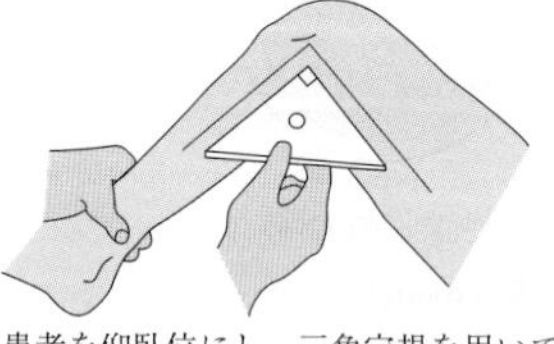

患者を仰臥位にし，三角定規を用いて左膝を90度に曲げる

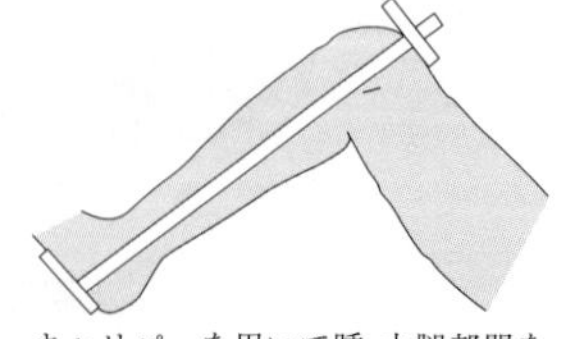

キャリパーを用いて踵-大腿部間を計測する

図3　膝下高の測定法

◆ 体表面積（BSA：body surface area）単位：m^2

Du Bois の式

$\text{BSA} = \text{体重(kg)}^{0.425} \times \text{身長(cm)}^{0.725} \times 0.007184$

藤本・渡辺の式

0 歳の場合：$\text{BSA} = \text{体重(kg)}^{0.473} \times \text{身長(cm)}^{0.655} \times 0.009568$

1 ～ 5 歳の場合：$\text{BSA} = \text{体重(kg)}^{0.423} \times \text{身長(cm)}^{0.362} \times 0.038189$

6 歳以上の場合：$\text{BSA} = \text{体重(kg)}^{0.444} \times \text{身長(cm)}^{0.663} \times 0.008883$

- 体表面積から基礎代謝量を判定する場合に用いられる。
- また，薬剤量を決定する場合にも用いられる。

◆ 体液量（TBW：total body water）単位：L

小宮の式

$\text{TBW} = 27 \times \text{体表面積}(m^2) - 11.121$

- 生体の水分代謝の異常を知るためには体液量を測定する。

◆ 体密度（BD：body density）単位：なし

Nagamine の式　9 ～27歳の男女に適応

$\text{BD}：1.0923 - 0.000514\text{A}$

$\text{A} = [\text{TSF(mm)} + \text{SSF(mm)}] \times \text{体表面積}(m^2) / \text{体重(kg)} \times 100$

体脂肪率算出式，Brozek の式

成人

男性　$\text{F}(\%) = \{4.57/\underline{1.0913 - 0.00116 \times [\text{TSF(mm)} + \text{SSF(mm)}]} - 4.142\} \times 100$

女性　$\text{F}(\%) = \{4.57/\underline{1.0897 - 0.00133 \times [\text{TSF(mm)} + \text{SSF(mm)}]} - 4.142\} \times 100$

* 上式の ── 部は体密度を表す。

- 体脂肪率を推定する場合に体密度の推定式を用いることがあるが，最近では，インピーダンス法の体脂肪量の計測が主となっている。
- インピーダンス法は，生体の電気抵抗を測定し，体水分量から体脂肪量を推定して体脂肪量を算出している。しかし，インピーダンスは水分，金属の装着，食事量などに影響を受けやすく日々変化しやすい。

◆ 身体に障害がある場合の体重測定

腕・足などの切断による体重補正式　単位：kg

実体重＝体重(kg)×[1 ＋体重補正(%)/100]

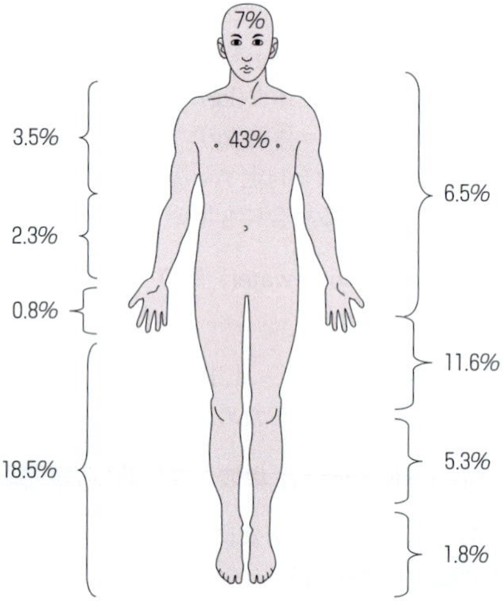

図 4　身体に障害がある場合―総体重に対する身体各部の割合

(Brunnstrom MA : Clinical Kinesiology, 1991より引用)

- 身体に障害がある場合は，全体の体重における各部分の割合比が求められている。
- この割合比から，身体障害者であっても実際の体重と適正体重とを比較することができる。

◆ 身体に障害がある場合の身長測定

身長の 3 分割法測定

- 背骨が曲がっている，拘縮がある場合に用いる。
- 各部分ごとにまっすぐにメジャーを沿わせて測定し，合計する。
- 条件を変えずに行うことで，誤差を防げる。

①頭の頂点～首の付け根・頸椎 5 番

②首の付け根・頸椎 5 番～両側の腸骨稜上縁で直線を引いた部分まで背骨に沿って測定する。

③腸骨稜上縁の直線～足底（足首は直角に曲げる）

以上の3点を3回ずつ測定し，その平均を求める。

身長の5分割法測定

①頭の頂点～首の付け根

②肩～腸骨

③腸骨～大転子

④大転子～膝中央

⑤膝中央～足底（足首は直角に曲げる）

以上の5点を3回ずつ測定し，その平均を求める。

石原法による身長測定

①頭の頂点～乳様突起

②乳様突起～大転子

③大転子～膝関節外側裂隙

④膝関節外側裂隙～外果

⑤外果～足底（足首は直角に曲げる）

以上の5点を3回ずつ測定し，その平均を求める。

両方の下肢を失っている場合の身長計算方法

- 胸の中央の胸骨～一方の腕の指先を計測し，得られた数字を2倍する。
- または，両腕を肩の高さで最大に横へ伸ばした状態で右手の中指～左手の中指の先の距離を計測する。

下腿長から身長を予測する方法

身長(cm)＝3.23×腓骨頭隆起部～外果隆起部の直径＋49.6

◆ ウエスト/ヒップ比（W/H：waist/hip） 単位：なし

①ウエスト周囲長は，臍の部分の周囲径にメジャーを水平に当てて計測。

②ヒップ周囲長は，臀部の最も張り出した部位の周囲径にメジャーを水平に当てて計測。

W/H＝ウエスト周囲長(cm)/ヒップ周囲長(cm)

表13　W/H 判定基準

	皮下脂肪型肥満の可能性あり	正常比率	内臓脂肪型肥満の可能性あり	内臓脂肪型肥満
男性	0.7未満	0.7～0.9未満	0.9～1.0未満	1.0以上
女性	0.7未満	0.7～0.8未満	0.8～0.9未満	0.9以上

栄養アセスメント指標

◆ 栄養評価指数式，ストレス係数

●ナトリウムから食塩相当量を計算する方法・・・単位：g

食塩相当量＝ナトリウム（mg）×2.54÷1,000

●クレアチニンクリアランス（CCr：Creatinine Clearance）の算出（蓄尿しない場合）・・・単位：mL/分

糸球体濾過量，クレアチニンクリアランスを正確に出すには24時間蓄尿が必要。血清クレアチニン値から簡便に推測する次のような計算方法がある。

CCr＝[尿中クレアチニン濃度(mg/dL)×尿量(mL/日)]÷[血清クレアチニン濃度(mg/dL)×1,440]
体表面積(BSA)補正のため1.73/BSA m^2 を掛ける

安田の式

男性　CCr＝[176－年齢(歳)]×体重(kg)÷[100×血清クレアチニン値(mg/dL)]
女性　CCr＝[158－年齢(歳)]×体重(kg)÷[100×血清クレアチニン値(mg/dL)]

●血漿浸透圧・・・単位：mOsm/L

脱水症の治療の際に必要となる計算式。

血漿浸透圧＝[2×(血清ナトリウム濃度(mEq/L)＋血清カリウム濃度(mEq/L))]＋[空腹時血糖値(mg/dL)÷18]＋[血中尿素窒素(mg/dL)÷2.8]
血漿浸透圧＝1.86×血清ナトリウム濃度(mEq/L)＋空腹時血糖値(mg/dL)÷18＋血中尿素窒素(mg/dL)÷2.8
血漿浸透圧≒2×血清ナトリウム濃度(mEq/L)

●総リンパ球数・・・単位：/mm³

ステージⅣ消化器癌の予後栄養指数などで必要となる計算式。

> 総リンパ球数＝白血球数(個/μL)×%リンパ球(%)÷100

標準：1,500～4,000（mm³）

軽度低下：1,200(mm³)未満　中等度低下：1,200～800(mm³)

高度栄養障害：800（mm³）未満

●クレアチニン身長指数（CHI：creatinine height index）・・・単位：%

クレアチニン（Cr）は筋肉運動により尿中に排泄され，その量は全身の筋肉量と相関がある。筋タンパク質量の指標となる。

> CHI＝24時間尿中 Cr 排泄量(mg/日)÷同一身長者の標準的24時間 Cr 排泄量(mg/日)×100

標準的24時間 Cr 排泄量

男性　23（mg）×同一身長の適正体重（kg）

女性　18（mg）×同一身長の適正体重（kg）

CHI＝60～80%：中等度低栄養状態

CHI＝60%以下：高度低栄養状態

●動脈硬化指数（AI）・・・単位なし

> AI＝(総コレステロール－HDL コレステロール)÷HDL コレステロール

4 以上は動脈硬化の危険性あり

◆ 予後判定指数

●(ステージⅣ消化器癌の）予後栄養指数（PNI：prognostic nutritional index）・・・単位：なし

小野寺の式。総リンパ球数の単位は「mm³＝μL」

> PNI＝血清アルブミン値(g/dL)×10＋総リンパ球数(/mm³)×0.005

35＜PNI＜40：予後不良

PNI≦35：60日以内に死亡する可能性あり

40＜PNI：切除・縫合可能　PNI≦40：切除・縫合禁忌

●消化器手術の予後栄養指数（PNI：prognostic nutritional index）・・・単位：%

Buzby の式

PNI＝158－[16.6×血清アルブミン値(g/dL)]－[0.78×上腕三頭筋部皮下脂肪厚(mm)]－[0.22×血清トランスフェリン(mg/dL)]－(5.8×遅延型皮膚過敏反応)

遅延型皮膚過敏反応に代入する値は，以下の「0～2」のいずれか。

0：反応なし，1：5 mm 未満の硬結，2：5 mm 以上の硬結

50%≦PNI：高度の危険

40%≦PNI＜50%：中等度の危険

PNI＜40%：低度の危険

●消化器癌（胆肝膵疾患）の予後栄養指数比（PNIr：prognostic nutritional index ratio）・・・単位：なし

東口の式

PNIr＝－0.147×体重減少率(%)＋0.046×身長体重比＋0.010×上腕三頭筋部皮下脂肪厚比＋0.015×ヘパプラスチンテスト

PNIr＜5：合併症発生

5≦PNIr＜10：移行帯

10≦PNIr：合併症なし

●栄養危険指数（NRI：nutritional risk index）・・・単位：なし

こちらも Buzby の式で，通常はこの式を用いて栄養不良状態を判定する。注意点は，前出の Buzby の式とは違い，血清アルブミン値が（g/L）となっているところ。

NRI＝[1.489×血清アルブミン値(g/L)]＋41.7×[現在の体重(kg)÷平常時体重(kg)]

100＜NRI：栄養不良なし

97.5≦NRI≦100：やや栄養不良

83.5≦NRI＜97.5：中等度栄養不良

NRI＜83.5：重度栄養不良

●胃癌の栄養学的手術危険指数（NRI：nutritional risk index）・・・単位：なし

佐藤の式

NRI＝[10.7×血清アルブミン値(g/dL)]＋[0.0039×総リンパ球数(/mm³)]＋[0.11×亜鉛(μg/dL)]－[0.044×年齢(歳)]

NRI＜55：高度の危険

60≦NRI：低度の危険

●食道癌の栄養評価指数（NAI：nutritional assessment index）・・・単位：なし

岩佐の式

NAI＝[2.64×上腕周囲長(cm)]＋[0.6×血清トランスサイレチン値（mg/dL)]＋[3.7×血清レチノール結合タンパク(mg/dL)]＋[0.017×ツベルクリン皮内反応(長径×短径 mm²)]－53.8

ツベルクリン皮内反応：皮膚遅延型過敏反応の１つで，免疫能を反映する指標として用いられている血清アルブミン値と相関があり，栄養状態の変化に対応している。直径５～10mm で軽度栄養障害，直径５mm 未満で中等度以上の栄養障害と判定される。

NAI＜40：不良

40≦NAI＜60：正常

60≦NAI：良好

●窒素平衡（N-balance：nitrogen balance）・・・単位：g/日

窒素平衡の基本的な考え方は，次のような式にまとめることができる。

N-balance＝窒素摂取量(g/日)－窒素排泄量(g/日)

食事の場合

たんぱく質摂取量(g)÷6.25－(尿中総窒素＋便中総窒素)(g)

たんぱく質摂取量(g)÷6.25－(１日尿中尿素窒素＋4)(g)

静脈栄養の場合

アミノ酸投与量(g)÷6.25－(１日尿中尿素窒素×1.25)(g)

◆ エネルギーの算出

●体表面積・体重を用いた基礎エネルギー量の算出法・・・単位：kcal/日

基礎エネルギー量＝体重1kg当たりの基礎代謝量(kcal/kg/日)×体表面積(m^2)×24(時間)

表1　基礎代謝量基準値　（「日本人の食事摂取基準2025年版」より）

性別	男性			女性		
年齢(歳)	体重1kg当たりの基礎代謝量(kcal/kg体重/日)	参照体重(kg)	基礎代謝量基準値(kcal/日)	体重1kg当たりの基礎代謝量(kcal/kg体重/日)	参照体重(kg)	基礎代謝量基準値(kcal/日)
1〜2	61.0	11.5	700	59.7	11.0	660
3〜5	54.8	16.5	900	52.2	16.1	840
6〜7	44.3	22.2	980	41.9	21.9	920
8〜9	40.8	28.0	1,140	38.3	27.4	1,050
10〜11	37.4	35.6	1,330	34.8	36.3	1,260
12〜14	31.0	49.0	1,520	29.6	47.5	1,410
15〜17	27.0	59.7	1,610	25.3	51.9	1,310
18〜29	23.7	63.0	1,490	22.1	51.0	1,130
30〜49	22.5	70.0	1,570	21.9	53.3	1,170
50〜64	21.8	69.1	1,510	20.7	54.0	1,120
65〜74	21.6	64.4	1,390	20.7	52.6	1,090
75以上	21.5	61.0	1,310	20.7	49.3	1,020

表2　体重を用いた基礎代謝量推定式

年齢(歳)	基礎代謝量推定式（kcal/日）	
	男性	女性
1〜2	35.8×体重(kg)＋289	36.3×体重(kg)＋270
3〜5	33.0×体重(kg)＋357	31.2×体重(kg)＋344
6〜8	34.3×体重(kg)＋247	32.5×体重(kg)＋224
9〜11	29.4×体重(kg)＋277	26.9×体重(kg)＋267
12〜14	24.2×体重(kg)＋324	22.9×体重(kg)＋302
15〜17	20.9×体重(kg)＋363	19.7×体重(kg)＋289
16〜29	18.6×体重(kg)＋347	18.3×体重(kg)＋272
30〜49	17.3×体重(kg)＋336	16.8×体重(kg)＋263
50〜69	16.7×体重(kg)＋301	16.0×体重(kg)＋247
70以上	16.3×体重(kg)＋268	16.1×体重(kg)＋224

●推定エネルギー必要量（EER：estimated energy requirement）・・・単位：kcal/日

EER＝基礎代謝量(kcal/日)×身体活動レベル

成長期（1～17歳）の推定エネルギー必要量

EER＝基礎代謝量（kcal/日）×身体活動レベル＋エネルギー蓄積量（kcal/日）

表3　身体活動レベル別にみた活動内容と活動時間の代表例

身体活動レベル(カテゴリー)	低い	ふつう	高い
身体活動レベル基準値*1	1.50 (1.40～1.60)	1.75 (1.60～1.90)	2.00 (1.90～2.20)
日常生活の内容	生活の大部分が座位で，静的な活動が中心の場合	座位中心の仕事だが，職場内での移動や立位での作業・接客等，通勤・買い物での歩行，家事，軽いスポーツのいずれかを含む場合	移動や立位の多い仕事への従事者，あるいは，スポーツ等余暇における活発な運動習慣を持っている場合
中程度の強度（3.0～5.9メッツ）の身体活動の1日当たりの合計時間（時間/日）	1.65	2.06	2.53
仕事での1日当たりの合計歩行時間(時間/日)	0.25	0.54	1.00

*1：代表値。（　）内はおよその範囲。

表4　年齢区分別にみた身体活動レベル基準値（男女共通）

身体活動レベル	低い	ふつう	高い
1～2（歳）	―	1.35	―
3～5（歳）	―	1.45	―
6～7（歳）	1.35	1.55	1.75
8～9（歳）	1.40	1.60	1.80
10～11（歳）	1.45	1.65	1.85
12～14（歳）	1.50	1.70	1.90
15～17（歳）	1.55	1.75	1.95
18～29（歳）	1.50	1.75	2.00
30～49（歳）	1.50	1.75	2.00
50～64（歳）	1.50	1.75	2.00
65～74（歳）	1.50	1.70	1.95
75以上（歳）	1.40	1.70	―

（表3，表4「日本人の食事摂取基準2025年版」より）

表5　成長に伴うエネルギー蓄積量（kcal/日）

年齢＼性別	男性	女性
1～2（歳）	20	15
3～5（歳）	10	10
6～7（歳）	15	20
8～9（歳）	25	30
10～11（歳）	40	30
12～14（歳）	20	25
15～17（歳）	10	10

（「日本人の食事摂取基準2025年版」より）

表6　身体活動の例

メッツ	生活活動，運動の例
1.8	立位（会話，電話，読書），皿洗い
2.0	ゆっくりした歩行，洗濯，子どもを抱えながら立つ，洗車・ワックスがけ
2.5	ガーデニング，子どもの世話，仕立て作業，ヨガ，ビリヤード
3.0	普通歩行，電動アシスト付き自転車に乗る，台所の手伝い，梱包，ギター演奏（立位），ボウリング，バレーボール
3.5	歩行（ほどほどの速さ，散歩など），楽に自転車に乗る，階段を下りる，車いすを押す，ゴルフ，体操（家で，軽・中等度）
4.0	自転車に乗る（通勤），階段を上る（ゆっくり），高齢者・障害者の介護，屋根の雪下ろし，卓球，ラジオ体操第1
4.3	やや速歩，苗木の植栽，農作業（家畜に餌を与える），ゴルフ（クラブを担いで運ぶ）
4.5	耕作，家の修繕，テニス（ダブルス），水中歩行，ラジオ体操第2
5.0	かなり速歩，動物と遊ぶ（歩く／走る，活発に），野球，サーフィン，バレエ（モダン，ジャズ）
5.5	シャベルで土や泥をすくう，バドミントン
5.8	子どもと遊ぶ（歩く/走る，活発に），家具・家財道具の移動・運搬
6.0	スコップで雪かきをする，ゆっくりとしたジョギング，ウェイトトレーニング（高強度），バスケットボール，水泳（ゆっくり泳ぐ）
6.5	山を登る（0～4.1kgの荷物を持って）
7.0	ジョギング，サッカー，スキー，スケート，ハンドボール
7.3	エアロビクス，テニス（シングルス），山を登る（約4.5～9.0kgの荷物を持って）
8.0	運搬（重い荷物），サイクリング（約20km/時）
8.3	荷物を上の階へ運ぶ，ランニング（134m/分），水泳（クロール，普通の速さ），ラグビー
8.8	階段を上る（速く）
9.0	ランニング（139m／分）
10.0	水泳（クロール，速い）
11.0	ランニング（188m／分）

（厚生労働省：健康づくりのための身体活動・運動ガイド2023，参考より抜粋作表）

●基礎エネルギー消費量の推定式（ハリス・ベネディクトの式）（BEE：basal energy expenditure）・・・単位：kcal/日

男性　66.47＋[13.75×現在の体重(kg)]＋[5.0×身長(cm)]
　　　－[6.76×年齢(歳)]

女性　655.1＋[9.56×現在の体重(kg)]＋[1.85×身長(cm)]
　　　－[4.68×年齢(歳)]

●必要エネルギー量（TEE：total energy expenditure）・・・単位：kcal/日

TEE＝BEE×活動係数×ストレス係数

＊活動係数：寝たきり1.0，ベッド上安静（歩行可）1.2，
　　　　　　ベッド外活動あり1.3

　ストレス係数：表７参照

表７　ストレス係数[1]

	ストレス係数
術後（合併症なし）	1.0
長管骨骨折	1.15～1.30
癌	1.10～1.30
腹膜炎／敗血症	1.10～1.30
重症感染症／多発外傷	1.20～1.40
多臓器不全症候群	1.20～1.40
熱傷	1.20～2.00

●日本人のための基礎エネルギー消費量簡易推定式・・・・・・・単位：kcal/日

男性　14.1×体重(kg)＋620

女性　10.8×体重(kg)＋620

●慢性閉塞性肺疾患患者の安静時エネルギー消費量・・・・・・・単位：kcal/日

男性　11.5×体重(kg)＋952

女性　14.1×体重(kg)＋515

●引用文献

1）日本静脈経腸栄養学会編：コメディカルのための静脈経腸栄養ガイドライン，p11，南江堂，2003

◆たんぱく質の算出

●代謝亢進ストレスレベルにおける概算法・・・単位：g/kg/日

表8　代謝亢進ストレスレベルにおけるたんぱく質必要量

代謝亢進ストレスレベル	たんぱく質必要量（g/kg/日）
正常（ストレスなし）	0.6〜1.0
軽　度	1.0〜1.2
中等度	1.2〜1.5
高　度	1.5〜2.0
褥瘡グレードⅠ〜Ⅲ	1.25〜1.5
褥瘡グレードⅣ	1.5〜2.0

●エネルギー：窒素比（C/N）・・・単位：なし

C/N＝総エネルギー摂取量(kcal)÷窒素含有量(g)

窒素含有量は，以下の2種類の計算から求められる。

窒素含有量(g)＝たんぱく質含有量(g)×0.16
窒素含有量(g)＝たんぱく質含有量(g)÷6.25

●たんぱく質必要量（またはアミノ酸投与量）の算出式・・・・・単位：g

たんぱく質必要量＝6.25×(エネルギー必要量(kcal)÷C/Nの値)

計算例として，C/N値＝200の場合。

たんぱく質必要量＝6.25×エネルギー必要量(kcal/日)÷200

●非たんぱく質カロリー（NPC：non-protein-calorie）：窒素比（NPC/N）・・・単位：なし

アミノ酸はタンパク合成に利用されるのが本来の目的であり，十分なエネルギー摂取を行いつつ，アミノ酸を投与の必要がある。

NPC/N＝[総エネルギー量(kcal/日)−たんぱく質量(g/日)×4(kcal)]÷[たんぱく質量(g/日)÷6.25]

●尿中尿素窒素からの推定たんぱく質摂取量（Maroniの式）→p193参照

◆ 水分の算出

●水平衡の基本的な考え方（代謝水・不感蒸泄）・・・単位：mL/日

●水分必要量・・・単位：mL/日

1日当たりの水分必要量は以下の式で求めることができる。

水分必要量＝30（mL）×現在の体重（kg）

この30mLは平均値であり，変動幅は21～43mLとなる。

25～55歳：35mL/kg/日

55～65歳：30mL/kg/日

65歳～：25mL/kg/日

その他の水分必要量

水分必要量＝1（mL）×エネルギー必要量（kcal/日）

水分必要量＝1,500（mL）×体表面積（m^2）

水分必要量＝24時間の尿量（mL）＋[現在の体重（kg）×15（mL）]＋100（mL）－現在の体重（kg）×5（mL）
＝24時間の尿量（mL）＋[10×現在の体重（kg）＋100（mL）]

●体内総水分量・・・単位：L

脱水症の治療の際に，この体内総水分量が必要。

体内総水分量＝体重（kg）×0.55

●水分欠乏量の推定式・・・単位：L

脱水症の治療の際，この水分欠乏量を計算する。

水分欠乏量＝[血漿浸透圧（mOsm/L）－正常血漿浸透圧（mOsm/L）]×体内総水分量（L）÷正常血漿浸透圧（mOsm/L）

●未測定陰イオン濃度の推定・・・単位：mEq/L

アニオンギャップ（AG）＝Na^+－（Cl^-＋HCO_3^-）

◆ ミネラルの算出

●鉄必要量の計算式・・・単位：mg

鉄必要量＝[2.7×〔16－Hb(g/dL)〕＋17]×体重(kg)

●ナトリウム欠乏量の推定式・・・単位：mEq

ナトリウム欠乏量＝[血清ナトリウム濃度(mEq/L)－正常血清ナトリウム濃度(mEq/L)]×体内総水分量(L)÷正常血清ナトリウム濃度(mEq/L)

正常血清ナトリウム濃度＝136～147（mEq/L）

ナトリウム欠乏量＝体重減少量(kg)－140(mEq/L)
ナトリウム欠乏量＝現在の体重（kg)×0.6×[140－血清ナトリウム濃度(mEq/L)]

●食塩推定摂取量の推定・・・単位：g/日

24時間蓄尿検査ができる場合，その結果から食塩推定摂取量を求める。

食塩推定摂取量＝尿中Na濃度(mEq/L/日)×24時間の尿量(L/日)÷17

●カリウム欠乏量の推定・・・単位：mEq

- 血清カリウム濃度3～3.5mEq/Lでは，1mEq/Lの低下につき，100～200mEqの欠乏
- 血清カリウム濃度3mEq/L未満では，1mEq/Lの低下につき，200～400mEqの欠乏

●低アルブミン血症時の補正カルシウム値の算出・・単位：mg/dL

Payneの式

補正カルシウム値＝カリウム実測値(mg/dL)＋4－血清アルブミン値(g/dL)

GLIM 基準

2018年に世界の主要栄養関連学会が協同し，低栄養の診断基準としてGLIM（Global Leadership Initiative on Malnutrition）基準を策定した。従来，低栄養の指標とされていた血清アルブミン値の低下の主な要因である炎症反応は，炎症マーカーにはなるが栄養マーカーには適さないとされ，低栄養の評価には，GLIM 基準が用いられるようになった。

◆ GLIM 基準による低栄養診断のプロセス

栄養スクリーニング

すべての対象者に栄養スクリーニングを実施，栄養リスクのある症例を特定する。検証済みのスクリーニングツール（MUST，NRS-2002，MNA-SF など）を使用する。

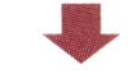

低栄養診断

表現型基準（フェノタイプ基準）
- 意図しない体重減少（6か月以内5％，6か月以上10％）
- 低 BMI（<18.5　70歳未満，<20　70歳以上）
- 筋肉量減少

病因基準（エチオロジー基準）
- 食事摂取量減少/消化吸収能低下
- 疾病負荷/炎症

上記の両基準からそれぞれ1つ以上の項目が該当する場合，低栄養と診断する。

重症度判定

低栄養と診断された者のうち，上記表現型基準の3項目でより高度な基準値（意図しない体重減少：>10% 6か月以内，>20% 6か月以上，BMI：高度な減少，筋肉量：高度な減少）を超えるものが1つでもある場合に「重度低栄養」と判定する。該当項目がない場合は「中等度低栄養」と判定する。

●参考文献

- 日本栄養治療学会 HP，GLIM 基準について
  https://www.jspen.or.jp/glim/glim_overview

診療報酬における栄養食事指導料（抜粋） 2024年度現在

◆ 特別食と対象者（外来栄養食事指導料，入院栄養食事指導料，集団栄養食事指導料，在宅患者訪問栄養食事指導料）

腎臓食，肝臓食，糖尿食，胃潰瘍食，貧血食，膵臓食，脂質異常症食，痛風食，てんかん食，先天性代謝異常症食（フェニルケトン尿症食，楓糖尿症食，ホモシスチン尿症食，ガラクトース血症食ほか），治療乳，無菌食，小児食物アレルギー食（16歳未満の者が対象，外来栄養食事指導料，入院栄養食事指導料に限る），特別な場合の検査食（単なる流動食を及び軟食を除く）

ア がん患者

イ 摂食機能又は嚥下機能が低下した患者

ウ 低栄養状態にある患者

◆ 各指導料の概要

外来栄養食事指導料１・２：初回の月は月２回，その他の月は１回。必要に応じ食事計画案等を交付。指導時間は初回概ね30分以上，２回目以降は概ね20分以上。指導料２は診療所において算定。１・２とも情報通信機器等使用可。

入院栄養食事指導料１・２：週１回かつ入院中は２回を限度とする。必要に応じ食事計画案等を交付。指導時間は外来栄養食事指導料と同じ。指導料２は有床診療所において算定。入院栄養食事指導料を算定する患者には，栄養情報連携料〔退院後の栄養食事管理の指導の内容，入院中の栄養管理に関する情報等を他の保険医療機関等（特養等含む）の医師・管理栄養士に情報提供し，共有する〕を入院中１回に限り算定できる。

集団栄養食事指導料：月１回かつ入院中は２回を限度とする。対象者は15人/回以下，１回の指導時間は40分以上。

在宅患者訪問栄養食事指導料１・２：月２回までとする。管理栄養士が患家を訪問し，食事計画案や具体的な献立等を示した栄養食事指導箋を交付，食事の用意や摂取等に関する具体的な指導を30分以上行う。指導料２は診療所において算定。交通費は患家の負担となる。１回の指導対象者の人数により診療報酬点数が異なる。

特定保健指導―メタボリックシンドローム（内臓脂肪症候群）

- 「メタボリックシンドローム診断基準検討委員会」において，メタボリックシンドロームの診断基準が作成され，日本内科学会系の８学会が2005（平成17）年４月８日に公表した。
- 構成学会は，「日本内科学会」「日本動脈硬化学会」「日本糖尿病学会」「日本高血圧学会」「日本循環器学会」「日本腎臓病学会」「日本血栓止血学会」「日本肥満学会」の８学会である。

◆ メタボリックシンドローム診断基準

内臓脂肪の蓄積

腹　囲（臍回り）

男性　85cm以上，女性　90cm以上

これは男女ともに，腹部CT検査の内臓脂肪面積が100cm^{2}以上に相当する。

- CT検査で内臓脂肪量測定を行うことが望ましい。
- ウエスト周囲長は，①立った姿勢で，②息を吐いて，③臍の位置に巻尺を水平に巻いて測定する。臍の位置が下に移動しているときは，肋骨の下縁と前上腸骨棘の中点の高さで測定する。

内臓脂肪から分泌される物質の影響

内臓脂肪の蓄積で，脂肪組織から生理活性物質が分泌され，血管の炎症や血栓をつくりやすい状態を引き起こす。動脈硬化を抑えるアディポネクチンが減少し，動脈硬化が進みやすくなる。

血清脂質異常	①トリグリセリド　150mg/dL以上 ②HDL-コレステロール　40mg/dL未満 ①，②のいずれかまたは両方	内臓脂肪の蓄積に加えて左の各項目のうち２つ以上あてはまると，メタボリックシンドロームと診断される
高血圧	①最高（収縮期）　130mmHg以上 ②最低（拡張期）　85mmHg以上 ①，②のいずれかまたは両方	
高血糖	空腹時血糖値　110mg/dL以上	

- この診断基準でメタボリックシンドロームと診断された場合には，血糖値が正常であっても，75g糖負荷試験（75g OGTT）により血糖検査することを勧める（メタボリックシンドローム診断基準検討委員会）。

• 高トリグリセリド血症，低 HDL-コレステロール血症，高血圧症，糖尿病で薬剤治療中の場合はそれぞれの項目にあてはまるとして扱う。

• その他の項目

高尿酸血症 7.0 mg/dL 以上

微量アルブミン尿 30 mg 以上

メタボリックシンドローム診断基準検討委員会により，『今回の「メタボリックシンドローム」の診断基準には入らないが，関係が強いもの』とされている2項目

◆ 保健指導対象者の選定と階層化

保険指導対象者は，下記のステップ1～3によって行われる。ステップ4は医療機関において服薬中の者であり，特定保健指導の対象外となる。また，前期高齢者（65～74歳）は，すべて動機づけ支援となるので注意が必要である。

ステップ1

内臓脂肪蓄積に着目してリスクを判定する。

• 腹囲　男性≧85cm，女性≧90cm　→(1)

• 腹囲　男性＜85cm，女性＜90cm　かつ　BMI≧25　→(2)

ステップ2

①血糖値　a. 空腹時血糖100mg/dL 以上，または b. HbA1c の場合5.6%（NGSP 値）以上，または c. 薬剤治療を受けている場合（質問票より）

②脂質　a. トリグリセリド150mg/dL 以上，または b. HDL-コレステロール40mg/dL 未満，または c. 薬剤治療を受けている場合（質問票より）

③血圧　a. 収縮期血圧130mmHg 以上，または b. 拡張期血圧85 mmHg 以上，または c. 薬剤治療を受けている場合（質問票より）

④質問票より喫煙歴あり（①～③のリスクが1つ以上の場合にのみカウント）

注；メタボリックシンドロームの診断基準と階層化基準は血糖値が異なる。学会基準　血糖値110mg/dL 以上

階層化基準　血糖値100mg/dL以上または HbA1c 5.6%（NGSP 値）以上

ステップ3

ステップ1の(1)の場合　①～④のリスクのうち追加リスク

　2以上の対象者→積極的支援レベル

　1の対象者→動機づけ支援レベル

　0の対象者→情報提供レベル

ステップ1の(2)の場合　①～④のリスクのうち追加リスク

　3以上の対象者→積極的支援レベル

　1または2の対象者→動機づけ支援レベル

　0の対象者→情報提供レベル

ステップ4

- 内服中の者については，医療保険者による特定保健指導の対象としない。
  (理由) 継続的に医療機関を受診しており，栄養，運動等を含めた必要な保健指導については，医療機関において継続的な医学的管理の一環として行われることが適当であるため。
- 前期高齢者（65歳以上75歳未満）については，積極的支援の対象者となった場合でも動機づけ支援とする。
  (理由) ①予防効果が多く期待できる65歳までに，特定保健指導がすでに行われてきていると考えられること，②日常生活動作能力，運動機能などを踏まえ，QOLの低下に配慮した生活習慣の改善が重要であることなど。

参　考

- 特定保健指導とは別に，医療保険者が，生活習慣病の有病者・予備群を減少させるために，必要と判断した場合には，主治医の依頼または，了解の下に，保健指導などを行うことができる。
- 市町村の一般衛生部門においては，主治医の依頼または，了解の下に，医療保険者と連携し，健診データ・レセプトデータなどに基づき，必要に応じて，服薬中の住民に対する保健指導などを行う。

離乳食の進め方

離乳の支援の基本的な考え方として,「離乳とは,成長に伴い,母乳又は育児用ミルク等の乳汁だけでは不足してくるエネルギーや栄養素を補完するために,乳汁から幼児食に移行する過程をい

表1　離乳食の進め方の目安[1)]

	月齢(カ月頃)	食べ方の目安	食事の目安							
			調理形態	1回当たりの目安量[*1]						
				I	II	III[*2]				
				穀類(g)	野菜・果物(g)	魚(g)	肉(g)	豆腐(g)	卵(個)	乳製品(g)
離乳の開始	5～6	子どもの様子をみながら,1日1回1さじずつ始める 母乳やミルクは飲みたいだけ与える	なめらかにすりつぶした状態	•つぶし粥から始める •すりつぶした野菜なども試してみる •慣れてきたら,つぶした豆腐・白身魚などを試してみる						
↓	7～8	1日2回食で,食事のリズムをつけていく いろいろな味や舌ざわりを楽しめるように食品の種類を増やしていく	舌でつぶせる固さ	全粥50～80	20～30	10～15	10～15	30～40	卵黄1～全卵1/3	50～70
↓	9～11	食事のリズムを大切に,1日3回食にすすめていく 共食を通じて食の楽しい体験を積み重ねる	歯ぐきでつぶせる固さ	全粥90～軟飯80	30～40	15	15	45	全卵1/2	80
離乳の完了	12～18	1日3回の食事のリズムを大切に,生活リズムを整える 手づかみ食べにより,自分で食べる楽しみを増やす	歯ぐきで噛める固さ	軟飯80～ご飯80	40～50	15～20	15～20	50～55	全卵1/2～2/3	100

＊1：あくまでも目安であり,子どもの食欲や成長・発達の状況に応じて,食事の量を調節する。

＊2：IIIは,魚,肉,豆腐,卵,乳製品のなかのいずれか。

衛生面に十分に配慮して食べやすく調理したものを与える。(文献1より改変)

い，その時に与えられる食事を離乳食という」と定義された[1)]。

表 2　離乳の進行形式[2)]

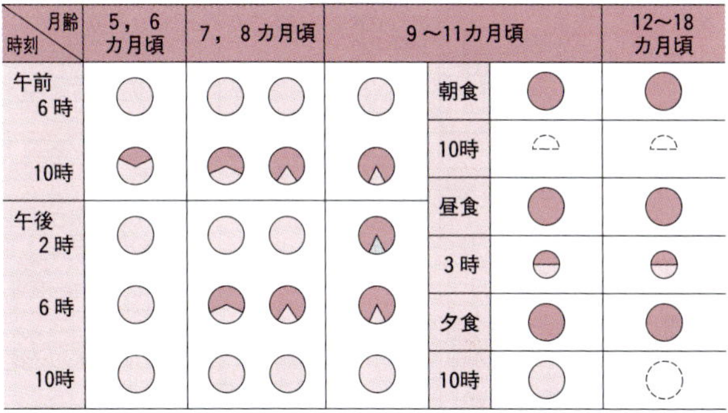

時刻＼月齢	5，6カ月頃	7，8カ月頃		9～11カ月頃
午前6時	○	○	○	○
10時	◔	◕	◕	◕
午後2時	○	○	○	◕
6時	○	◕	◕	◕
10時	○	○	○	○

時刻	9～11カ月頃	12～18カ月頃
朝食	●	●
10時	◠	◠
昼食	●	●
3時	◒	◒
夕食	●	●
10時	○	◌

○：乳，●：食事

表 3　離乳の食品構成案（1回に使用する量の目安）[2)]

食品群	5，6カ月頃	7，8カ月頃	9～11カ月頃	12～18カ月頃
穀類				
米／パン／うどん／いも類（いずれか1品(g)）	30～40 つぶし粥	50～80 全粥	全粥90～軟飯80	軟飯90～ごはん80
砂糖類（調味料として合わせて使用）	0～10	適宜	適宜	適宜
油脂類（調味料として合わせて使用）	バター	バター，マーガリン，植物油		
大豆製品				
豆腐（いずれか1品(g)）	25	30～40	45	50～55
納豆（いずれか1品(g)）		15～20	20～25	30
煮豆(つぶし)（いずれか1品(g)）	使用不可	使用不可	5	5
果実類	果汁	適宜	適宜	適宜
緑黄色野菜／その他の野菜（合わせて(g)）	10～20	20～30	30～40	40～50
藻類	こんぶでだしをとる			わかめ軟煮
魚介類（g）	5～10	10～15	15	15～20
肉類（g）	使用不可	レバーペースト 10～15	鶏・牛レバー 15	鶏・牛・豚レバー 15～20
卵類	離乳の進行に応じて，卵黄，ヨーグルトを少量	卵黄1→全卵1/3	全卵1/2	全 卵1/2～2/3
乳類（g）		50～70	80（チーズを含む）	100

資料編　離乳食の進め方

表4　咀嚼機能の発達の目安[1),2)]

	咀嚼機能の発達	支援のポイント
離乳食の開始 （哺乳反射による動きが少なくなってきたら，離乳食を開始） （6カ月±2カ月）	口に入った食べものを，咀嚼機能の発達嚥下（飲み込む）反射が出る位置まで送ることを覚える	赤ちゃんの姿勢を少し後ろに傾けるようにする 口に入った食べものが口の前から奥へと少しずつ移動できる，なめらかにすりつぶした状態（ポタージュぐらいの状態）
7，8カ月頃 乳歯が生え始める （萌出時期の平均） 下：男子　8カ月±1カ月 　　女子　9カ月±1カ月 上：男女　10カ月±1カ月 上顎と下顎が合わさるようになる （9カ月±2カ月）	口の前の方を使って食物を取り込み，舌と上顎で，つぶしていく動きを覚える	平らなスプーンを下口唇にのせ，上口唇が閉じるのを待つ 舌でつぶせる固さ（豆腐ぐらいが目安） つぶした食物を，ひとまとめにする動きを覚え始めるので，飲み込みやすいように，とろみをつける工夫も必要
9～11カ月頃 前歯が8本生えそろうのは，1歳前後 前歯が生えるに従って，前歯で噛じり取って一口量を学習していく （12カ月±2カ月）	舌と上顎でつぶせないものを，歯ぐきの上でつぶすことを覚える	丸み（くぼみ）のあるスプーンを下口唇の上にのせ，上口唇が閉じるのを待つ 軟かめのものを前歯で噛じり取らせる 歯ぐきで押しつぶせる固さ（指でつぶせるバナナぐらいが目安）
12～18カ月頃 奥歯（第一乳臼歯）が生え始める （萌出時期の平均） 上：男女1歳4カ月±2カ月 下：男子1歳5カ月±2カ月 　　女子1歳5カ月±1カ月 奥歯が生えてくるが，噛む力はまだ強くない （18カ月±2カ月） 奥歯が生えそろうのは2歳6カ月～3歳6カ月頃	口へ詰め込みすぎたり，食べこぼしたりしながら，一口量を覚える 手づかみ食べが上手になるとともに，食具を使った食べる動きを覚える	手づかみ食べを十分にさせる 歯ぐきで噛みつぶせる固さ（肉団子ぐらいが目安）

●引用文献

1）厚生労働省：授乳・離乳の支援ガイド（2019年改定版），2019
2）宮澤節子，長浜幸子編：新編応用栄養学実習，学建書院，2017

代謝異常特殊ミルク一覧

アミノ酸代謝異常症，尿素サイクル異常症，および有機酸代謝異常症では，すべて特殊治療乳が必要になる。この疾患のなかには，直ちに特殊治療乳を使用しないと生命の危険を伴う場合もあり，国内のいかなる地域にも，いつでも迅速に届ける必要がある。これらのミルクを使用する治療は，長期にわたることから，さまざまな配慮がされている。

表1　特殊治療乳成分表[1)]

糖質代謝代謝異常症　　　　アミノ酸代謝異常

PKU 特殊治療乳		PKU 治療食のたんぱく質補助剤	
主な適応症	ガラクトース血症	PKU	
品　名 (品名記号)	ガラクトース除去フォーミュラ (110)	フェニルアラニン無添加総合アミノ酸粉末（A-1）	低フェニルアラニンペプチド粉末 (MP-11)
分　類	登録品	登録品	登録品
会社名	明治	雪印メグミルク	森永乳業
缶容量(g)	400	1,000	350
標準組成	製品100g 中	製品100g 中	製品100g 中
たんぱく質(g)	14.0*1	93.7	75.0*1
(アミノ酸)		(93.7)	(12.1)*2
脂質(g)	20.0	0	0
炭水化物(g)	61.4*2	0	7.2
エネルギー(kcal)	482	375	329
フェニルアラニン(g)		0	0.28
チロシン(g)		9.3	4.72
標準調乳濃度 (W/V%)	14%	―	―
備　考	＊1：乳たんぱく質（カゼイン） ＊2：ブドウ糖18.4 可溶性多糖類43.0	ビタミン類は配合していない。	＊1：たんぱく質当量(窒素分×6.38) たんぱく質分解物・アミノ酸としては82.6g ＊2：添加アミノ酸

アミノ酸代謝異常症のための特殊治療乳

	チロジン血症 特殊治療乳	ホモシスチン尿症(HCU)・高メチオニン血症特殊治療乳	
主な適応症	チロジン血症	HCU・高メチオニン血症	
品　名 (品名記号)	フェニルアラニン・チロシン除去粉乳	メチオニン除去粉乳 (S-26)	メチオニン除去粉乳 (S-26)
分　類	登録品	登録品	登録品
会社名	雪印メグミルク	雪印メグミルク	雪印メグミルク
缶容量(g)	1,200	1,200	1,200
標準組成	製品100g中	製品100g中	15%液100mL
たんぱく質(g)	14.5	15.7	2.36
(アミノ酸)	(14.5)	(15.7)	(2.36)
脂質(g)	17.1*1	17.1*1	2.57
炭水化物(g)	63.0*2	61.8*2	9.27
エネルギー(kcal)	459	459	68.9
バリン(mg)	1,030	1,030	−
ロイシン(mg)	1,150	1,150	−
イソロイシン(mg)	700	700	−
備　考	*1： コーンサラダ油 7.59 硬化ヤシ油 8.46 乳化剤他 1.05 *2： 乳糖 15.9 可溶性多糖類 35.5 α-でん粉他 11.6	*1： コーンサラダ油 7.59 硬化ヤシ油 8.46 乳化剤他 1.05 *2： 乳糖 14.7 可溶性多糖類 35.5 α-でん粉他 11.6	

詳細は特殊ミルク事務局

電話　03-3473-8333　Fax　03-3473-1165

e-mail　milk@boshiaiikukai.jp

ホームページ　https://www.boshiaiikukai.jp/special-milk/

尿素サイクル異常症のための特殊治療乳

尿素サイクル異常症特殊治療乳 タンパク・アミノ酸代謝異常		
主な適応症	高アンモニア血症，シトルリン血症，アルギニノコハク酸尿症，高オルニチン血症（高アンモニア血症を伴うもの）	
品　名 （品名記号）	蛋白除去粉乳 （S-23）	高アンモニア血症，シトルリン血症フォーミュラ （7925-A）
分　類	登録品	登録品
会社名	雪印メグミルク	明治
缶容量（g）	1,200	350
標準組成	製品100g中	製品100g中
たんぱく質（g）	0＊1	6.7＊1
（アミノ酸）	(0)	(3.2)＊2
脂質（g）	21.8	40.0＊3
炭水化物（g）	73.0＊2	48.0＊4
エネルギー（kcal）	483	579
調乳液の浸透圧（mOsm/kg・H_2O）	＊3	－
備　考	＊1：医師の指示によりたんぱく質（アミノ酸混合物）を加えて使用 ＊2： 乳糖　13.6 可溶性多糖類　44.9 α-でん粉他　14.5 ＊3： 標準調乳濃度　15% 浸透圧は，添加アミノ酸混合物量によって異なる	＊1：乳たんぱく質 ＊2：添加アミノ酸混合物 ＊3：MCT油　15.0 必須脂肪酸 調整脂肪　25.0 ＊4：乳糖　46.0 ショ糖　2.0 代謝負担のかからないようたんぱく質を低めにし，一部MCT油（中鎖脂肪）を使用している アルギニン，アスパラギン酸を増量

有機酸代謝異常症のための特殊治療乳

有機酸代謝異常症 特殊治療乳		
主な適応症	イソ吉草酸血症 メープルシロップ尿症	メチルマロン酸血症 プロピオン酸血症
品　名 （品名記号）	ロイシン除去 フォーミュラ （8003）	イソロイシン・バリン・メチオニン・スレオニン・グリシン除去粉乳 （S- 22）
分　類	登録品	登録品
会社名	明治	雪印メグミルク
缶容量(g)	400	1,200
標準組成	製品100g中	製品100g中
たんぱく質(g)	14.8	12.0
（アミノ酸）	(14.8)	(12.0)
脂質(g)	18.0	17.1*1
炭水化物(g)	61.8*1	65.5*2
エネルギー(kcal)	468	459
調乳液の浸透圧 ($mOsm/kg \cdot H_2O$)	435	－
備　考	＊1： 乳糖　48.7 その他　15.1	＊1： コーンサラダ油　7.59 硬化ヤシ油　8.46 乳化剤他　1.05 ＊2： 乳糖　18.4 可溶性多糖類　35.5 α-でん粉他　11.6

●引用文献

1）特殊ミルク情報第52号「登録特殊ミルクリスト及び成分表」，p. 101～p. 107, 2016

経腸栄養剤一覧（100kcal 当たり組成表）

商品名		L-3ファイバーズ	エンシュアリキッド	グルセルナ-REX
区分		食品・消化態流動食	半消化態栄養剤	栄養機能食品(亜鉛・銅・VC)・半消化態流動食
製造会社		旭化成ファーマ	アボットジャパン	アボットジャパン
販売会社		旭化成ファーマ	アボットジャパン	アボットジャパン
主原料		デキストリン,乳たんぱく,植物油,ショ糖,難消化性デキストリン,中鎖脂肪,ビタミンほか	カゼイン，分離大豆たんぱく，デキストリン，精製白糖，コーン油，大豆リン脂質	デキストリン，カゼインNa（乳由来），植物油，分離大豆たんぱく,果糖,ビタミンほか
容器		紙パック	スチール缶(250mL)・バッグ(500mL)	パウチ(200mL)・バッグ(400mL)
kcal/mL		1.0	1.0	1.0
1パック当たり	容量（mL）	200	250	200
	エネルギー(kcal)	200	250	200
	脂質（g）	4.4	8.8	11.1
	たんぱく質(g)	9.0	8.8	8.4
	糖質（g）	34.7	34.3	19.4
ビタミン	A（μg）	52.5	75.10	104μgRE
	D（μg）	0.4	0.50	0.85
	B_1（mg）	0.165	0.15	0.12
	B_2（mg）	0.25	0.17	0.18
	B_6（mg）	0.35	0.20	0.21
	ナイアシン(mg)	3.8	2.00	1.7mgNE
	パントテン酸(mg)	1.25	0.50	1.2
	葉酸（μg）	41.5	0.02	20
	B_{12}（μg）	0.6	0.60	0.3
	C（mg）	16.5	15.20	11
	K(μg)＊原料由来	—	7.00	3.0*
	E（mgα-TE）	0.8	3.00	2.7
	ビオチン(μg)	—	15.20	4
ミネラル	Na（mg）	110	80	94
	Cl（mg）	120	136	100
	K（mg）	125	148	100
	S（mg）	32.5	—	測定せず
	Mg（mg）	30	20	21
	Ca（mg）	60	52	70
	P（mg）	55	52	65
	Fe（mg）	1.2	0.9	1.4
	I（μg）	—	—	測定せず
	Mn（μg）	0.01	200	測定せず
	Cu（μg）	0.01	100	160
	Zn（mg）	0.28	1.5	1.2
	Se(μg)＊原料由来	—	測定なし	2＊
	Cr(μg)＊原料由来	—	測定なし	1＊
	Mo(μg)＊原料由来	—	測定なし	3＊
脂質	P/S比	1.59	3.90	
	n-6/n-3	4	44.0	
	Fischer比	2.92	3.13	
水分（g）		83.15	213	85
食物繊維（g）		1.8	—	0.9
コレステロール(mg)		1	1mg以下	
乳糖（mg）		0	—	
浸透圧(mOsm/L)		300	330	316

商品名		ラコールNF	ツインラインNF	サンエット-SA
区分		医薬品	医薬品	食品・半消化態流動食
製造会社		イーエヌ大塚製薬	イーエヌ大塚製薬	ニュートリー
販売会社		大塚製薬工場／大塚製薬	大塚製薬工場／大塚製薬	ニュートリー
主原料		乳カゼイン，分離大豆たんぱく質，トリカプリリン，植物油，マルトデキストリン，精製白糖，ビタミン，ミネラルほか	乳たんぱく加水分解物，L−メチオニン，L−トリプトファン，マルトデキストリン，トリカプリリン，サフラワー油，ビタミン，ミネラルほか	デキストリン，食用植物油，食用動物油，中鎖脂肪，カゼインNa，乳化剤，香料，ビタミン，ミネラルほか
容器		アルミパウチ，バッグ	アルミパウチ	紙パック
kcal/mL		1.0	1.0	1.0
1パック当たり	容量（mL）	200	400	200
	エネルギー(kcal)	200	400	200
	脂質（g）	4.46	11.12	4.4
	たんぱく質(g)	8.76	16.2	11.0
	糖質（g）	31.24	58.72	28.0
ビタミン	A（μg）			75μgRAE
	D（μg）	0.34	0.34	0.325
	B_1（mg）	0.38	0.2015	0.15
	B_2（mg）	0.245	0.2245	0.15
	B_6（mg）	0.375	0.248	0.2
	ナイアシン(mg)	2.5(ニコチン酸アミド)	2.4775(ニコチン酸アミド)	3 mgNE
	パントテン酸(mg)	0.958	0.94	0.65
	葉酸（μg）	375	25	25
	B_{12}（μg）	0.32	0.315	0.3
	C（mg）	28.1	22.45	25
	K(μg)＊原料由来			7
	E(mgα-TE)			2 mg
	ビオチン(μg)	3.86	3.85	3.75
ミネラル	Na（mg）	73.8	69	180
	Cl（mg）	117	106.5	110
	K（mg）	138	117.5	130
	S（mg）			50
	Mg（mg）	19.3	14	30
	Ca（mg）	44	44	60
	P（mg）	44	53	110
	Fe（mg）	0.625	0.63	1.3
	I（μg）			19
	Mn（μg）	133	160	0.5
	Cu（μg）	125	23	0.13
	Zn（mg）	0.064	0.945	1.4
	Se(μg)＊原料由来	2.5*	1.2*	6
	Cr（μg）			3.8
	Mo（μg）			7.6
脂質	P/S比			
	n-6/n-3		—	2.8
	Fischer比			
水分（g）		約85%	約85%	83.5
食物繊維（g）		無	無	4.0
コレステロール(mg)				2
乳糖（mg）		無	無	—
浸透圧(mOsm/L)		330～360	470～510	309

商品名		インスロー	メイバランス1.0	ヘパスⅡ
区分		食品	食品	食品・半消化態流動食
製造会社		明治	明治	森永乳業
販売会社		明治	明治	クリニコ
主原料		可溶性多糖類,パラチノース,乳たんぱく質,植物油,食物繊維,中鎖脂肪,DHA含有精製魚油,シャンピニオンエキス(マッシュルーム抽出物),食用酵母,カルニチン,レシチン(大豆由来),ビタミン,β-カロテン,ミネラルほか	デキストリン,乳たんぱく質,植物油,難消化性デキストリン,ショ糖,食用酵母,シャンピニオンエキス(マッシュルーム抽出物),カゼインNa,ビタミン,ミネラルほか(原材料の一部に大豆を含む)	デキストリン,グラニュー糖,ラフィノース,植物油,ラクチュロース,カゼイン消化物,精製魚油,乾燥酵母,難消化性デキストリン,ロイシン,カゼインNa,バリン,イソロイシン,アルギニン,卵黄レシチン,セルロース,タウリン,ほか
容器		紙パック	紙パック(ブリックパック)	カートカン
kcal/mL		1.0	1.0	1.2
1パック当たり	容量(mL)	200	200	125
	エネルギー(kcal)	200	200	150
	脂質(g)	6.6	5.6	3.6
	たんぱく質(g)	10.0	8.0	5.0
	糖質(g)	24.8	29.0	24.2
ビタミン	A(μg)	75μgRE	60μgRE	68
	D(μg)	0.75	0.50	0.7
	B_1(mg)	0.60	0.15	0.19
	B_2(mg)	0.50	0.20	0.20
	B_6(mg)	0.30	0.30	0.33
	ナイアシン(mg)	1.6	1.6	2.9
	パントテン酸(mg)	1.00	0.60	0.7
	葉酸(μg)	0.05	0.05	33
	B_{12}(μg)	0.9	0.60	0.33
	C(mg)	40	16	67
	K(μg)*原料由来	1*	3.1*	20
	E(mgα-TE)	8.0	3.0mg	50
	ビオチン(μg)	0.29	0.23	0
ミネラル	Na(mg)	70	110	80
	Cl(mg)	60	140	17
	K(mg)	80	100	35
	S(mg)			
	Mg(mg)	25	20	27
	Ca(mg)	80	60	50
	P(mg)	80	60	35
	Fe(mg)	1.0	1.0	＜0.2
	I(μg)	2.8	15	
	Mn(μg)	10	200	
	Cu(μg)	50	80	
	Zn(mg)	1.0	0.80	5.0
	Se(μg)*原料由来	3.5	3.5	
	Cr(μg)	3	3.0	
	Mo(μg)	2.9	2.5	
脂質	P/S比			
	n-6/n-3	2.4:1	3.2:1	0.49/0.27
	Fischer比	2.73	3.0	18
水分(g)		84.2	84.5	66
食物繊維(g)		1.5	1.0	3.3
コレステロール(mg)				—
乳糖(mg)				—
浸透圧(mOsm/L)		500	380	560

商品名		MA-8	プルモケアーEx	アイソカル・プラス
区分		食品・半消化態流動食	栄養機能食品(亜鉛・銅・VE)・半消化態流動食・慢性呼吸器不全患者用	高濃度液状栄養食
製造会社		森永乳業	アボットジャパン	テルモ
販売会社		クリニコ	アボットジャパン	ネスレニュートリション
主原料		デキストリン，乳たんぱく質，植物油，グラニュー糖，セルロース，pH調整剤，香料，乳化剤，カラギナン	カゼインNa（乳由来），ショ糖，植物油，マルトデキストリン，ココナツオイル，レシチン（大豆由来），ビタミン，ミネラルほか	マルトデキストリン，ショ糖，食物繊維（グアーガム分解物），カゼインNa（乳由来），大豆たんぱく，MCT，植物油，精製魚油，ビタミン，ミネラル，酵母ほか
容器		アセプティック・ブリックパック	スチール缶	テトラパック
kcal/mL		1.0	1.5	1.5
1パック当たり	容量（mL）	200	250	200
	エネルギー（kcal）	200	375	300
	脂質（g）	6.0	23.0	13.8
	たんぱく質（g）	8.0	15.6	11.3
	糖質（g）	29.4	26.4	31.8
ビタミン	A（μg）	66	105.6+ベータカロテン 43.1μgRE	65
	D（μg）	0.4	0.70	0.67
	B_1（mg）	0.10	0.31	0.16
	B_2（mg）	0.11	0.31	0.193
	B_6（mg）	0.16	0.33	0.2
	ナイアシン（mg）	1.5	3.06	2.7
	パントテン酸（mg）	0.8	1.39	0.867
	葉酸（μg）	0.032	0.04	0.024
	B_{12}（μg）	0.24	0.64	0.24
	C（mg）	8	21.33	20
	K（μg）＊原料由来	6	3.33	7.5
	E（mgα-TE）（mg）	1.0	3.83	0.7
	ビオチン（μg）	0	4.33	4.5
ミネラル	Na（mg）	75	86.67	176.7
	Cl（mg）	110	100.00	93.3
	K（mg）	95	116.00	123
	S（mg）		測定せず	—
	Mg（mg）	20	24.00	31
	Ca（mg）	60	64.00	75
	P（mg）	60	64.00	66.7
	Fe（mg）	0.8	1.40	1.0
	I（μg）	2	測定せず	15
	Mn（μg）	5	測定せず	400
	Cu（μg）	10	140.00	100
	Zn（mg）	0.1	1.14	1.0
	Se（μg）＊原料由来	＊1	2.00	3.0
	Cr（μg）		測定せず	3.0
	Mo（μg）		測定せず	2.5
脂質	P/S比	1.25	1.05	0.65
	n-6/n-3	3.4	5	4.32
	Fischer比	2.8	2.9	2.6
水分（g）		85	52.5	51.1
食物繊維（g）		0.4	0	0.6
コレステロール（mg）		1	0.16	0.87
乳糖（mg）		—	20.4	—
浸透圧（mOsm/L）		240	384	419

商品名		レナウェルA(ココア)	リーナレンLP	テルミール2.0α
区分		半消化態流動食·低たんぱく·低P·低K流動食	食品	食品　半消化態流動食 汎用品
製造会社		テルモ	明治	テルモ
販売会社		テルモ	明治	テルモ
主原料		デキストリン，難消化性デキストリン，トレハロース，セルロース，カゼインNa，植物油，ビタミン，ミネラルほか	可溶性多糖類，パラチノース，植物油，乳たんぱく質，食物繊維，中鎖脂肪，DHA精製魚油，シャンピニオンエキス(マッシュルーム抽出物)，食用酵母，カルニチン，セルロース，β-カロテン，ビタミン，ミネラルほか	デキストリン，セルロース，カゼインNa，乳たんぱく，植物油，酵母，ビタミン，ミネラルほか
容器		紙パック	紙パック	紙パック
kcal/mL		1.6	1.6	2.0
1パック当たり	容量(mL)	125	125	200
	エネルギー(kcal)	200	200	400
	脂質(g)	8.9	5.6	15
	たんぱく質(g)	0.75	2.0	14.5
	糖質(g)	14.6	35.0	52
ビタミン	A(μg)	15	60μgRE βカロテン90μg	50
	D(μg)	0.0625	0.1	0.21
	B_1(mg)	0.25	0.13	0.092
	B_2(mg)	0.34	0.15	0.1
	B_6(mg)	0.5	0.42	0.13
	ナイアシン(mg)	4	1.7	1.42
	パントテン酸(mg)	1.8	0.42	0.42
	葉酸(μg)	50	0.084	16.7
	B_{12}(μg)	1.25	0.25	0.2
	C(mg)	15	5	15
	K(μg)＊原料由来	4.8	3.2＊	7.5
	E(mgα-TE)(mg)	3	1.3	1.05
	ビオチン(μg)	—	0.97	—
ミネラル	Na(mg)	30	30	50
	Cl(mg)	7.5	75	50
	K(mg)	10	30	50
	S(mg)	—		—
	Mg(mg)	1.5	15	18.8
	Ca(mg)	5	30	37.5
	P(mg)	10	20	50
	Fe(mg)	1.25	0.9	0.75
	I(μg)	—	0.63	—
	Mn(μg)	6	6	145
	Cu(μg)	2	50	57.5
	Zn(mg)	0.03	0.75	0.7
	Se(μg)＊原料由来	—	3.0	3.5
	Cr(μg)	—	0.88	—
	Mo(μg)	—	0.88	—
脂質	P/S比	1		0.91
	n-6/n-3	3.9		4
	Fischer比	3.1	2.91	3.1
水分(g)		47	47.4	35
食物繊維(g)		1.5	1.0	0.125
コレステロール(mg)		—		—
乳糖(mg)		—		—
浸透圧(mOsm/L)		390	720	450(バニラ味)，480(ストロベリー味)

静脈栄養剤一覧

種　類	開　始　液		
会社名	陽進堂	大塚製薬	テルモ
商品名	ソリタ T-1号	KN 1号	ソルデム 1
容量（mL）	200mL/500mL	200mL/500mL	200mL/500mL
Na^{+}（mEq/L）	90	77	90
K^{+}（mEq/L）	—	—	—
Ca^{2+}（mEq/L）	—	—	—
Mg^{2+}（mEq/L）	—	—	—
Cl^{-}（mEq/L）	70	77	70
SO_4^{2-}（mEq/L）	—	—	—
$lactate^{-}$（mEq/L）	20	—	20
$acetate^{-}$（mEq/L）	—	—	—
$gluconate^{-}$（mEq/L）	—	—	—
$citrate^{3-}$（mEq/L）	—	—	—
P（mmol/L）	—	—	—
Zn（μmol/L）	—	—	—
糖質（g/L）	26	25	26
熱量（kcal/L）	104	100	104
pH	3.5～6.5	約4.9	4.5～7.0
浸透圧比	約1	約1	約1

種　類	脱水補給液		
会社名	陽進堂	大塚製薬	テルモ
商品名	ソリタ T-2号	KN 2号	ソルデム 2
容量（mL）	200mL/500mL	500mL	200mL/500mL
Na^{+}（mEq/L）	84	60	77.5
K^{+}（mEq/L）	20	25	30
Ca^{2+}（mEq/L）	—	—	—
Mg^{2+}（mEq/L）	—	2	—
Cl^{-}（mEq/L）	66	49	59
SO_4^{2-}（mEq/L）	—	—	—
$lactate^{-}$（mEq/L）	20	25	48.5
$acetate^{-}$（mEq/L）	—	—	—
$gluconate^{-}$（mEq/L）	—	—	—
$citrate^{3-}$（mEq/L）	—	—	—
P（mmol/L）	10	6.5	—
Zn（μmol/L）	—	—	—
糖質（g/L）	32	23.5	14.5
熱量（kcal/L）	128	94	58
pH	3.5～6.5	約4.8	4.5～7.0
浸透圧比	約1	約1	約1

種　類	維　持　液			
	ブドウ糖濃度5％以下		ブドウ糖濃度10％以上	
	電解質液（維持液・3号液）		高濃度糖加維持液（維持液・3号液）	
会社名	陽進堂	大塚製薬	陽進堂	大塚製薬
商品名	ソリタT-3号	KN3号	ソリタT-3号G	KNMG3号
容量（mL）	200mL/500mL	200mL/500mL	200mL/500mL	200mL/500mL
Na^+（mEq/L）	35	50	35	50
K^+（mEq/L）	20	20	20	20
Ca^{2+}（mEq/L）	—	—	—	—
Mg^{2+}（mEq/L）	—	—	—	—
Cl^-（mEq/L）	35	50	35	50
SO_4^{2-}（mEq/L）	—	—	—	—
$lactate^-$（mEq/L）	20	20	20	20
$acetate^-$（mEq/L）	—	—	—	—
$gluconate^-$（mEq/L）	—	—	—	—
$citrate^{3-}$（mEq/L）	—	—	—	—
P（mmol/L）	—	—	—	—
Zn（μmol/L）	—	—	—	—
糖質（g/L）	43	27	75	100
熱量（kcal/L）	172	108	300	400
pH	約3.5〜6.5	約5.4	3.5〜6.5	約4.9
浸透圧比	約1	約1	約3	約3

種　類	術後回復液		糖加低濃度アミノ酸液	
会社名	陽進堂	テルモ	大塚製薬	テルモ/田辺三菱
商品名	ソリタT-4号	ソルデム6	アミノフリード	アミカリック
容量（mL）	200mL/500mL	200mL/500mL	500mL/1,000mL	200mL/500mL
Na^+（mEq/L）	30	30	35	30
K^+（mEq/L）	—	—	20（振分型）	25
Ca^{2+}（mEq/L）	—	—	5	—
Mg^{2+}（mEq/L）	—	—	5	3
Cl^-（mEq/L）	20	20	35	50
SO_4^{2-}（mEq/L）	—	—	5	—
$lactate^-$（mEq/L）	10	10	20	40
$acetate^-$（mEq/L）	—	—	13	—
$gluconate^-$（mEq/L）	—	—	5	—
$citrate^{3-}$（mEq/L）	—	—	6	—
P（mmol/L）	—	—	10	HPO_4^{2-}：3 mEq/L
Zn（μmol/L）	—	—	5	—
塩酸チアミン（mg/L）	—	—	—	—
遊離アミノ酸（g/L）	—	—	30.0	27.5
糖質（g/L）	43	40.0	75	75
熱量（kcal/L）	172	160	420	410
NPC/N比	—	—	64	70
pH	3.5〜6.5	4.5〜7.0	約6.7	4.6〜5.6
浸透圧比	約1	約0.9	約3	約3

種　類	高カロリー輸液基本液			
会社名	大塚製薬		テルモ	
商品名	トリパレン1号	トリパレン2号	ハイカリック液1号	ハイカリックNC-L
容量（mL）	600mL	600mL	700mL	700mL
Na^{+}（mEq）	3	35	—	50
K^{+}（mEq）	27	27	30	30
Ca^{2+}（mEq）	5	5	8.5	8.5
Mg^{2+}（mEq）	5	5	10	49
Cl^{-}（mEq）	9	44	—	10
SO_4^{2-}（mEq）	5	5	10	—
$lactate^{-}$（mEq）	—	—	—	30
$acetate^{-}$（mEq）	6	—	25	11.9
$gluconate^{-}$（mEq）	5	5	8.5	8.5
$citrate^{3-}$（mEq）	12	11	—	—
P（mmol）	6	6	5	8
Zn（μmol）	10	10	10	20
糖質（g）	G79.8, F40.2, X19.8	G100.2, F49.8, X25.2	120	120
熱量（kcal）	560	700	480	480
pH	約4.7	約4.6	3.5〜4.5	4.0〜5.0
浸透圧比	約6	約8	約4	約4

トリパレン＝600 mL 中，ハイカリック＝700 mL 中

種　類	高カロリー輸液用アミノ酸・糖・電解質液			
会社名	陽進堂	大塚製薬		
商品名	ピーエヌツイン1号	アミノトリパ1号	ミキシッドL	ミキシッドH
容量（mL）	1,000mL	850mL	900mL	900mL
Na^{+}（mEq/L）	50	35	35	35
K^{+}（mEq/L）	30	22	27	27
Ca^{2+}（mEq/L）	8	4	8.5	8.5
Mg^{2+}（mEq/L）	6	4	5	5
Cl^{-}（mEq/L）	50	35	44	40.5
SO_4^{2-}（mEq/L）	6	4	5	5
$lactate^{-}$（mEq/L）	—	—	—	—
$acetate^{-}$（mEq/L）	34	44	25	25
$gluconate^{-}$（mEq/L）	8	4	8.5	8.5
$citrate^{3-}$（mEq/L）	—	10	—	—
L-$malate^{2+}$（mEq/L）	—	—	—	—
P（mmol/L）	8	5	150	200
Zn（μmol/L）	20	8	10	10
糖質（g/L）	120.0	G79.80, F40.72, X19.80 計139.80	110	150.0
脂肪（g/袋）	—	—	15.6	19.8
アミノ酸（g/袋）	20.0	25.0	30.0	30.0
熱量（kcal/L）	560	660	700	900
NPC/N比	158	142	126	169
pH	約5	約5.6	約6	約6
浸透圧比	約4	約5	約4	約5

アミノトリパ1号＝850 mL 中，ミキシッド＝900 mL 中

種　類	高カロリー輸液用アミノ酸・糖・ビタミン・電解質			
会社名	大塚製薬		テルモ，田辺三菱製薬	
商品名	ネオパレン1号	ネオパレン2号	フルカリック1号	フルカリック1号
容量（mL）	1,000mL	1,000mL	903mL	1,003mL
Na^+（mEq/L）	50	50	50	50
K^+（mEq/L）	22	27	30	30
Ca^{2+}（mEq/L）	4	5	8.5	8.5
Mg^{2+}（mEq/L）	4	5	10	10
Cl^-（mEq/L）	50	50	49	49
SO_4^{2-}（mEq/L）	4	5	—	—
$lactate^-$（mEq/L）	—	—	30	30
$acetate^-$（mEq/L）	47	53	11.9	11.9
$gluconate^-$（mEq/L）	—	—	8.5	8.5
$citrate^{3-}$（mEq/L）	4	12	—	—
L-$malate^{2+}$（mEq/L）	—	—	—	—
P（mmol/L）	5	6	250mg	250mg
Zn（μmol/L）	20	20	20	20
糖質（g/L）	120	175	120	175
脂肪（g/袋）	オーツカMV注1/2本		ネオラミンマルチV：1/2本	ネオラミンマルチV：1/2本
アミノ酸（g/袋）	20.0	30.0	20.0	30
熱量（kcal/L）	560	820	560	820
NPC/N比	153	149	154	150
pH	約5.6	約5.4	4.5～5.5	4.8～5.8
浸透圧比	約4	約5	約4	約5

フルカリック1号＝903mL中，フルカリック2号＝1,003mL中

種　類	高カロリー輸液用総合ビタミン剤			
	単位	AMAガイドライン	大塚薬品	テルモ，日本化薬
			オーツカMV注	ビタジェクト
容　器			バイアルアンプル	2本シリンジ
貯蔵法			遮光・室温保存	遮光・室温保存
塩酸チアミン（B_1：チアミンとして）	mg	3.0	3.9（3.1）	3.0
リン酸リボフラビン（B_2：リボフラビンとして）	mg	3.6	4.6（3.6）	5.08（4）
塩酸ピリドキシン（B_6：ピリドキシンとして）	mg	4.0	4.9（4.0）	4.0
シアノコバラミン（ビタミンB_{12}）	mg	0.005	0.005	0.01
ニコチン酸アミド	mg	40	40	40
葉酸	mg	0.4	0.4	0.4
ビオチン	mg	0.06	0.06	0.1
アスコルビン酸	mg	100	100	100
パンテノール（パントテン酸として）	mg	15	14（15）	14.04（15）
ビタミンA	VA単位	3,300	3,300	3,300
コレカシフェロール（ビタミンD_3）	I.U.	200	200	エルゴカシフェロール10μg
酢酸トコフェロール（ビタミンE）	mg	10	10	15
フィトナジオン（ビタミンK_1）	mg	2	2	2

種　類	高濃度アミノ酸液			
会社名	陽進堂	大塚製薬	テルモ	
商品名	アミニック	アミパレン	プロテアミン12	アミゼットB
容量（mL）	200mL	200mL/300mL 400mL	200mL	200mL
Na^+（mEq/L）	2.9以下	2	約150	—
Cl^-（mEq/L）	—	—	約150	—
$acetate^-$（mEq/L）	約80	120	—	—
BCAA比（%）	35.9	30	21.3	31
遊離アミノ酸（%）	10.04	10	11.36	10
窒素総量（g/L）	15.2	15.7	18.15	15.6
E/N比	1.71	1.44	0.88	1.33
糖質（g/L）	—	—	—	—
熱量（kcal/L）	401	400	454	400
pH	6.8〜7.8	約6.9	5.7〜6.7	6.1〜7.1
浸透圧比	約3	約3	約5	約3

種　類	肝不全アミノ酸液		
会社名	EAファーマ	大塚製薬	テルモ
商品名	モリヘパミン	アミノレバン	テルフィス
容量（mL）	200mL/300mL 500mL	200mL/500mL	200mL/500mL
Na^+（mEq/L）	約3	約15	約14
K^+（mEq/L）	—	—	—
Ca^{2+}（mEq/L）	—	—	—
Mg^{2+}（mEq/L）	—	—	—
Cl^-（mEq/L）	—	約94	約94
$SO_4{}^{2-}$（mEq/L）	—	—	—
$lactate^-$（mEq/L）	—	—	—
$acetate^-$（mEq/L）	—	—	—
$gluconate^-$（mEq/L）	—	—	—
フィッシャー比	54.13	37.05	37.03
遊離アミノ酸（%）	7.47	7.99	79.9
熱量（kcal/L）	299	320	320
pH	6.6〜7.6	約5.9	5.9〜6.9
浸透圧比	約3	約3	約3

種　類	腎不全用アミノ酸液		腎不全等TPN基本液
会社名	陽進堂	大塚製薬	テルモ
商品名	ネオアミユー	キドミン	ハイカリックRF
容量（mL）	200mL	200mL/300mL	200mL/500mL 1,000mL
Na^+（mEq/L）	約2	約2	50
K^+（mEq/L）	—	—	—
Ca^{2+}（mEq/L）	—	—	6
g^{2+}（mEq/L）	—	—	6
Cl^-（mEq/L）	—	—	30
$SO_4{}^{2-}$（mEq/L）	—	—	—
$lactate^-$（mEq/L）	—	—	30
$acetate^-$（mEq/L）	約47	約45	—
$gluconate^-$（mEq/L）	—	—	6
P（mmol/L）	—	—	—
Zn（μmol/L）	—	—	20
糖質（g/L）	—	—	500
E/N 比	3.21	2.6	—
遊離アミノ酸（%）	5.9	7.2	—
熱量（kcal/L）	238	288	2,000
pH	6.6～7.6	約7.0	4.0～5.0
浸透圧比	約2	約2	約11

種　類	脂肪乳剤
会社名	大塚製薬
商品名	イントラリポス10%
容量（mL）	250mL
ダイズ油（g/L）	100
リノール酸（脂肪酸組成）（%）	51
リノレン酸（脂肪酸組成）（%）	7.1
オレイン酸（脂肪酸組成）（%）	23.7
パルミチン酸（脂肪酸組成）（%）	12.5
ステアリン酸（脂肪酸組成）（%）	5
P(mmol/L)酸（脂肪酸組成）（%）	15
卵黄レシチン（g/L）	12
注射用グリセリン（g/L）	22
熱量（kcal/L）	約1,100
pH	6.5～8.5
浸透圧比	約1
貯蔵方法	室温（凍結を避けて暗所保存）

増粘剤・水分補給ゼリー・介護食一覧

種類	①増粘剤，テクスチャー改良剤（ゾル・ゲル化剤），寒天，ゼラチン									
商品名	トロミスマイル	トロミアップエース	ホット&ソフトプラス	ソフティア1SOL	ソフティア2GEL	ソフティアENS	トロミアップパーフェクト	トロメイクSP	スルーソフトQ	スルーソフトリキッド
	100g中	100g中	100g中	100g中	100g中	1袋7g中	100g中	100g中	100g中	1袋12g中
エネルギー(kcal)	250	266	342	259	213	23	230	240	283	10
水分（g）	4.3	6.6	5.7	4.2	5.4	0.3	6.2	－	8.2	8.5
たんぱく質(g)	0.7	1.4	1.1	1.0	0.7	0	0.3～1.0	0.7	0.9	0
脂質（g）	0	0	0.1	0	0	0	0.0	0	0.1	0
炭水化物 糖質(g)	61.8	62.5	76.9	63.3	50.9	4.7	53.3	54	52.6	1.6
炭水化物 食物繊維(g)	29.5	26.7	15.2	27.9	39.9	1.9	35.3	35	33.9	1.7
カルシウム(mg)	25	719	18	38	56	4	8.6	－	－	－
リン(mg)	31	32.6	50	70	58	0.2	116	－	76	1
鉄（mg）	0.2	1.6	0.1	0.7	1.2	0.09	0.36	36	－	－
ナトリウム(mg)	1,310	294	194	1,000	670	14	1,600	1,200	1,550	9
カリウム(mg)	216	24	294	350	240	16	131	1,300	239	44
食塩相当量(g)	3.3	7	0.5	2.5	1.7	0.04	4.1	3.18	3.9	0
備考	ヘルシーフード	日清オイリオ	ヘルシーフード	ニュートリー	ニュートリー	ニュートリー	日清オイリオ	明治	キッセイ薬品工業	キッセイ薬品工業

種類	（①のつづき）						②水分補給ゼリー		
商品名	リフラノン	ゼリーパーフェクト	かんたんゼリーの素	介護食用寒天（ウルトラ寒天）	介護食用寒天	ゼラチンパウダークイックタイプ	イオンサポート緑茶ゼリーの素	アイソトニックゼリー150mL	ごっくんゼリーグレープ
	100g中	100g中	1個20g中	100g中	100g中	100g中	100g中	1本中	1袋150g中
エネルギー(kcal)	27	308	13	136	3	339	15.4	6	20
水分（g）	92	4.7	16.1	13.4	－	11.8	0	149	142
たんぱく質(g)	0	0.4	0.1	0.2	0.3	86.6	0.04	0	0.15
脂質（g）	0	0	0.0	0.5	0.2	0.1	0	0	0
炭水化物 糖質(g)	6.3	74.2	2.7	82.9	0	0.2	3.8	1.2	3.8
炭水化物 食物繊維(g)	1	17.7	0.8		77.3	0	0.12		4.2
カルシウム(mg)	6	13	65	－	－	8	5.2	－	60
リン(mg)	0	18	－	－	－	0	0	－	44
鉄（mg）	0	0.4	－	－	－	0.4	0.02	－	1.0
ナトリウム(mg)	50	1,020	36	170	500～660	416	25.2	80	100
カリウム(mg)	90	159	－	－	－	20	28	25	100
食塩相当量(g)	0.1	2.6	0.1	0.4	0.8	1.1	0.06	0.2	0.3
備考	ヘルシーフード	日清オイリオ	キユーピー	伊那食品	伊那食品	フードケア	ヘルシーフード できあがりの100g量	ニュートリー 他100mLあり	三和化学 他4種あり

種類	③介護食（主菜・副菜）							④介護食（主食）		
商品名	快食応援団 コーンクリーム	ブレンダー食ミニ ビーフシチュー	ふんわりムース 白身魚	鶏肉うらごし ササミ	豆腐寄せ ささみ	ぬくもりミキサー いわし梅煮	うらごし野菜 焼いも	快食応援団 なめらかおかゆ	やさしい献立 やわらかごはん	おいしくミキサー 玉子がゆ
	1個50g中	1袋中	1個中	1缶中	1個中	1袋中	100g中	1袋中	1袋中	1袋中
エネルギー(kcal)	50	103	100	211	33	55	87	76	87	41
水分（g）	39	60.8	47.6	63.3	42.3	57.8	78	181	128.6	89.9
たんぱく質(g)	2.1	4.6	7.7	19.4	3.8	5.0	0.7	1.2	1.1	1.1
脂質（g）	2.9	6.3	6.7	14.6	1.1	0.8～3.4	0.1	0.4	0.2	0.5
炭水化物 糖質(g)	3.4	6.7	2.3	0.5	1.6	3.4	19	16.7	20.0	8.0
炭水化物 食物繊維(g)	2	0.4		Tr	0.3	0	1.7	0.1	0.3	0.1
カルシウム(mg)	13	54	7	615	93	81	17.4	30	5	3
リン(mg)	21	50	16	103	63	89	30.8	20	12	－
鉄（mg）	0.1	1	0	0.4	0.2	0.4～1.7	0.53	0.2	0.2	0～0.3
ナトリウム(mg)	185	343	232	226	196	245	42.3	48	2	160
カリウム(mg)	45	135	6	61	53	78	228	46	17	－
食塩相当量(g)	0.5	0.9	0.6	0.6	0.5	0.6	0.1	0.1	0	0.4
備考	ヘルシーフード 他3種あり	ニュートリー 他9種あり	ヘルシーフード 他1種あり	ホリカフーズ 1缶95g	ホリカフーズ 他5種あり	ホリカフーズ 他5種あり	ホリカフーズ 他4種あり	ヘルシーフード 他1種あり	キユーピー	ホリカフーズ 他2種あり

種類	⑤介護食（デザート）									
商品名	ジャネフ和風デザート 黒糖	おいしくミネラル カルシウムプリン	キッセイフルーツゼリー 巨峰	テルミールソフトM ヨーグルト	ベクシー オレンジ	栄養支援デザート かぼちゃ	テルミールミニ 3品共通	笑顔倶楽部 3品共通	ジャネフ ファインケア 9品共通	リカバリーミニ 5品共通
	1個中	1個中	1個中	1個中	100mL中	1個中	1個中	1個中	1個中	1個中
エネルギー(kcal)	73	88	51	200	86	80	200	200	200	200
水分（g）	42.7	44.1	52.1	80	77.4	39.0	94	95.4	94.8	93
たんぱく質(g)	0.1	0	0	6	0.3	3.0	7.3	8	7.5	8
脂質（g）	0	3.7	0	6	0	4.5	7.5	7	7.5	7.5
炭水化物 糖質(g)	17.5	14.4	12.6	30.5	20.9	6.7	26	26.3	25.6	24.6
炭水化物 食物繊維(g)	1.4	0.1	0.2		0.8	0.3				2
カルシウム(mg)	24	300	－	60	4	59	90	70	95	90
リン(mg)	2	4	0.8	60	2	14	90	85	亜鉛2.3	170
鉄（mg）	2.7	0.1	1	1.6	0.3	1.4	1.7	1.8	4	3
ナトリウム(mg)	9	8.8	20	100	238	36	100	160	140	230
カリウム(mg)	130	19	19.5	100	6	7	100	100	銅0.4	180
食塩相当量(g)	0	0.02	0.05	0.25	0.6	0.1	0.25	0.4		0.6
備考	キユーピー 他2種あり	ハウス食品 他1種あり	キッセイ薬品工業 他4種あり	テルモ 他1種あり	ヘルシーフード 他4種あり	ホリカフーズ 他5種あり	テルモ 他1種あり	フードケア 他4種あり	キユーピー	ニュートリー

嚥下調整食学会分類2021（食事）早見表

コード【I－8項】		名称	形態	目的
0	j	嚥下訓練食品0j	均質で，付着性・凝集性・かたさに配慮したゼリー 離水が少なく，スライス状にすくうことが可能なもの	重度の症例に対する 少量をすくってその 残留した場合にも吸 たんぱく質含有量が
	t	嚥下訓練食品0t	均質で，付着性・凝集性・かたさに配慮したとろみ水 (原則的には，中間のとろみあるいは濃いとろみ*のどちらかが適している)	重度の症例に対する 少量ずつ飲むことを ゼリー丸呑みで誤嚥 で溶けてしまう場合 たんぱく質含有量が
1	j	嚥下調整食1j	均質で，付着性，凝集性，かたさ，離水に配慮したゼリー・プリン・ムース状のもの	口腔外で既に適切な (少量をすくってそ 送り込む際に多少意 しつける必要がある 0jに比し表面のざ
2	1	嚥下調整食2-1	ピューレ・ペースト・ミキサー食など，均質でなめらかで，べたつかず，まとまりやすいもの スプーンですくって食べることが可能なもの	口腔内の簡単な操作 (咽頭では残留，誤 配慮したもの)
	2	嚥下調整食2-2	ピューレ・ペースト・ミキサー食などで，べたつかず，まとまりやすいもので不均質なものも含む スプーンですくって食べることが可能なもの	
3		嚥下調整食3	形はあるが,押しつぶしが容易，食塊形成や移送が容易，咽頭でばらけず嚥下しやすいように配慮されたもの 多量の離水がない	舌と口蓋間で押し 押しつぶしや送り込 (あるいはそれらの 誤嚥のリスク軽減に もの
4		嚥下調整食4	かたさ・ばらけやすさ・貼りつきやすさなどのないもの 箸やスプーンで切れるやわらかさ	誤嚥と窒息のリスク 理方法を選んだもの 歯がなくても対応可 提間で押しつぶすあ とが必要で舌と口蓋 は困難

学会分類2021は，概説・総論，学会分類2021（食事），学会分類2021（とろみ）から成り，
本表は学会分類2021（食事）の早見表である。本表を使用するにあたっては必ず「嚥下調整
なお，本表中の【 】表示は，本文中の該当箇所を指す。
＊上記0tの「中間のとろみ・濃いとろみ」については，学会分類2021（とろみ）を参照さ
本表に該当する食事において，汁物を含む水分には原則とろみを付ける。【I－9項】
　ただし，個別に水分の嚥下評価を行ってとろみ付けが不要と判断された場合には，その原
他の分類との対応については，学会分類2021との整合性や相互の対応が完全に一致するわけ
（出典）日摂食嚥下リハ会誌，25（2）：135-149，2021

日本摂食嚥下リハビリテーション学会

・特色	主食の例	必要な咀嚼能力【Ⅰ-10項】	他の分類との対応【Ⅰ-7項】
評価・訓練用 まま丸呑み可能 引が容易 少ない		(若干の送り込み能力)	嚥下食ピラミッドL0 えん下困難者用食品許可基準Ⅰ
評価・訓練用 想定 したりゼリーが口中 少ない		(若干の送り込み能力)	嚥下食ピラミッドL3の一部（とろみ水）
食塊状となっている のまま丸呑み可能) 識して口蓋に舌を押 らつきあり	おもゆゼリー，ミキサー粥のゼリーなど	(若干の食塊保持と送り込み能力)	嚥下食ピラミッドL1・L2 えん下困難者用食品許可基準Ⅱ UDF区分かまなくてもよい（ゼリー状）
で食塊状となるもの 嚥をしにくいように	粒がなく，付着性の低いペースト状のおもゆや粥	(下顎と舌の運動による食塊形成能力および食塊保持能力)	嚥下食ピラミッドL3 えん下困難者用食品許可基準Ⅱ・Ⅲ UDF区分かまなくてもよい
	やや不均質（粒がある）でもやわらかく，離水もなく付着性も低い粥類	(下顎と舌の運動による食塊形成能力および食塊保持能力)	
つぶしが可能なもの みの口腔操作を要し 機能を賦活し)，かつ 配慮がなされている	離水に配慮した粥など	舌と口蓋間の押しつぶし能力以上	嚥下食ピラミッドL4 高齢者ソフト食 UDF区分舌でつぶせる
を配慮して素材と調 能だが，上下の歯槽 るいはすりつぶすこ 間で押しつぶすこと	軟飯・全粥など	上下の歯槽提間の押しつぶし能力以上	嚥下食ピラミッドL4 UDF区分舌でつぶせるおよび UDF区分歯ぐきでつぶせる　および UDF区分容易にかめる

それぞれの分類には早見表を作成した。
食学会分類2021」の本文を熟読されたい。

れたい。

則は解除できる。
ではない。【Ⅰ-7項】

(UDF：ユニバーサルデザインフード)

医療用語略語一覧

A

A	assessment (SOAP method)	臨床評価
AA	aortic aneurysm	大動脈瘤
AAA	abdominal aortic aneurysm	腹部大動脈瘤
Ab	antibody	抗体
AB	asthmatic bronchitis	喘息性気管支炎
ABG	arterial blood gas	動脈血ガス
ABI	ankle brachial index	足関節・上腕血圧比
ABP	ambulatory blood pressure	自己測定血圧
ACE	angiotensin converting enzyme	アンジオテンシン変換酵素
ACEI	angiotensin converting enzyme inhibitor	アンジオテンシン変換酵素阻害薬
Ac	ante cibum (before meal)	食前に
ACTH	adrenocorticotropic hormone	副腎皮質刺激ホルモン
AD	Alzheimer's disease	アルツハイマー病
ADI	acceptable daily intake	1日許容摂取量
ADEM	acute disseminated encephalomyelitis	急性播種性脳脊髄炎
ADH	antidiuretic hormone	抗利尿ホルモン
ADH	alcohol dehydrogenase	アルコール脱水酵素
ADHD	attention deficit hyperactivity disorder	注意欠陥多動性障害
ADL	activities of daily living	日常生活動作
AE	above elbow amputation	肘上切断
Af	atrial fibrillation	心房細動
AF	atrial flutter	心房粗動
AFB	acid-fast bacilli	抗酸菌（結核菌）
Ag	antigen	抗原
AGML	acute gastric mucosal lesion	急性胃粘膜病変
AGN	acute glomerulonephritis	急性糸球体腎炎
AH	acute hepatitis	急性肝炎
AI	aortic insufficiency	動脈弁閉鎖不全症
AIDS	acquired immunodeficiency syndrome	後天性免疫不全症候群
AIE	acute infective endocarditis	急性感染性心内膜炎
AK	above knee	膝上
AK ampta	above knee amputation	膝上切断
AL	acute leukemia	急性白血病
Alb	albumin	アルブミン
ALL	acute lymphocytic leukemia	急性リンパ球白血病
ALP	alkaline phosphatase	アルカリフォスファターゼ
ALS	amyotrophic lateral sclerosis	筋萎縮性側索硬化症
Am	acromegaly	先端巨大症（末端肥大症）
AMI	acute myocardial infarction	急性心筋梗塞

AML	acute myelocytic leukemia	急性骨髄性白血病
AMoL	acute monocytic leukemia	急性単球性白血病
AMY	amylase	アミラーゼ
AN	anorexia nervosa	神経性食欲不振症
ANA	antinuclear antibody	抗核抗体
ANP	atrial natriuretic peptide factor	心房ナトリウム利尿ペプチド因子
ANS	autonomic nervous system	自律神経系
AP	anterior-posterior	前後
AP	angina pectoris	狭心症
APC	atrial premature contraction	心房性期外収縮
APH	aphasia	失語症
ARC	AIDS-related complex	エイズ関連症候群
ARDS	adult respiratory distress syndrome	成人呼吸障害症候群
ARF	acute respiratory failure	急性呼吸不全
ARF	acute renal failure	急性腎不全
AS	aortic stenosis	大動脈弁狭窄症
ASD	atrial septal defect	心房中隔欠損症
ASH	asymmetric septal hypertrophy	非対称性心室中隔肥厚心筋症
ASLO	anti-streptolysin-O	抗ストレプトリジン-O
ASO	arteriosclerosis obliterans	閉塞性動脈硬化症
AT	anaerobic threshold	無酸素性作業閾値
ATL	adult T cell leukemia	成人T細胞白血病
AVB	atrioventricular block	房室ブロック
AVF	arteriovenous fistula	動静脈瘻
AV node	atrioventricular node	房室結節
AV shunt	arteriovenous shunt	動静脈シャント（吻合）

B

BA	bronchial asthma	気管支喘息
BBB	blood brain barrier	血液脳関門
BBB(L/R)	bundle branch block(left/right)	脚ブロック（左/右）
BBD	bladder bowel disturbance	膀胱直腸障害
BCU	burn care unit	熱傷集中治療室
BD	Behçet's disease	ベーチェット病
BE	barium enema	バリウム注腸検査
BE	bacterial endocarditis	細菌性心内膜炎
BE	below elbow	肘下
BE	bronchiectasis	気管支拡張症
BE ampta	below elbow amputation	肘下切断
BG	blood glucose	血糖
BK	below knee	膝下
BK ampta	below knee amputation	膝下切断
BM	bowel movement	便通，排便
BMI	body mass index	体指数
BMR	basal metabolic rate	基礎代謝率
BNP	brain natriuretic peptide	脳ナトリウム利尿ペプチド
BOOP	bronchilitis obliterans organizing pneumonia	閉塞性細気管支炎性器質化肺炎

BPH	benign prostatic hypertrophy	良性前立腺肥大症
BRM	biological response modifier	生物反応修飾物質
BS	blood sugar	血糖
BSR	blood sedimentation rate	血液沈降速度
BT	brain tumor	脳腫瘍
BUN	blood urea nitrogen	血中尿素窒素
BV	blood volume	血量

C

CA19-9	carbohydrate antigen19-9	糖鎖抗原19- 9
CABG	coronary artery bypass graft	冠動脈バイパス移植片
CAD	coronary artery disease	冠状動脈硬化性心疾患
CAPD	continuous ambulatory peritoneal dialysis	持続式携行式腹膜透析
Cat	cataract	白内障
CBC	complete blood count	全血球計測
CBV	catheter balloon valvuloplasty	カテーテル・バルーン形成術
CC	chief complaint	主訴
CCP	chronic cor pulmonale	慢性肺性心
CCU	coronary care unit	冠動脈疾患集中治療室
CD	Crohn's disease	クローン病
CDH	congenital dislocation of the hip joint	先天性股関節脱臼
CEA	carcinoembryonic antigen	癌胎児抗原
CF	colonic fiberscope	大腸ファイバースコープ
CF	counting finger	指数弁
CFS	chronic fatigue syndrome	慢性疲労症候群
CGN	chronic glomerulonephritis	慢性糸球体腎炎
CH	chronic hepatitis	慢性肝炎
CHD	coronary heart disease	冠動脈性心臓病
CHD	congenital heart disease	先天性心臓病
ChE	cholinesterase	コリンエステラーゼ
CHF	congestive heart failure	うっ血性心不全
CI	cardiac index	心係数
CJD	Creutzfeldt-Jakob disease	クロイツフェルト・ヤコブ病
CK	creatine kinase	クレアチン・キナーゼ
CK-MB	creatine kinase isozyme MB	クレアチン・キナーゼ/アイソザイム MB
CKD	chronic kidney disease	慢性腎臓病
CLBBB	complete left bundle branch block	完全左脚ブロック
CLL	chronic lymphocytic leukemia	慢性リンパ性白血病
CM	cardiomyopathy	心筋症
CMD	congenital muscular dystrophy	先天性筋ジストロフィー症
CML	chronic myelogenous leukemia	慢性骨髄性白血病
CO	cardiac output	心拍出量
COLD	chronic obstructive lung disease	慢性閉鎖性肺疾患
COPD	chronic obstructive pulmonary disease	慢性閉塞性肺疾患

COX	cyclooxygenase	シクロオキシゲナーゼ
CPC	clinico-pathological conference	臨床病理検討会
CPE	complete physical examination	定期全身検診
CPR	cardiopulmonary resuscitation	心肺蘇生術
Cr	creatinine	クレアチニン
CRBBB	complete right bundle branch block	完全右脚ブロック
CREST	calcinosis-Raynaud phenomenon-scleroderma-telangiectasis syndrome	クレスト症候群
CRF	chronic renal failure	慢性腎不全
CRP	C-reactive protein	C 反応性タンパク
CT	computed tomography	コンピュータ局所像
CTR	cardiothoracic ratio	心胸比
CVA	cerebral vascular accident	脳血管障害
CYP	cytochrome	チトクローム
Cushing syndrome		クッシング症候群
colon cancer		大腸癌

D

D&C	dilatation and curettage	人工流産，子宮頸管拡張・掻爬術
D-Bil	direct bilirubin	直接ビリルビン
DBP	diastolic blood pressure	拡張期血圧
DCM	dilated cardiomyopathy	拡張型心筋症
DI	diabetes insipidus	尿崩症
DIC	drip infusion cholangiography	点滴胆道造影法
DM	diabetes mellitus	糖尿病
DM	dermatomyositis	皮膚筋炎
DN	diabetes nephropathy	糖尿病腎症
DNA	deoxyribonucleic acid	デオキシリボ核酸
DPB	diffuse panbronchiolitis	びまん性汎細気管支炎
DPC	diagnosis procedure combination	医療機関別包括評価
DT	delirium tremens	振戦せん妄
DU	duodenal ulcer	十二指腸潰瘍
diabetes neuropathy		糖尿病神経障害
diabetes retinopathy		糖尿病網膜症

E

EBM	evidence based medicine	証拠に基づいた医療
ECCE	extracapsular cataract extraction	嚢外白内障摘出術
ECG, EKG	electrocardiogram, Elektrocardiogram	心電図
Echo	echocardiography	心臓超音波検査
EDH	epidural hematoma	硬膜外血腫
EEG	electroencephalogram	脳波
EGD	esphage-gastro-duodenoscopy	食道胃十二指腸鏡（胃カメラ）
EGO	electro-oculogram	眼球電位図
EH	essential hypertension	本態性高血圧
EKC	epidemic keratoconjunctivitis	流行性角結膜炎

ELISA	enzyme-linked-immunosorbent assay	酵素結合免疫吸着剤検査法
EMS	emergency medical service	救急療法
EMT	emergency medical technician	救急救命士
EN	erythema nodosum	結節性紅斑
EQ	emotional quotient	感情指数
ERCP	endoscopic retrograde cholangiopancreatography	内視鏡的逆行性胆道膵管造影法
ERG	electroretinogram	網膜電位図
ESR	erythrocyte sedimentation rate	赤血球沈降速度
ESRD	end stage ranal disease	末期腎疾患
EST	electric shock therapy	電気ショック療法
ESWL	extracorporeal shock wave lithotripper	体外衝撃波結石破砕術
Et al	et alii	その他
EtOH	ethanol	エタノール（アルコール）
EVL	esophageal variceal ligation	内視鏡的静脈瘤結紮術
emphysema		肺気腫
encephalitis		脳炎
encephalopathy		脳症
endocarditis		心内膜炎
enterocolitis		腸炎
esophageal varices		食道静脈瘤
esophagitis		食道炎

F

FAG	fluorescent fundus angiography	蛍光眼底造影
FB	finger breadth	指幅
FBS	fasting blood sugar	空腹時血糖
FFA	free fatty acid	遊離脂肪酸
FH	family history	家族歴
FL	fatty liver	脂肪肝
FSH	follicle stimulating hormone	卵胞刺激ホルモン
FTND	full term and normal delivery	満期妊娠正常分娩
FUO	fever of unknown origin	原因不明熱
FWB	full weight bearing	全加重
Fx	fracture	骨折
food poisoning		食中毒

G

GB	gallbladder	胆嚢
GBS	Guillain-Barré syndrome	ギラン-バレー症候群
GC	gonococcus	淋病，淋病菌
GERD	gastroesophageal reflux disease	胃食道逆流症
GFR	glomerular filtration rate	糸球体濾過量
GLC	gas liquid chromatography	ガス液体クロマトグラフィー
GNT	giant negative T	巨大陰性T波
GTT	glucose tolerance test	耐糖能試験

GU	gastric ulcer	胃潰瘍
GYN	gynecology	婦人科
gastrectomy		胃切除
gastric cancer		胃がん
gastritis		胃炎

H

Hb	hemoglobin	ヘモグロビン
HCC	hepatocellular carcinoma	肝細胞癌
HCM	hypertrophic cardiomyopathy	肥大性心筋症
HDL-Cho	high density lipoprotein cholesterol	高比重リポタンパク質コレステロール
HDP	hypertensive disorders of pregnancy	妊娠高血圧症候群
HHD	hypertensive heart disease	高血圧性心疾患
HIV	human immunodeficiency virus	ヒト免疫不全ウイルス
HL	hyperlipidemia	脂質異常症
HLA	human leukocyte antigen	ヒト白血球抗原
HMG-CoA	3-hydroxy-3-methylglutaryl-coenzyme A	3-ヒドロキシ-3-メチルグルタリル-コエンザイムA
HNCM	hypertrophic nonobstructive cardiomyopathy	非閉塞性肥大型心筋症
HOCM	hypertrophic obstructive cardiomyopathy	閉塞性肥大型心筋症
HPI	history of present illness	現病歴
HPS	hypertrophic pyloric stenosis	肥厚性幽門狭窄
HPT	hyperparathyroidism	副甲状腺機能亢進症
HSP	heat shock protein	熱ショックタンパク質
HSV	herpes simplex virus	単純性ヘルペスウイルス
HT	hypertension	高血圧
Ht	hematocrit	ヘマトクリット
HUS	hemolytic uremic syndrome	溶血性尿毒症症候群
hepatic coma		肝性昏睡
hepatitis		肝炎
hepatoma		肝癌
herpes zoster		帯状ヘルペス
hyperthyroidism		甲状腺機能亢進症
hyperuricemia		高尿酸血症
hyperventilation syndrome		過換気症候群
hypotension		低血圧

I

IABP	intraaortic balloon pumping	大動脈内バルーンパンピング
I&O	intake and output	水分摂取と排出
IBD	inflammatory bowel disease	炎症性腸疾患
IC	informed consent	インフォームド・コンセント
ICG test	indocyanin green test	インドシアニングリーン試験
ICH	intracerebral hemorrhage	脳内出血
ICM	idiopathic cardiomyopathy	特発性心筋症
ICU	intensive care unit	集中治療室

IDA	iron deficiency anemia	鉄欠乏性貧血
IDDM	insulin dependent diabetes mellitus	インスリン依存性糖尿病
IE	infectious endocarditis	感染性心内膜炎
IHD	ischemic heart disease	虚血性心疾患
IHSS	idiopathic hypertrophic subaortic stenosis	特発性肥大型大動脈弁下部狭窄
IICP	increased intracranial pressure	頭蓋内圧亢進
IIP	idiopathic interstitial pneumonia	特発性間質性肺炎
IOP	intraocular pressure	眼圧
IP	interstitial pneumonia	間質性肺炎
IRDS	idiopathic respiratory distress syndrome	特発性呼吸窮迫（困難）症候群
IRI	immunoreactive insulin	免疫反応性インスリン
ITP	idiopathic thrombocytopenic purpura	特発性血小板減少性紫斑病
IVH	intravenous hyperalimentation	高カロリー輸液
IVP	intravenous pyelography	静脈性腎盂造影術
ileus		イレウス（腸閉塞）

J

JE	Japanese encephalitis	日本脳炎
jaund	jaundice	黄疸
JRA	juvenile rheumatoid arthritis	若年性関節リウマチ

K

KUB	kidney,ureter and bladder X-ray	腎・尿管・膀胱X線撮影
KW	Keith-Wagner Classification	キース-ワグナー眼底所見分類

L

LAO	left anterior oblique view	左前斜位
LAP	leucin aminopeptidase	ロイシンアミノペプチダーゼ
LASER	light amplification by stimulated emission of radiation	レーザー光線
LBBB	left bundle branch block	左脚ブロック
LC	liver cirrhosis	肝硬変症
LCA	left coronary artery	左冠状動脈
LD(FD)	lethal dose (fatal dose)	致死量
LDH	lactic dehydrogenase	乳酸脱水素酵素
LDL	low density lipoprotein	低比重リポタンパク質
LH	lutenizing hormone	黄体ホルモン
LIG	ligation	結紮
LIP	lipase	リパーゼ
LP	lumbar puncture	腰椎穿刺
LPH	left posterior hemiblock	左脚後枝ブロック
LSCS	lumbar spinal canal stenosis	腰部脊柱管狭窄症
LTH	luteotropic hormone	黄体刺激ホルモン
LVH	left ventricular hypertrophy	左室肥大
lung cancer		肺がん

M

MCH	mean corpuscular hemoglobin	平均赤血球血色素量
MCLS	mucocutaneous lymphnode syndrome	川崎病
MCRSA	methicillin-cephem-resistant *Staphylococcus aureus*	メチシリン・セフェム耐性黄色ブドウ球菌
MCTD	mixed connective tissue disease	混合性結合織病
MCV	mean corpuscular volume	平均赤血球容積
MDS	myelodysplastic syndrome	骨髄異形成症候群
MEA	multiple endocrine adenomatosis	多発性内分泌腺腫症
MEG	magnetoencephalography	脳磁図
MG	myasthenia gravis	重症筋無力症
MI	mitral insufficiency	僧帽弁閉鎖不全症
MI	myocardial infarction	心筋梗塞症
ML	malignant lymphoma	悪性リンパ腫
MLD	minimum lethal dose	最小致死量
MM	multiple myeloma	多発性骨髄腫
MOF	multiple organ failure	多臓器不全
MPGN	membranoproliferative glomerulonephritis	膜性増殖性腎炎（糸球体腎症）
MR	mitral regurgitation	僧帽弁閉鎖不全症
MRA	malignant rheumatoid arthritis	悪性関節リウマチ
MRI	magnetic resonance imaging	核磁気共鳴画像
MRSA	methicillin-resistant *Staphylococcus aureus*	メチシリン耐性黄色ブドウ球菌
MS	mitral stenosis	僧帽弁狭窄症
MS	multiple sclerosis	多発性硬化症
MSH	melanocyte stimulating hormone	メラニン細胞刺激ホルモン
MVP	mitral valve prolapse	僧帽弁逸脱
myocarditis		心筋炎

N

NAFLD	non-alcoholic fatty liver disease	非アルコール性脂肪性肝疾患
NASH	non-alcoholic steatohepatitis	非アルコール性脂肪肝炎
NEC	necrotizing enterocolitis	壊死性腸炎
NG	nasogastric tube	経鼻栄養チューブ
NGF	nerve growth factor	神経成長因子
NICU	neonatal intensive care unit	新生児集中治療室
NIDDM	non-insulin dependent diabetes mellitus	インスリン非依存性糖尿病
NPN	nonprotein nitrogen	非タンパク性窒素
NS	nephrotic syndrome	ネフローゼ症候群
NSAIDs	non-steroidal anti-inflammatory drugs	非ステロイド性抗炎症薬
neutropenia		好中球減少症
neutrophilia		好中球増多症

O

ODA	objective data assessment	客観的評価データ

OCD	obsessive-compulsive disorder	強迫神経症
OHP	oxygenation under hyperbaric pressure	高圧酸素療法
OT	occupational therapist	作業療法士
OTC	over the counter drug	市販大衆薬
OT	ocular tension	眼圧
OMI	old myocardial infarction	陳旧性心筋梗塞
OA	osteoarthritis	骨関節症

P

PA	pernicious anemia	悪性貧血
PA	pre-albumin	プレアルブミン
Paf	paroxysmal atrial fibrillation	発作性心房細動
PAL	posterior axillary line	後腋窩線
PAN	polyarteritis nodosa	結節性多発性動脈炎
PAP	primary atypical pneumonia	原発性異型肺炎
PAT	paroxysmal artial tachycardia	発作性心房性頻拍症
PBC	primary biliary cirrhosis	原発性胆汁性肝硬変
PCF	pharyngoconjunctival fever	咽頭結膜熱（プール熱）
PCL	posterior cruciate ligament	後十字靭帯
PDA	patent ductus arteriosus	動脈管開存
PE	pulmonary embolism	肺塞栓症
PE	pulmonary emphysema	肺気腫症
PEG	percutaneous endoscopic gastrostomy	経皮内視鏡的胃瘻造設術
PEIT	percutaneous ethanol injection therapy	経皮性エタノール注入療法
PEM	protein energy malnutrition	たんぱく質エネルギー低栄養状態
PET	positron emission computed tomography	ポジトロン放出 CT
PFT	pulmonary function test	肺機能検査
PG	plasma glucose	血糖
PG	prostaglandin	プロスタグランジン
PH	past history	既往歴
PH	pulmonary hypertension	肺高血圧症
PHC	primary health care	初期健康診査
PHC	photocoagulation	光凝固
PHD	personal health data	個人健康記録
PI	present illness	現病歴
PI	pulmonary infarction	肺梗塞
PI	pulmonary insuffiency	肺動脈弁閉鎖不全症
PICU	perinatal intensive care unit	周産期集中治療室
PID	pelvic imfammatory disease	骨盤内炎症疾患
PIP	peak inspiratory airway pressure	最大吸気圧
PJP	Pneumocystis *jirovecii* pneumonia	ニューモシスチス肺炎
PM	polymyositis	多発性筋炎
PMD	primary myocardial disease	特発性心筋症
PML	progressive multifocal leukoencephalopathy	進行性多巣性白質脳症

PMS	postmenopausal syndrome	閉経後症候群
PMS	premenstrual syndrome	月経前症候群
PN	polyarteritis nodosa	結節性多発性動脈炎
PND	paroxysmal nocturnal dyspnea	発作性夜間呼吸困難
PNH	paroxysmal nocturnal hemoglobinuria	発作性夜間血色素尿症
PO	postoperative	術後
PPH	primary pulmonary hypertension	原発性肺高血圧症
PPN	peripheral parenteral nutrition	末梢静脈栄養
PPP	palatopharyngoplasty	口蓋咽頭形成術
PPT	plasma prothrombin time	血漿プロトロンビン時間
PR	pulmonary regurgitation	肺動脈弁閉鎖不全
PS	pulmonary stenosis	肺動脈弁狭窄症
PS	pyloric stenosis	幽門狭窄
PSA(PA)	prostate specific antigen	前立腺特殊抗原
PSD	psychosomatic disease	心身症
PSVT	paroxysmal supraventricular tachycardia	発作性上室性頻拍
PSW	psychiatric social worker	精神科医療ソーシャルワーカー
Pt	patient	患者
PT	physical therapist, physiotherapist	理学療法士
PTC	percutaneous transhepatic cholangiography	経皮経肝胆管造影
PTCA	percutaneous transluminal coronary angiography	経皮血管冠動脈造影術
PTCA	percutaneous transluminal coronary angioplasty	経皮血管冠動脈形成術
PTCR	percutaneous transluminal coronary reperfusion	経皮血管冠動脈再灌流
PTCR	percutaneous transluminal coronary recanalization	経皮血管冠動脈再疎通法
PTE	pulmonary thromboembolism	肺血栓塞栓症
PTLA	percutaneous laser angioplasty	経皮経管レーザー血管形成術
PTMC	percutaneous transluminal mitral commissurotomy	経皮的経静脈的僧帽弁交連切開術
PTSD	post traumatic stress disorder	心的外傷後ストレス障害
PV	pulmonary vein	肺静脈
PVC	premature ventricular contraction	心室性期外収縮
pancreatitis		膵炎
pulmonary edema		肺水腫
psittacosis		オウム病
pulmonary fibrosis		肺線維症
pyelonephritis		腎盂腎炎

Q

QA	quality assurance	品質保証
QOL	quality of life	生命（生活）の質

R

RPGN	rapidly progressive glomerulonephritis	急速性進行性糸球体腎炎
RA	rheumatiod arthritis	関節リウマチ
RAST	radioallergosorbent test	アレルゲン特異的 Ig-E 抗体測定
RBC	red blood cell	赤血球
RBF	renal blood flow	腎血流量
RBP	retinol-binding protein	レチノール結合タンパク
RCA	right coronary artery	右冠状動脈
REM	rapid eye movement	レム睡眠
RF	rheumatic fever	リウマチ熱
RIA	radioimmunoassay	放射性免疫検査
RK	Rectumkrebs, rectal cancer	直腸がん
RQ	respiratory quotient	呼吸商
RPF	renal plasma flow	腎血漿流量
RT	respiratory therapist	呼吸器療法士
RTA	renal tubular acidosis	腎尿細管性アシドーシス
RTP	rapid turnover protein	急速代謝回転タンパク質
RV	residual volume	残気量
RVH	right ventricular hypertrophy	右心室肥大
renal calculi (calculus)		腎結石（腎臓結石）
retained testis		停留睾丸
rubella		風疹

S

SA	sideroblastic anemia	鉄芽球性貧血
SAB	sinoatrial block	洞房ブロック
SAH	subarachnoid hemorrhage	クモ膜下出血
SAM	systolic anterior motion	収縮期前方運動
SARS	severe acute respitory syndrome	重症急性呼吸器症候群
SAS	sleep apnea syndrome	睡眠時無呼吸症候群
SBE	subacute bacterial endocarditis	亜急性細菌性心内膜炎
SBP	systolic blood pressure	収縮期血圧
SCLC	small cell lung carcinoma	小細胞癌
SD	scleroderma	強皮症
SDH	subdural hematoma	硬膜下血腫
SDS	Shy-Drager syndrome	シャイ-ドレーガー症候群
SIADH	syndrome of inappropriate secretion of ADH	ADH 分泌異常症候群
SIDS	sudden infant death syndrome	乳幼児突然死症候群
SIRS	systemic inflammatory response syndrome	全身性炎症反応症候群
SjS	Sjögren's syndrome	シェーグレン症候群
SLE	systemic lupus erithematodes	全身性エリテマトーデス
SLR	straight-leg raising	下肢伸展挙上
SMI	silent myocardial ischemia	無症候性心筋虚血
SMON	subacute myelo-optic neuropathy	亜急性脊髄視神経症
SSPE	subacute sclerosing panencephalitis	亜急性脊髄視神経末梢神経炎

SSS	sick sinus syndrome	洞不全症候群
ST	speech therapy, speech therapist	言語治療，言語聴覚士
STD	sexually transmitted disease	性行為感染症
SVC	superior vena cava syndrome	上大静脈閉塞症候群
SVPC	supraventricular premature contraction	上室性期外収縮
sepsis		敗血症
subacute glomerulonephritis		亜急性糸球体腎炎
syphilis		梅毒

T

TA	tricuspid atresia	三尖弁閉鎖症
TAE	transcatheter arterial embolization	経血管カテーテル動脈塞栓術
TAO	thromboangitis obliterans	閉塞性血栓血管症
TB	tuberculosis	結核
T-Bil	total bilirubin	総ビリルビン
T-Cho	total cholesterol	総コレステロール
Tf	transferrin	トランスフェリン
TG	triglyceride	トリグリセリド
TI	tricuspid insufficiency	三尖弁閉鎖不全症
TIA	transient cerebral ischemic attack	一過性脳虚血性発作
TNF	tumor necrosis factor	腫瘍壊死因子
TOF	tetralogy of Fallot	ファロー四徴症
TP	total protein	総タンパク
TPN	total parenteral nutrition	中心静脈栄養
TPR	temperature, pulse and respiration	体温，脈，呼吸数
TR	tricuspid regurgitation	三尖弁閉鎖不全症
TS	tricuspid stenosis	三尖弁狭窄症
TSH	thyroid stimulating hormone	甲状腺刺激ホルモン
TST	treadmill stress test	トレッドミル負荷試験
TTP	thrombotic thrombocytopenic purpura	血栓性血小板減少性紫斑病
TTT	thymol turbidity test	チモール混濁試験
thrombocytopenia		血小板減少症
thrombosis		血栓症
thymoma		胸腺腫

U

UA	uric acid	尿酸
UAP	unstable angina pectoris	不安定狭心症
UC	ulcerative colitis	潰瘍性大腸炎
UCG	ultrasoundcardiogram	心エコー図
UGI	upper gastrointestinal tract	上部消化管
URI	upper respiratory infection	上気道感染
US	ultrasonography	超音波検査
UTI	urinary tract infection	尿路感染
UV	ultraviolet	紫外線

umbilical hernia		臍ヘルニア
uremia		尿毒症
ureteral-stone		尿管結石

V

V・VA	visual acuity	視力
VA	variant form of angina	異型狭心症
VC	vital capacity	肺活量
VF	ventricular fibrillation	心室細動
VIP	vasoactive intestinal polypeptide	活動性腸ポリペプチド
VLDL	very low density lipoprotein	超低比重リポタンパク質
VPC	ventricular premature contraction	心室性期外収縮
VRE	vancomycin-resistant *Enterococci*	バンコマイシン耐性腸球菌
VS	vital sign	生命徴候
VSD	ventricular septal defect	心室中隔欠損症
VT	ventricular tachycardia	心室性頻拍症
vesical stone		膀胱結石

W

WBC	white blood cell	白血球
WNL	within normal limits	基準範囲内
WPW	Wolff-Parkinson-White syndrome	ウルフ-パーキンソン-ホワイト症候群

X

XP	exphoria	外斜位
XP	xeroderma pigmentosum	色素性乾皮症
Xp	X-ray photograph	X線写真
XRT	X-ray therapy	X線療法
XT	exotropia	外斜視
xanthoma		黄色腫

Y

Y/O	year old	年齢
YOB	year of birth	出生年
YOD	year of death	死亡年
yawn		あくび

Z

ZES	Zollinger-Ellison syndrome	ゾリンガー-エリソン症候群
Z line	zigzag line	食道噴門接合部
ZTT	zinc sulfate turbidity test	硫酸亜鉛混濁試験

索引

数字・欧文

あ

三訂 臨床栄養管理ポケット辞典〔第２版〕

2009年(平成21年) 7 月15日　初版発行～第５刷
2014年(平成26年)10月15日　改訂版発行～第３刷
2017年(平成29年)12月15日　三訂版発行～第５刷
2025年(令和 7 年) 3 月31日　三訂第２版発行

編著者　松崎政三
福井富穂
田中明

発行者　筑紫和男

発行所　株式会社 建帛社
KENPAKUSHA

〒112-0011 東京都文京区千石４丁目２番15号
TEL (03) 3944―2611
FAX (03) 3946―4377
https://www.kenpakusha.co.jp/

ISBN 978-4-7679-6231-3　C3547
亜細亜印刷／ブロケード
Printed in Japan

(定価はカバーに表示してあります)